藥徵

이 책은 1785년 간행된 《약징》 판본(版本)을 저본(底本)으로 하였다.

藥徵

吉益東洞 著

李政桓 丁彰炫 譯

청홍

이정환(李政桓)

경희대학교 한의과대학 및 동대학원졸업(한의학박사)
현 경원대학교 한의과대학 겸임교수(원전학)
현 A&I 경희한의원 원장

■주요논저
〈온병(溫病)의 병인(病因)에 관한 연구〉
〈《약징藥徵》을 통해 본 吉益東洞의 의학사상〉
《한의학 한영사전(Korean·English Dictionary of Oriental Medicine)》
《국역 주촌신방》공동번역 등 다수

정창현(丁彰炫)

경희대학교 한의과대학 및 동대학원 졸업(한의학박사)
현재 경희대학교 한의과대학 교수(원전학)

■주요논저
〈《황제내경黃帝內經》의 신(神)에 대한 연구〉
〈《온병조변溫病條辨》의 성립과정과 학술적 특징〉
《국역온병조변國譯溫病條辨》
《국역온병종횡國譯溫病縱橫》
《만화로 읽는 중국전통문화총서② 황제내경 소문편》
《만화로 읽는 중국전통문화총서③ 황제내경 영추편》
《만화로 읽는 중국전통문화총서④ 경락경혈 십사경》
《만화로 읽는 중국전통문화총서⑤ 한의약식 약식동원》
《한의학의 원류를 찾다》
《한의학 한영사전(Korean·English Dictionary of Oriental Medicine)》등 다수

서序

이 책은 일본의학사日本醫學史에서 가장 준열峻烈하게 고의방古醫方으로 돌아갈 것을 주장했던 한의사 吉益東洞[1]의 대표적인 저작인 《藥徵》을 번역한 것이다.

吉益東洞은 음양오행陰陽五行, 오운육기五運六氣 등 중국의학의 이론적인 틀을 버리고 증證과 약藥의 합일合一을 추구했던 임상의이자 한의학자였다. 吉益東洞의 선배와 동시대 인물 가운데서도 고의방을 주장했던 사람은 많았으나 吉益東洞처럼 후세방을 철저하게 매도한 사람은 없었던 것으로 전해질 정도로 자신의 주장이 분명했던 사람이다. 그 때문에 吉益東洞 이후로 일본에서 한의학을 했던 사람들은 吉益東洞의 의학관을 따랐느냐의 여부에 관계없이 진찰법, 치료법, 약의 효능을 연구하는 방법에 있어서 吉益東洞의 영향을 받지 않을 수 없었다고 전해진다.[2]

《藥徵》은 吉益東洞이 저술 가운데 후대에 가장 많은 영향을 끼친 본초학本草學 서적이나.[3] 《상한론傷寒論》과 《금궤요략金匱要略》에 나오는 약물 중 53종의 약물에 대해 주치主治와 방치旁治[4]를 제시하고 여러 가지 해설을 곁들인 책이다.

이는 吉益東洞이 마지막으로 저술한 서적으로서 吉益東洞이 사망하기 2년 전인 1771년에 완성되었지만, 제자들의 출판 권유에도 불구하고 교정이 미비함을 이유로 사양하여 생전에 출판되지 못했다. 吉益東洞 사망 후 12년이 지난 1785년에야 비로소 中村貞治[5] 등에 의해 출판되었다. 책이 완성된 시점이나 후세에 미친 영향으로 볼 때 《藥徵》을 연구하는 것이 吉

---

1 | 吉益東洞(よしますとうどう) : 1702~1773

2 | 大塚敬節, 大塚敬節著作集 別冊, 東京, 春陽堂書店, 1982, pp.92~93

3 | 大塚敬節 著, 大塚敬節 · 矢數道明 共編, 〈復古の旗幟をひるがえして 医学を革新せんとした 吉益東洞〉, 近世漢方醫學書集成10, 東京, 名著出版, 1979, p.26

4 | 방치(旁治) : 어떤 약물이 주(主)가 아니라 부수적으로 치료하는 증상.

5 | 中村貞治(なかむらていじ) : 중촌(中村)은 성(姓)이고, 정치(貞治)는 이름[名]이며, 호(號)는 자형(子亨)이다. 吉益東洞의 문인(門人)이며, 吉益東洞의 저서인 《유취방(類聚方)》(1765)과 《藥徵》(1785)의 교정을 담당했다.

益東洞 의학사상의 전모를 파악하는 지름길이라고 생각된다.

　이 책의 전반부를 구성하는 해제解題에서는 《藥徵》의 이해를 돕기 위해서 먼저 吉益東洞의 생애와 저작을 개괄하고, 15세기 이후 일본의학사와 일본 복진腹診의 역사를 요약하여 그 가운데에서 吉益東洞이 했던 역할을 살펴봤다. 이어서 《藥徵》의 문헌적 가치와 판본版本 및 구성에 대해서 살펴보고, 《藥徵》에 담겨 있는 吉益東洞의 의학사상을 5가지 측면으로 나누어 분석했으며, 마지막으로 《藥徵》 이외의 서적에서 보이는 吉益東洞의 의학사상을 소개하였다. 이 책의 후반부는 《藥徵》 전문全文 국역國譯으로 이루어져 있다.

　역자 자신이 《藥徵》의 독해를 통해 현대 일본 한의학이 발현하는 특징을 이해하는 역사적인 실마리를 얻게 되었기 때문에 《藥徵》을 번역하게 되었음을 서문 말미에 밝혀둔다.

범례凡例

- 번역飜譯은 직역直譯을 위주로 했는데, 의미를 살리기 위해서 의역意譯을 시도한 경우도 있다.

- 같은 한자漢字로 표현된 똑같은 증상이라도 문맥에 따라 표현을 달리하여 번역한 경우가 많다. 소변불리小便不利를 예로 들면, 여러 증상과 나열될 때는 '소변불리小便不利'라고 하여 한 단어로 표현했고, 단독으로 쓰인 경우에는 '소변小便이 불리不利하다'라고 하여 한 문장으로 표현했다.

- 한자 병기倂記의 원칙은 다음과 같다. 한자를 병기하는 걸 기본 원칙으로 하나, 반복되는 경우는 삭제했다. 의미가 불확실할 때는 대괄호 [……] 안에 한자를 병기했다. 번역에 이의가 있을 수 있다고 생각되는 경우에도 독자의 질정叱正을 기대하면서 한자를 병기했다.

- '고징考徵'에 나오는 각각의 처방에 대해서는 《상한론》과 《금궤요략》을 일일이 찾는 번거로움을 줄이기 위해서 구성 약물과 약량을 주석으로 달았다. 원저原著의 의미를 살리기 위해 처방 구성 약물과 약량은 吉益東洞 본인이 저술한 처방해설서인 《유취방類聚方》을 주로 참고했다.

- 《藥徵》 원문에 대한 번역은 아니지만 행간의 의미를 나타내면서 문장을 부드럽게 만드는 말들은 괄호 안에 넣어서 원문이 아님을 표시했다.
  ex) (정精을) 기르는 것도 있고

- 《藥徵》 가운데 나오는 일본 인명과 《藥徵》은 한자로만 표기했다. 일본 식물명은 한자를 병기하고, 일본식 발음이 필요하다고 생각되는 경우에는 주석으로 처리하면서 괄호 안에 히라가나 또는 한글로 표기한 일본어 발음을 병기했다.

- 《藥徵》 판본에서는 吉益東洞 본인이 자주(自註)에 대해서 글자 크기를 작게 하여 본문과 구분했는데, 본 번역문에서는 글자 크기는 그대로 두고 문장 앞에 自註라고 표시하고 글자 색을 달리하여 본문과 구분했다.

- 각주에서는 참고한 인터넷 주소를 앞부분만 표기했고, 전체 주소는 참고문헌에 있다.

차례

■ 해제解題

藥徵 전문全文 번역

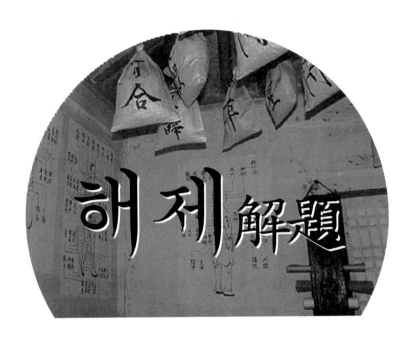

해제 解題

吉益東洞의 생애와 저작

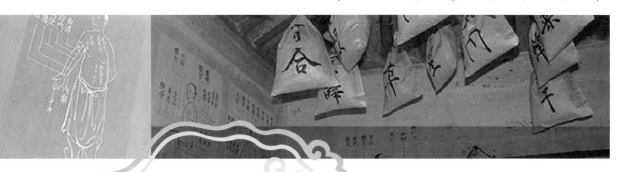

제 **1** 장

1 吉益東洞의 생애

吉益東洞은 안예安藝[1] 사람이다. 이름[名]은 위칙爲則이고, 자字는 공언公言이며, 통칭通稱 주개周介이고, 호號는 동동東洞[2]이다.

선조先祖는 전산씨畠山[3]氏였는데 전쟁에 패배하여 하내河內[4]의 외과의사[金創醫]인 吉益半笑齋의 집으로 도피했을 때부터 길익씨吉益氏로 성을 바꾸었다.

할아버지 때에 안예로 이사 왔고, 의료를 가업으로 삼았다. 吉益東洞도 어릴 적에는 가업家業인 외과[金創]를 익혔고, 《소문素問》, 《난경難經》을 비롯하여 전형적인 의학을 배웠으나 거기서 배운 것에 만족할 수 없었다. 얼마 지나지 않아 《상한론傷寒論》을 발견하고 이것이야말로 원하던 책이라고 하며 철저하게 연구했다. 그리하여 37세(1738년)가 되었을 때 "천하의 의료를 개혁하지 못하면 많은 질병을 치료할 수 없고, 수도[京師]에 진출하지 않으면 나의 가르침을 널리 전할 수 없다."[5]라고 말했다.

큰 뜻을 품고 가족과 함께 수도首都인 경도京都[6]로 이사했다. 그러나 시골에서 갓 상경하여 큰 뜻을 피력하는 의사에게 경도 사람들은 차가웠다. 치료해 달라고 오는 사람도 드물어서 의업醫業만으로는 생계를 꾸리기가 힘들었다. 부득이하게 인형人形을 만들어서 도매상에게 팔아 근근이 연명했다. 이렇게 불우함을 한탄하며 살던 때에 뜻밖의 계기로

---

1 | 안예(安藝, あき) : 과거 일본 지명(地名). 과거 일본 지방행정 구역이었던 국(國) 중의 하나인 안예국(安藝國)을 말한다. 현재 히로시마 현[廣島縣]의 서부(西部)에 해당한다. 예주(藝州)라고도 불렀다. (http://ja.wikipedia.org/wiki/)

2 | 동동(東洞, とうどう) : 吉益東洞이 45세 되던 해에 동동원가(東洞院街)로 이사 가서 살게 되었는데 이로 인해 사람들이 동동(東洞)이라고 불렀다[號]. (吉益猷·吉益淸·吉益辰 同輯, 吳秀三 選集校定, 東洞先生遺稿, 東洞全集, 京都, 思文閣出版, 1980, p.554)

3 | 전산(畠山, はたけやま) : 일본의 성(姓).

4 | 하내(河內, かわち) : 과거 일본 지명(地名). 과거 일본 지방행정 구역 중 기내(畿內)에 있는 5개국(國) 가운데 하나인 하내국(河內國)을 말한다. 현재 오사카 부[大阪部]의 동부(東部)에 해당하는 지역이다. 하주(河州)라고도 불렀다.

5 | 非醫天下醫. 救疾之功也不多焉. 非出京師. 授敎之業也不弘焉. (東洞先生遺稿, 前揭書, p.553)

6 | 경도(京都, きょうと) : 과거 일본의 수도(首都). 교토. 현재 교토 부[京都府] 교토 시[京都市]의 일부에 해당한다.

7 | 山脇東洋(やまわきとうよう) : 이름[名]은 상덕(尙德), 자(字)는 현비(玄飛)·자수(子樹), 통칭(通稱) 도작(道作)이라 불렸다. 실제 아버지인 淸水立安은 山脇玄修의 문인(門人)이었는데 東洋은 그 재능을 높게 평가받아서 1726년에 산협가(山脇家)의 양자[嗣子]가 되었다. 양할아버지 山脇玄心은 曲直瀨玄朔의 제자로서 금리(禁裏)의 시의(侍醫)로 법인(法印)에 올랐고 원호(院號)는 양수원(養壽院)이었다. 東洋도 양수원을 이었고 법안(法眼)에 올랐다. 後藤艮山에게 배웠기 때문에 고의방(古醫方)을 중시했다. 東洋은 1745년 관(官)의 허락을 얻어서 경도(京都) 육각옥사(六角獄舍)에서 처형된 시체를 해부해서 문인(門人) 淺沼佐盈에게 관장도(觀臟圖)를 작성시켰다. 시체는 몸체와 사지뿐이었고 머리는 없었다. 《장지(藏志)》는 이것을 기록하여 공적으로 간행했던 서적으로 일본 해부학의 효시가 되었다. 그 밖의

吉益東洞의 기량이 당대當代의 명의名醫 山脇東洋[7]의 눈에 띄게 되었다. 山脇東洋의 추천을 계기로 吉益東洞의 명성은 높아졌고 고방가古方家를 이루게 되었다.[8]

일본 한의학 고방파古方派의 계보는 경도의 의사 名古屋玄醫[9]에서 시작한다.

금원의학金元醫學인 이주의학李朱醫學이 일본에 정착된 지 100여 년이 지나자 유학儒學에서 복고사상復古思想이 생긴 것과 마찬가지로 의학에 있어서도 《상한론》의 저자 장중경張仲景의 치법治法으로 회귀하자는 조류가 거센 물결을 일으켰다.

名古屋玄醫는 명明나라 유가언喩家言[10]이 지은 《상한상론傷寒尙論》의 영향을 받아, 의술은 모름지기 옛것으로 돌아가 장중경의 의방醫方을 채택해야 한다고 주장함으로써 당시 새로이 대두한 고방파의 기수旗手가 되었다. 이 계보는 後藤艮山[11]을 거쳐 香川修庵[12], 山脇東洋으로 이어져 吉益東洞에 이르러 확고한 기반을 구축했다.[13]

저서로는 《양수원의칙(養壽院醫則)》과 제자들의 편집으로 이루어진 《동양락어(東洋洛語)》, 《동양선생방함(東洋先生方函)》, 《양수원의담(養壽院醫談)》 등이 있다. [1705~1762] (小曾戸洋, 日本漢方典籍辭典, 東京, 大修館書店, 1999, p.264)

8 │ 酒井シヅ, 日本の醫療史, 東京, 東京書籍, 1982, p.243

9 │ 名古屋玄醫(なごやげんい) : 경도(京都) 사람이다. 자(字)는 열보(閱甫)·부윤(富潤), 호(號)는 단수자(丹水子)·의춘암(宜春庵)·동계(桐溪)다. 경학(經學)과 역학(易學)에 통달했고 중국의 의학서적을 독파했다. 왕리(王履), 장개빈(張介賓), 유가언(喩嘉言), 정응모(程應旄) 등의 저술에서 계발(啓發)해 다수의 저작을 지었고 고전(古典)의 중요성을 말하여 강호(江戸)시대 중기의 의학에 영향을 주었다. 그 배경에는 伊藤仁齋의 고의학(古義學)과 통하는 것이 있다. [1628~1696] (日本漢方典籍辭典, 前揭書, p.50)

10 │ 유가언(喩嘉言) : 중국 명말청초의 저명한 의학자. 이름[名]은 창(昌), 자(字)는 가언(嘉言), 별호는 서창노인(西昌老人)이며 당시의 신건(新建), 지금의 江西省 南昌 사람. 젊어서 과거에 합격하여 상경했는데, 청군(淸軍)이 입관(入關)한 후 은거하면서 의서를 탐독했다. 남창(南昌), 정안(靖安) 등지를 두루 돌아다녔고, 후에 17년(1644~1661) 동안 상숙(常熟)에서 의업을 벌여 명성을 떨쳤다. 학술면에서는 《상한론(傷寒論)》을 높이 평가했고, 방유집(方有執)의 《상한론조변(傷寒論條辨)》을 기초로 《상한론》 조문(條文)을 더 분류 귀납했다. "치병은 반드시 병을 아는 것을 우선으로 해야 하며, 병을 알고 난 후에 약을 논해야 한다[治病必先識病, 識病然後議藥]."라고 하여 변증논치(辨證論治) 사상과 병안(病案)을 쓰는 중요성 등을 강조했다. 만년에는 《상한상론편(傷寒尙論篇)》(1648), 《의문법률(醫門法律)》(1658), 《우의초(寓意草)》(1643) 등을 지었다. [1585~1664]

11 │ 後藤艮山(ごとうこんざん) : 이름[名]은 달(達), 자(字)는 유성(有成), 별호(別號)는 양암(養庵)이며, 속칭(俗稱) 좌일랑(左一郎)이라 불렸다. 일본 고방파(古方派)의 조상[祖]으로 간주되는 인물로서 일기유체설(一氣留滯說)을 제창했다. 모든 병은 일기(一氣)의 유체(留滯)에서 생긴다고 하여 순기(順氣)를 위주로 치료했다. 원래 강호 사람(江戸人)인데 유학과 의학을 배우고 27세에 경도(京都)로 이사 와 의사로 명성을 떨쳤다. 많은 문인(門人)을 길렀고 香川修庵·山脇東洋 등을 배출했다. [1659~1733] (日本漢方典籍辭典, 前揭書, p.174)

12 │ 香川修庵(かがわしゅうあん) : 이름[名]은 수덕(修德), 자(字)는 태충(太沖)이다. 伊藤仁齋 아래에서[門] 고학(古學)을 배웠으나 거기에 만족하지 못하여 "나로부터 고(古)를 만든다."라고까지 말했다. 한편으로 공자·맹자의 가르침을 숭배하여 유의일본론(儒醫一本論)을 제창했다. 일본당(一本堂)이라는 당호(堂號)는 거기에서 연유했다. [1683~1755] (日本漢方典籍辭典, 前揭書, p.34)

13 │ 이금준·홍원식, 일본한의학의 변천사에 관한 연구, 한국의학사 논문집, 서울, 경희대학교 한의과대학 원전학교실, 1995, p.458

2　吉益東洞의 저작

　　吉益東洞의 저술은 吉益贏齋[14]의 〈동동선생저술서목기東洞先生著述書目記〉(1785)[15]에 잘 나타나 있다. 이 글은 吉益贏齋가 활동할 당시에 吉益東洞을 사숙私淑하여 고의방古醫方을 제창하는 사람이 많아지게 되자, 吉益東洞의 이름을 가탁假托하여 세상을 속이는 글이 나오는 것을 방지하려고 쓴 것이다. 吉益東洞이 직·간접적으로 쓴 공식적인 책의 제목[書目]과 당시 출판 여부에 대해 기록했다.

　　〈동동선생저술서목기〉에서는 《방극方極》(1764), 《유취방類聚方》(1765), 《환산방丸散方》(1780), 《약징藥徵》(1785), 《동동선생유고東洞先生遺稿》(1789), 《의사혹문醫事或問》(1800), 《의방분량고醫方分量考》(1803), 《고서의언古書醫言》(1814), 《방선方選》이상 9종의 책은 吉益東洞이 직접 저술했고, 《의단醫斷》(1754), 《건수록建殊錄》(1763)은 문인門人이 저술하고 吉益東洞이 감정鑑定했다고 했다.[16]

　　이상의 저작들을 간행된 순으로 간략히 살펴보면 다음과 같다.

　　《방극》은 《상한론》과 《금궤요략》으로부터 뽑아낸 173개의 처방과 각 처방의 주치主治에 대한 간략한 설명으로 이루어진 책이다. 吉益東洞이 구술口述한 내용을 문인 品丘明이 기록했고, 田宮龍이 교정했다. 1755년에 완성되었고, 1764년에 처음으로 간행되었다.

　　《유취방》은 《상한론》과 《금궤요략》에 나오는 처방 중에서 吉益東洞이 실제로 써 본 경험이 있는 2백 개의 처방과 써 보지는 않았지만 중요하다고 생각하는 18개의 처방을 비슷한 것끼리 모으고 다른 것은 나누어서 설명한 책이다. 각 처방에 대하여 먼저 처방 구성 약물藥物과 약량藥量, 제법製法 등을 기술한 다음 《상한론》과 《금궤요략》에 나오는 관련된 모든 조문條文들을 모아서 나열했고, 필요한 경우에 자신의 견해를 덧붙였다. 1762년에 완성되었고 1765년에 처음으로 출판되었다. 출판된 지 한 달 만에 처음 인쇄한 1만 부가 다 팔려 나갈 정도로 세평世評이 좋았다고 한다.

　　《환산방丸散方》은 吉益東洞이 평소에 조제調劑를 편하게 하기 위해 엮은 책으로, 환제

---

14 | **吉益贏齋**(よしますえいさい) : 吉益東洞의 셋째 아들. 이름[名]은 신(辰, しん). 형 吉益南涯의 뒤를 이어 오사카(大阪)에서 개업했다. [1762~1802]

15 | 大塚敬節, 矢數道明 共編, 近世漢方醫學書集成10, 東京, 名著出版, 1979, pp.17~20

16 | 각 서적 제목의 뒤쪽에 붙은 괄호 안의 숫자는 모두 해당 서적이 처음으로 간행된 연도(年度)이다.

丸劑와 산제散劑를 주로 다루었다. 吉益東洞 문하에 입문入門하는 사람만 베껴 쓸 수 있었을 뿐 외부로는 공개하지 않아서 《동동선생가숙방東洞先生家塾方》이라고도 했다. 1780년에 村井枕이 교정校定하여 《동동선생가숙방》이란 이름으로 처음 출판되었다. 여기에 약간의 내용을 더하고 새롭게 편집한 《고방겸용환산방古方兼用丸散方》(田口信菴 집찬集撰, 1803)과 연대미상의 필사본인 《가숙환산방家塾丸散方》(琴夫 교정校定)도 남아서 전해진다.

《약징藥徵》은 이 책의 주제가 되는 서적으로 吉益東洞의 저술 가운데 후대에 가장 많은 영향을 끼친 본초학本草學 서적이다. 《상한론》과 《금궤요략》에 나오는 약물 중 53종의 약물을 주치主治, 방치旁治, 고징考徵, 호고互考, 변오辨誤, 품고品考로 나누어 해설했다. 이는 吉益東洞이 마지막으로 저술한 서적으로서 吉益東洞이 사망하기 2년 전인 1771년에 완성되었지만, 제자들의 출판 권유에도 불구하고 교정이 미비함을 이유로 사양하여 생전에 출판되지 못했다. 吉益東洞 사망 후 12년이 지난 1785년에야 비로소 中村貞治 등에 의해 출판되었다.

《동동선생유고東洞先生遺稿》는 吉益東洞이 쓴 편지글, 서문序文, 잡문雜文 등을 3명의 아들이 모아서 편집한 책이다. 말미에 吉益東洞의 가계家系와 탄생誕生부터 사망死亡에 이르는 경위를 담은 〈동동선생행장東洞先生行狀(吉益南涯 저著)〉이 덧붙어 있다. 吉益東洞 사망 후 16년이 지난 1789년에 간행되었다.

《의사혹문醫事惑問》은 吉益東洞이 37개의 의학적인 질문에 대해 자신의 의설醫說로써 설명한 책이다. 다른 책과 달리 일본어 문장[和文]으로 쓰인 것이 특징이다. 1769년에 완성되었지만 실제 간행刊行은 1800년에 이루어졌다.[17]

《의방분량고醫方分量考》는 《상한론》과 《금궤요략》에서 약물의 양을 설명할 때 나오는 한대漢代의 도량형을 吉益東洞이 당시의 도량형으로 환산換算한 것이다. 吉益東洞이 고찰한 바가 있어서 저술했지만, 내용이 완비되지 않아서 출판하지 않았다고 전해진다. 1803년에 《고방겸용환산방》의 부록으로 출판되었다.

《고서의언古書醫言》은 4책册으로 되어 있으며, 1814년에 간행되었다. 吉益東洞이 저술한 《의사고언醫事古言》을 아들 吉益南涯가 교정했고, 손자 吉益北洲가 1813년에 처음으로 판각했다. 《주역周易》, 《시경詩經》, 《서경書經》, 《논어論語》, 《열자列子》, 《사기史記》 등

---

17 | 吉益東洞 著, 醫事或問, 日本哲學思想全書 第七卷 學問篇, 東京, 平凡社, 1956, p.149

35종 이상의 고서古書에서 의료醫療에 관련된 문장을 뽑아내고, 그에 대해 吉益東洞 자신의 견해를 피력한 글이다.[18] 《고서의언》은 그 전신前身인 《의사고언》[19]이 교정·증보增補되면서 만들어진 책이므로 책이 완성된 연도年度를 논하는 것은 크게 의미가 없다. 다만 전신인 《의사고언》의 존재 시점을 추측해 볼 필요가 있는데 1769년에 완성된 《의사혹문》의 내용 중에 "《의사고언》에서 살펴볼 수 있다."[20]는 말이 있는 것을 보면 책의 완성 여부를 떠나 1769년 이전에 《의사고언》이 존재하고 있었음을 알 수 있다.

《방선方選》은 《환산방》과 마찬가지로 吉益東洞이 평소에 조제調劑를 편하게 하기 위해 엮은 책이다. 吉益東洞 문하에 입문하는 사람만 베껴 쓸 수 있었을 뿐 외부로는 공개하지 않았다고 한다. 현재 《방선》이라는 이름의 책은 전해지지 않는다. 大塚敬節[21]은 《방선》이 《방기方機》[22]의 전신일 수도 있다고 추측했다.

《의단醫斷》은 吉益東洞의 의학이론을 문인 鶴元逸이 1747년에 편집한 책이다. 鶴元逸이 간행을 하지 못하고 사망했기에 동문同門인 中西深齋[23]가 수정·보완하여 1754년에 간행했다. 吉益東洞의 의학이론이 〈사명司命〉, 〈사생死生〉, 〈원기元氣〉 등 37장章으로 나뉘어 요약되어 있다.

《건수록 建殊錄》은 본문本文과 부록附錄으로 되어 있는 책이다. 본문은 吉益東洞의 치험례 54건을 문인 巖恭敬이 기록하고 田榮信이 교열한 것이다. 부록은 瀧鶴台라는 의사가 吉益東洞에게 의학에 대해 질문한 편지와 그에 대한 吉益東洞의 답변이 실린 편지를 편집하여 일문일답一問一答식으로 정리한 것이다. 1763년에 간행되었다.

---

18 | 小川新 校閱, 橫田觀風 監修, 吉益東洞大全集(第1卷), 東京, たにぐち書店, 2001, p.20

19 | 《의사고언(醫事古言)》: 吉益東洞이 중국(中國)의 고전 중에서 의학과 관련된 자구(字句)를 뽑은 뒤 그것을 자신의 견해로 비판(批判)했던 책이다. 이 책을 뒤에 증보(增補)하여 《고서의언(古書醫言)》이 만들어졌다. (吉益東洞 著, 大塚敬節 校注, 醫事或問, 近世科學思想下, 東京, 岩波書店, 1971, p.345)

20 | 大塚敬節 校注, 醫事或問, 前揭書, p.345

21 | 大塚敬節(おおつかよしのり): 원래 의학을 전공했으나 湯本求眞의 《황한의학(皇漢醫學)》에 영향을 받아서 한방을 보급하고 연구하는 데 일생을 바쳤다. 1973년에 武見太郎과 함께 도모하여 북리연구소(北里研究所)에 동양의학총합연구소(東洋醫學總合研究所)를 창립하여 초대회장에 취임했고, 1978년에는 일본의사회최고우공상(日本醫師會最高優功賞)을 수상했다. [1900~1980]

22 | 《방기(方機)》: 吉益東洞이 구술한 것을 乾省守業이 필기하고 殷經文緯가 교정한 처방해설서(處方解說書)다. 분권(分卷)되지 않고 한 권으로 되어 있다. 《상한론》·《금궤요략》의 중요 처방에 대해 임상적인 운용법을 해설한 책이다. 《환산겸용방기(丸散兼用方機)》라고도 일컬어졌듯이 환산방(丸散方)의 겸용법에 대한 내용도 실려 있다. 1811년에 출판되었다. (日本漢方典籍辭典, 前揭書, p.341)

23 | 中西深齋(なかにししんさい): 경도 사람[京都人], 이름[名]은 유충(惟忠)이고, 자(字)는 자문(子文)이며, 호(號)는 징하원(澄霞園)이다. 처음에 유학(儒學)에 뜻을 두었으나 24세에 吉益東洞의 문인(門人)이 되었고 이후 고방(古方)의 연구에 몰두했다. 주요 저서로는 《상한론변정(傷寒論辨正)》과 《상한명수해(傷寒名數解)》가 있다. [1724~1803] (日本漢方典籍辭典, 前揭書, p.191)

吉益東洞에 대한 의학사적인 평가

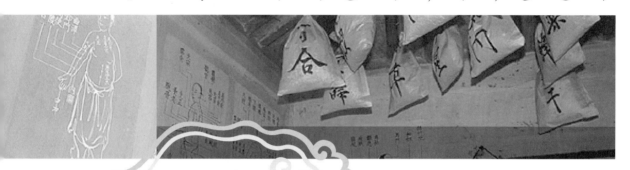

제 **2** 장

1 　15세기 중반에서 19세기 명치유신 전후까지의 일본의학

　　근세 일본 한의학은 명明나라에서 유학했던 田代三喜[1]가 1498년 일본으로 돌아와 이주의학李朱醫學을 주장했고, 이를 曲直瀬道三[2]이 천하에 널리 펼친 데서 시작한다고 하는 것이 통설通說이다.[3] 이로써 이전까지 유행하던 《화제국방和劑局方》[4] 중심의 송宋나라 의방醫方은 쇠퇴하게 된다.

　　이주의학李朱醫學은 금원시대金元時代의 이동원李東垣·주단계朱丹溪를 종宗으로 하는 의학이다. 명나라 의학은 금원의학을 계승한 것에 지나지 않았기 때문에 명나라에 유학했던 田代三喜가 금원의학을 배워서 돌아온 것이었다. 田代三喜의 의학을 계승한 사람은 曲直瀬道三이다. 曲直瀬道三에 의해서 이주의학이 실지로 전 일본에 유행하게 되었다. 曲直瀬玄朔, 曲直瀬正純, 岡本玄治 등 다수의 의학자에 의해서 이주의학 즉 도삼류의

---

1 ┃ 田代三喜(たしろさんき) : 무주(武州) 월생(越生, 일설에 의하면 천월(川越)) 출신. 중국 명나라로 건너가서 일본인 승려 월호(月湖, げつこ)에게서 금원류(金元流)의 의학을 배우고 일본으로 돌아왔다. 귀국 후에는 겸창원각사(鎌倉圓覺寺), 족리(足利)를 거쳐서 고하(古河)로 이주하여 살았고, '고하(古河)의 三喜'로 명성을 널리 떨쳤다고 전해진다. 역사적인 사실을 따지면 그다지 선명하지 않은 인물로서 여러 사람의 행적이 섞여서 전해졌던 것 같다. [1465~1537] 曲直瀬道三은 족리(足利)의 학교에서 유학하던 중에 三喜에게 나아가 의학을 배웠다고 한다. (日本漢方典籍辭典, 前揭書, p.167)

2 ┃ 曲直瀬道三(まなせどうさん) : 이름[名]은 정성(正盛, 또는 정경(正慶)), 자(字)는 일계(一溪), 호(號)는 수지고재(雖知苦齋, 후에 취죽재(翠竹齋)로 바뀜), 별호(別號)는 합정옹(盍靜翁)·영고(寧固)다. 경도(京都) 유원(柳原)에서 태어났고 어릴 적에 승려가 되어 상국사(相國寺)에서 살다가 1528년에 관동(關東) 족리(足利)의 학교에 들어가서 正文伯을 섬기면서 한학(漢學)을 익혔다. 1531년 田代三喜를 만나고는 의학으로 전환하여 이주(李朱)의학을 배웠다. 1546년 경도(京都)로 돌아와 의학강습소[醫學舍] 계적원(啓迪院)을 창건했고 문인을 교육했다. 당시의 권력자 足利義輝, 毛利元就, 織田信長, 豊臣秀吉과 천황가(天皇家)의 신임을 얻어서 두터운 대접을 받았다. 1583년 후양성(後陽成) 천황으로부터 귤(橘)이라는 성(姓)과 금대로(今大路)라는 가호(家號)를 하사받았고 만년에 호(號)를 형덕원(亨德院)으로 고쳤다. [1507~1594] 曲直瀬玄朔(금대로가(今大路家)), 曲直瀬正純(형덕원가(亨德院家)), 曲直瀬玄琳(양안원가(養安院家)), 曲直瀬玄由(수덕원가(壽德院家))가 각자 나름대로 그의 뒤를 이었다. (日本漢方典籍辭典, 前揭書, p.7)

3 ┃ 小曾戸洋, 漢方の歴史-中國·日本の傳統醫學, 東京, 大修館書店, 2002, pp.143~144

4 ┃ 《화제국방(和劑局方)》 : 《태평혜민화제국방(太平惠民和劑局方)》의 약칭. 중국 송나라 때 태의국(太醫局)에서 편집하여 1078년 이후에 초간된 방서(方書). 전 10권. 이 책은 송나라 때 태의국 소속 약국의 제제약(製劑藥) 처방집이다. 송나라 때에 여러 차례 증보·수정하여 간행되면서 서명과 권수도 여러 차례 조정되었다. 최초의 서명은 《태의국방(太醫局方)》인데, 1107년 전후에 진사문(陳師文) 등이 다시 수정하여 개명한 것이 《태평혜민화제국방(太平惠民和劑局方)》이다. 권수에도 5권 본, 10권 본이 있어서 일정하지 않다. 현존하는 통용본은 방제를 제풍(諸風), 상한(傷寒), 일체기(一切氣), 담음(痰飮), 제허(諸虛), 고랭(痼冷), 적열(積熱), 사리(瀉痢), 안목질(眼目疾), 인후구치(咽喉口齒), 잡병(雜病), 창종(瘡腫), 상절(傷折), 부인제질(婦人諸疾), 소아제질(小兒諸疾)의 14문(門)에 따라 788방(方)으로 나누었다. 민간에서 상용되는 한약(漢藥) 방제를 수록하여, 그 주치(主治)와 배합, 구체적 수제법(修製法)을 기술했는데, 일부는 널리 전파되어 임상 방서에 커다란 영향을 미쳤다. (동양의학대사전, 경희대학교출판국)

학도삼류의학學道三流醫學이 계승·전파되었다. 이주의방은 원록元祿(1688~1703) 이후로 쇠미해지기 시작했다. 후에 고방파가 천하를 풍미하게 되면서 이주의방은 후세방後世方이라 불리게 되고, 후세방을 쓰는 사람은 후세파後世波라 불리게 되었다.

유장의학劉張醫學은 유하간劉河間·장자화張子和에 의해 주장된 "《소문素問》·《영추靈樞》·《난경難經》의 고古로 돌아가는 것"을 표어로 삼아 오운육기설五運六氣說, 장부경락배당론臟腑經絡配當論을 강조했다.

음양오행설, 오운육기설을 채용한 것은 이주의학에서도 동일하지만, 유장의학에 있어서는 특별히 《소문》·《영추》·《난경》 등의 고전을 신봉했고 힘을 다해 음양오행, 오운육기, 장부경락배당을 주장했기 때문에 이주의학을 후세파라 부르는 것에 상응하여 유장의학을 후세별파後世別派라고 불렀다. 이 파의 사람들은 고전을 신봉하고 운기론運氣論을 주장하여 역의易醫의 양성에 박차를 가했고, 역易의 이치에 따라 《상한론傷寒論》을 해석했으며, 복서卜筮에 따라서 질병을 진단하는 의학 유파가 되었다. 曲直瀨玄朔의 제자 饗庭東庵[5], 曲直瀨正純의 제자 林市之進을 이 파의 창시자라고 본다.[6]

고의방古醫方이라는 명칭이 가리키는 의학의 내용을 반드시 일정一定하다고 할 수는 없다. 송宋나라 이전의 의학 즉 《소문》·《상한론》은 물론 《천금요방千金要方》·《외대비요外臺秘要》까지 포함하여 고의방이라 하고 이들 의학을 종宗으로 삼는 학파를 고방파라고 하는 경우도 있고, 한漢나라 의학 특히 《상한잡병론傷寒雜病論》만을 가리켜서 고의방이라 하고 이를 높이 숭상하여 이 밖의 처방은 쓰지 않는 것을 고방파라고 하는 경우도 있다. 또 처방은 근세近世의 것이라도 그 정신이 고古에 부합하는 것은 뽑아서 쓸 수 있다고 주장하는 일파 또한 고방파라고 불렸다. 따라서 고방파라고 일컬어진 사람들의 의학 내용이 반드시 동일同一한 것은 아니었다. 다만 고방파의 공통된 점은 음양오행설과 오운육기설을 배척하는 데에 있었다. 이것이 후세파와 구별되는 중요한 점이다.[7]

고의방의 선구자先驅者는 永田德本이다. 永田德本은 曲直瀨道三과 동시대 사람인데 사적事蹟은 확실하지 않다. 曲直瀨道三은 관서關西[8]에서 보익제補益劑를 사용했고, 永田

---

5 | **饗庭東庵(あえばとうあん)**: 曲直瀨玄朔의 문인(門人)으로 《소문(素問)》·《영추(靈樞)》·《난경(難經)》 등의 고전의서에 조예가 깊었고 특히 운기학설에 정통했다. 그의 학파를 영소파(靈素波) 또는 후세별파(後世別派)라고 부른다. 문하(門下)에서 우수한 의학자가 많이 배출되어 강호(江戶)시대 중기의 의학에 크게 영향을 끼쳤다. 저서로는 《황제비전경맥발휘(黃帝秘傳經脈發揮)》 등이 있다. [1621~1673] (日本漢方典籍辭典, 前揭書, p.144)

6 | 大塚敬節, 大塚敬節著作集 別册, 東京, 春陽堂書店, 1982, pp.81~82

7 | 大塚敬節著作集 別册, 前揭書, p.83

8 | 관서(關西): 교토(京都)와 오사카(大阪)를 중심으로 한 지방.

德本은 관동關東[9]에서 《상한론》을 종주宗主로 삼아 한토하汗吐下 준제峻劑를 사용했다. 19개의 처방만을 사용하여 만병萬病에 대응했다고 한다.

고의방의 제창자提唱者는 名古屋玄醫[10]다. 伊藤仁齋[11]가 고학古學을 제창했던 것과 같은 시기에 의학계에서는 名古屋玄醫가 복고설復古說을 주장했다. 名古屋玄醫는 처음에 이주의학을 공부했으나, 뒷날 명말청초明末淸初의 의학자 유가언喩嘉言의 《상한상론편傷寒尙論篇》(1648), 《의문법률醫門法律》(1658) 등을 읽고서 크게 깨달은 바가 있어서 이주의학을 배척하고 장중경의 고古로 돌아가야 한다고 주장했다.

名古屋玄醫에서 출발한 고방파는 이면적으로 고방사대가古方四大家와 吉益東洞파波로 나누어진다. 中川修亭[12]은 고방사대가를 의고파擬古波라고 했고, 吉益東洞파를 진고파眞古波라고 했다. 고방사대가는 後藤艮山, 香川修庵, 松原一閑齋[13], 山脇東洋인데 吉益東洞과 나아가는 방향이 달랐다.[14] 고방사대가의 정신은 龜井南冥[15]의 다음 말에 잘 드러나 있다.

"의학[醫]은 깨달음[意]이다. 깨달음은 배워서 얻어지는 것이 아니다. 처방에는 고금(古今)이 없다. 질병을 치료할 수 있는 처방이 필요할 뿐이다."[16]라고 했다.

---

9 | 관동(關東) : 도쿄(東京)와 그 일대의 지방.

10 | 名古屋玄醫의 생몰년도는 1628∼1696이다.

11 | 伊藤仁齋(いとうじんさい) : 경도 사람[京都人]이다. 이름[名]은 유정(維楨), 자(字)는 원좌(源佐), 호(號)는 인재(仁齋)·경재(敬齋)이다. 고의학파(古義學派)를 굳건히 세웠다. 강호(江戸)시대를 대표하는 유학자다. [1627∼1705]

12 | 中川修亭(なかがわしゅうてい) : 吉益東洞의 아들 吉益南涯의 문인(門人).

13 | 松原一閑齋(まつはらいっかんさい) : 松原一閑齋의 생몰년도와 정확한 행적에 대해서는 조사하지 못했다. 다만 《동동선생유고(東洞先生遺稿)》의 말미에 있는〈동동선생행장(東洞先生行狀)〉에 보면 松原一閑齋와 吉益東洞 사이에 일화가 하나 있어서 이를 소개한다. 吉益東洞, 山脇東洋, 松原一閑齋 3명이 같이 《상한론》을 강독했는데 松原一閑齋의 나이가 제일 많아서 강주(講主)가 되었다. 吉益東洞이 여러 번 松原一閑齋의 오류를 지적하자, 松原一閑齋가 "東洞은 편벽된 견해가 많다. 그 잘못을 고치지 않으면 끝내 성과가 없을 것이다."라고 했다. 吉益東洞이 받아서 말하기를, "제가 《상한론》을 읽으면서 심사숙고한 지 오래되었는데, 이제 더욱 갈고닦아 《상한론》의 깊은 뜻을 얻고 싶습니다. 제 말에 오류가 있다면 정확하게 가르쳐 주고 지적해 주십시오. 제가 비록 민첩하지는 않지만 감히 가르침을 받들지 않겠습니까? 이제 정확하게 지적할 점이 있는데 입을 다물고 말을 하지 않으신다면 제 잘못을 알지 못할 것이고 또 다른 사람의 옳은 점을 들 수 없을 테니, 책을 읽는다고 무슨 도움이 되겠습니까?"라고 했다. 松原一閑齋가 이에 대해 응답하지 않아 이때 이후로 吉益東洞은 松原一閑齋를 만나지 않고 죽을 때까지 절교했다고 전해진다.

14 | 이 내용은 대총경절저작집(大塚敬節著作集) 별책(別冊), 전게서(前揭書), p.85를 근거로 쓴 것이다.

15 | 龜井南冥(かめいなんめい) : 山脇東洋 문하생이었던 永富獨嘯庵의 문인(門人). 의학보다는 유학으로 알려진 사람이다. 17·18세경에 잠깐 吉益東洞의 문인(門人)이 되었으나 얼마 되지 않아 바로 오사카(大阪)로 가서 永富獨嘯庵의 문인(門人)이 되었다. 吉益東洞의 의설을 집요하게 비판·공격했다고 전해진다. [1743∼1814]

16 |〈復古の旗幟をひるがえして 醫學を革新せんとした 吉益東洞〉, 前揭書, p.14

이러한 취지의 고방사대가는 뜻은 고古에 두었지만, 후세방까지 두루 뽑아 쓰는 경향이 있었다. 반면 吉益東洞은 의학[醫]은 깨달음[意]이 아니라 정해진 법도[一定法]를 배우는 것이라고 했다.[17] 정해진 법도란 편작扁鵲·장중경張仲景의 고법古法이다.

"처방에는 고금古今이 없다. 오직 실제 효과가 있는 것을 쓸 뿐이다. 그러나 후세後世에는 효과가 있는 처방이 적고 옛날[古]에는 효과가 있는 처방이 많기 때문에 고방을 많이 쓰게 된다."[18]라고 했다.

고방사대가는 학문하는 자세가 유연하여 고방·후세방 모두에 대해 관대한 입장을 보였으나 吉益東洞파는 고방에 대해서 교조적敎條的인 입장을 견지했다고 볼 수 있다.

일본 전역을 풍미했던 고의방도 천보天保(1830~1843)에서 가영嘉永(1848~1853)에 이르는 기간 동안 점점 쇠미해지기 시작했다. 고방사대가 쪽은 그 실증적인 정신이 한란절충가漢蘭折衷家와 화란의학자和蘭醫學者들에게 계승되어 고방파라고 불릴 만한 틀이 일찍 사라져 버렸으나, 吉益東洞파는 비교적 오랫동안 후세에 명맥命脈을 유지했다.

고방만이 옳고 후세방後世方과 난방蘭方을 쓰는 것은 고방의 정신에 어긋난다고 주장했던 吉益東洞파의 보수적인 태도가 고방의 명맥을 오래도록 전하는 데 기여한 것이었다. 그러나 吉益東洞파에서도 한란절충가[19]와 난방가蘭方家[20]로 활약한 사람들이 등장했고, 和田東郭처럼 스스로 일가一家의 설說을 세운 사람도 있었으며, 화방和方[21]을 제창하는 사람도 생겨났다.

고방가古方家가 경도京都(교토)를 중심으로 관서關西에서 일어난 것과 대조적으로 고증학파考證學波는 강호江戸(도쿄)를 중심으로 관동關東에서 발흥했다. 원래 고증학은 경학經學의 일파一派였는데 이 학풍을 의학으로 옮겨서 의학경전의 본뜻을 밝히려고 노력한 것

---

17 | 鶴元逸 著, 大塚敬節·矢數道明 共編, 醫斷, 近世漢方醫學書集成12, 東京, 名著出版, 1979. pp.25~26

18 | 吉益東洞大全集(第1卷), 前揭書, p.274

19 | 한란절충가(漢蘭折衷家) : 의학 연구와 환자 치료에 있어서 중국의학과 네덜란드의학을 절충하려는 학문적 태도를 보인 의학자들.

20 | 난방가(蘭方家) : 의학 연구와 환자 치료에 있어서 네덜란드의학만을 전적으로 사용한 의학자들.

21 | 화방(和方) : 일본 민간에서 내려오는 고유의 처방을 화방(和方)이라고 불렸다. 당시 일본에서는 일본의 국학(國學)을 연구하는 흐름이 있었는데 일본 고유의 역사, 문학, 법제, 관직 등을 연구했다. 이를 화학(和學)이라고도 불렀는데 이 흐름이 의학으로 넘어와 일본 고유의 의학에 대한 연구로 이어졌다. 일본 고유의 의학을 주로 연구하던 사람들을 화방가(和方家)라고 불렀다. 黑川道祐의 《본조의고(本朝醫考)》, 森共之의 《채용국전방(採用國傳方)》, 三宅意安의 《연수화방휘함(延壽和方彙函)》 등이 화방가의 저작이다. (富士川游, 日本醫學史, 東京, 形成社, 1979, pp.370~371)

은 山田圖南[22], 多紀元簡[23] 등의 강호 의가醫家들이었다. 이들보다 앞선 강호의 의사들 가운데 望月三英[24]이 있었는데, 吉益東洞과 함께 천하天下의 이명수二名手라고 칭송받았다. 그러나 望月三英은 吉益東洞과 함께 언급되는 것을 달가워하지 않았다.

"시골 의사가 한 명 있는데, 입만 열면 주周나라 · 한漢나라를 말하지만, 그 기술은 장자화張子和의 아류亞流에 불과하다. 조잡하고 거칠게 멋대로 약을 써서 사람을 칼날과 비수로 실험하고 있다."라고 하면서 암암리에 吉益東洞을 비난했다.

《의관현고醫官玄稿》[25]를 지어서 고금의 여러 학설을 참작하여 그 가운데 알맞은 것을 따를 것이지 일가의 견해를 고집해서는 안 된다는 것을 역설했다. 望月三英과 같은 시기에 淺井圖南[26]은 後藤艮山, 吉益東洞 등의 의설醫說이 편협함을 싫어하여 절충설折衷說을 세웠다. 이 때문에 望月三英, 淺井圖南 등을 절충학파折衷學派라고 했다. 山田圖南, 多紀元簡 등의 고증학파 또한 고금의 제설諸說을 비교하고 참작하여 이론을 세웠기 때문에 절충학파에 포함시킨다.[27]

고증학파에 있어서는 고금의 문헌을 풍부하게 준비하는 것이 선행되어야 하는 필요조건이었다. 따라서 고금의 문헌을 풍부히 보유할 정도로 재산이 많지 않은 일개 학자는

---

22 | 山田圖南(やまだとなん) : 강호(江戶)에서 태어났다. 이름[名]은 정진(正珍), 자(字)는 종준(宗俊)이다. 대대로 막부의 관(幕府醫官)을 역임했다. 어려서부터 영민(穎敏)하여 유학(儒學)을 山本北山에게서 배웠고, 1766년에는 16세의 나이로 조선(朝鮮)의 사신을 따라온 의원(醫員)을 접견했으며, 숙성(夙成)함을 칭찬받았다. 《상한론》 연구에 몰두했으며, 저서로는 《상한고(傷寒考)》, 《상한론집성(傷寒論集成)》, 《금궤요략집성(金匱要略集成)》, 《천명변(天命辨)》, 《권량발란(權量撥亂)》, 《신론(新論)》, 《상한필어(桑韓筆語)》 등이 있다. [1749~1787] (富士川游, 日本醫學史, 前揭書, p.369), (日本漢方典籍辭典, 前揭書, p.186)

23 | 多紀元簡(たきげんかん) : 자(字)는 염부(廉夫), 호(號)는 계산(桂山), 통칭(通稱) 안장(安長)이라 불렸다. 강호의학관의 창설자인 多紀元德의 아들로, 문학을 井上金峨에게서 배웠고 아버지의 업을 계승했다. [1755~1810] (富士川游, 日本醫學史, 前揭書, p.436)

24 | 望月三英(もちずきさんえい) : 강호(江戶, 지금의 도쿄) 사람이다. 이름[名]은 승군(乘君), 자(字)는 군언(君彥), 호(號)는 녹문(鹿門)이다. 1726년 어번의사(御番醫師)에 천거되었고, 1737년 오의(奧醫)가 되어 법안(法眼)의 지위에 올랐다. [1697~1769] (富士川游, 日本醫學史, 前揭書, p.369), (日本漢方典籍辭典, 前揭書, p.17)

25 | 《의관현고醫官玄稿》 : 望月三英이 저술한 중국고의서(中國古醫書) 및 의가전(醫家傳)에 관한 연구서이다. 전 3권. 1752년에 자서(自序)를 썼고, 1766년에 간행되었다. 중국 한(漢)나라부터 송 · 원(宋 · 元)에 이르기까지 중국의학전적(中國醫學典籍) 50여 종과 중국의가(中國醫家) 11명에 대하여 고증을 했던 책이다. (日本漢方典籍辭典, 前揭書, p.17)

26 | 淺井圖南(あさいとなん) : 경도(京都)의 명의(名醫) 淺井周伯의 후손이다. 이름[名]은 정직(政直), 자(字)는 유인(惟寅 또는 維寅)이며, 통칭(通稱) 뇌모(賴母)라 불렸다. 경도(京都) 사람이지만 아버지 淺井東軒의 뒤를 이어서 미장번의(尾張藩醫)가 되었고 그 뒤로도 계속 미장번의를 세습하여 명치시대까지 이어졌다. 저서로 《편작창공열전할해(扁鵲倉公列傳割解)》 등이 있다. [1706~1782] (日本漢方典籍辭典, 前揭書, p.337)

27 | 大塚敬節著作集 別冊, 前揭書, pp.102~103

28 | 강호의학관(江戶醫學館) : 多紀 가(家)의 사설의학 교육장이었던 제수관(躋壽館)이 1790년 막부의 명에 의해 국가의학교육기관으로 바뀐 것이다. 대대로 多紀 가(家)에서 통솔을 맡았다.

고증학에 쉽게 관여할 수가 없었다. 이러한 이유 때문에 고증학의 본진은 막부幕府를 배경으로 의지하는 강호의학관江戶醫學館[28] 관계자들에 의해서 유지되었다. 강호의학관의 통솔자는 多紀 가家였고, 대대로 학자가 이어져 나왔다.

多紀 가家는 1791년 多紀元德[29]이 관립官立 강호의학관을 통솔한 이래로 막부가 붕괴될 때까지 대대로 강호의학관의 실권을 장악했다. 多紀元德의 아들 多紀元簡은 고증학의 기치를 높게 들어서 많은 저서를 남겼고, 多紀元簡의 아들 多紀元胤[30], 多紀元堅[31]도 많은 저술을 남겼다. 훗날 막부의 붕괴와 함께 강호의학관은 폐쇄되었다.

15~17세기 이주의방에서 17~19세기 고의방으로, 고의방에서 18, 19세기 절충학파(고증학파)로 이어진 것이 일본 한방의학사의 흐름이었다. 이들 성과는 주로 중국의학의 일본화에 관련된 흐름으로 볼 수 있다. 이런 흐름과 동시에 서양의학도 일본으로 수입되고 있었다. 다음은 서양의학의 일본화와 관련된 내용들이다.

*

16세기 중엽부터 남만인南蠻人(포르투갈인, 스페인인, 이탈리아인)들이 무역 또는 선교의 목적으로 일본에 들어갔고 그러던 가운데 안토도산安土桃山(아즈치모모야마)시대[32]에

---

29 | **多紀元德**(たきげんとく) : 통칭(通稱) 안원(安元)이라 불렸으며, 자(字)는 중명(仲明), 호(號)는 남계(藍溪)다. 1776년에 오의사법안(奧醫師法眼)에 임명되었고, 후에 법인(法印)에 임명되었으며, 영수원(永壽院)이라고 불렸다. 아버지 多紀元孝의 뜻을 이어 제수관(躋壽館)의 규모를 확장했다. 1790년 막부의 뜻에 따라 사설 의학교육기관이었던 제수관(躋壽館)을 국가 의학교육기관인 의학관(醫學館)으로 만들게 되었고 대대로 의학관의 통솔을 맡게 되었다. 1801년 72세의 나이로 사망했다. (富士川游 著, 小川鼎三 校注, 日本醫學史綱要2, 東京, 平凡社, 2003, p.8)

30 | **多紀元胤**(たきげんいん) : 多紀元簡의 셋째 아들로 적통을 이었다. 통칭(通稱) 안량(安良)이라 불렸으며, 후에 안원(安元)이라고도 했다. 자(字)는 혁희(奕禧)·소옹(紹翁)이고, 호(號)는 유반(柳沜)이다. 大田錦城에게 유학을 배웠고, 아버지 多紀元簡에게 의학을 배웠다. 1806년에 의학관독사(醫學館督事)가 되었고, 1827년에 법안(法眼)이 되었는데 그해에 39세의 나이로 사망했다. [1789~1827]

31 | **多紀元堅**(たきもとかた) : 多紀元簡의 다섯째 아들이다. 多紀元簡의 적통은 형 多紀元胤이었고 元堅은 별도로 일가(一家)를 이루었다. 자(字)는 역유(亦柔)이고 호(號)는 채정(茝庭)·삼송(三松)이다. 아명(幼名)은 강지진(鋼之進)이고 후에 안숙(安叔)이라고 했다. 1836년에 오의사(奧醫師), 법안(法眼)이 되었고, 1840년에 법인(法印)이 되었다. 1845년에 장군(將軍) 가경(家慶)의 시의(侍醫)가 되었다. 아버지의 고증학 학풍을 이어서 좋은 의학서적들을 수집하고 교정하며 복각(復刻)하는 데 힘썼다. 澁江抽齋, 三立之, 小島寶素 등의 고증학자를 길러 냈다. [1795~1856]

32 | **안토도산**(安土桃山, 아즈치모모야마)시대 : 1568~1615. 일본 전국(戰國)시대의 막바지에 직전씨(織田氏)와 풍신씨(豊臣氏)가 서로 이어서 일본을 통일한 기간을 말한다. 織田信長이 안토성(安土城)을 나와서 경도(京都)로 들어가 막부(幕府)를 세운 것이 1568년이고, 그 후 豊臣秀吉이 직전씨(織田氏)를 대체하여 천하의 권력을 장악했지만, 豊臣秀賴에 이르러 풍신씨(豊臣氏)가 멸망한 것이 1615년이다. 채 50년이 되지 않는 짧은 기간이지만 이 시기에 경도가 다시 융성하게 되었고, 학문도 점점 흥성(興盛)했다. 일본이 처음으로 철포(鐵砲), 화약(火藥), 크리스트교 등 서양의 문물에 접했던 시기다. (富士川游 著, 小川鼎三 校注, 日本醫學史綱要1, 東京, 平凡社, 2003, p.91) 대한민국의 입장에서 보면 임진왜란[1592~1598]이 일어난 시기가 여기에 속한다. 참고로 1573년 실정(室町)시대의 멸망에서부터 1603년 강호(江戶)시대가 시작될 때까지를 안토도산시대로 보는 견해도 있다.

이르러 남만의학南蠻醫學이 소개되었다. 1612년 크리스트(Christ)교를 금지하는 법령이 발표되어 남만인의 도래渡來는 끊어졌으나 포교의 방편으로 사용되었던 의술은 크리스트교 엄금嚴禁 후에도 남만류 외과南蠻流外科라고 하여 시행되었다.

포르투갈인과 스페인인 다음으로는 화란인和蘭人(네덜란드인)들이 일본에 왕래했는데, 이들은 '남만인의 도래'가 금지된 후에도 통상을 허가받았다. 때문에 번역하는 사람[通詞]들을 통하여 17세기 중엽에는 화란류和蘭流 외과가 일본에 소개되었다. 남만류 외과와 화란류 외과는 내용상으로는 특별한 차이가 없었다.

화란和蘭의 외과서를 직접 읽고 의문점을 화란 의사에게 질문하여 화란류 외과에 정통했던 사람은 吉雄耕牛였다. 前野蘭化(良澤)도 나가사키(長崎)에서 吉雄耕牛의 문하門下에 들어가서 화란어和蘭語(네덜란드어)를 배웠고, 杉田玄白도 吉雄耕牛에게서 외과를 배웠다고 전해진다. 그러나 본격적으로 화란의학의 연구에 몰입했던 선각자는 前野蘭化, 杉田玄白, 中川淳庵, 桂川甫周 등이었다.

前野蘭化는 처음에 吉益東洞의 학문을 공부했다가 후에 화란어를 배우고 다시 번역서들을 연구하다가 杉田玄白, 中川淳庵, 桂川甫周 등과 함께 1774년 《해체신서解體新書》[33]를 발간했다. 《해체신서》가 발간된 후 화란의학의 연구는 점점 더 성해졌다.

1823년 독일인 지볼트(Siebold)가 화란和蘭(네덜란드)의 의관醫官이 되어서 나가사키에 들어왔다. 일본의 난방의가蘭方醫家는 서적으로만 보았을 뿐 실제적인 시술 방법을 몰랐던 외과, 안과, 산과 등의 실제적인 서양 수술법을 배울 수 있었다.

지볼트 등장 이전까지의 서양의학 연구는 문헌상의 연구에 불과했다. 지볼트의 문하門下에서 배운 高良齋는 오사카[大阪]에서 서양안과西洋眼科로 일가를 이루었고, 戸塚靜海는 강호江戸(도쿄)에서 외과外科로 이름을 떨쳤으며, 伊東玄朴, 竹內玄同은 모두 내과內科로 강호서 개업했다. 또 土生玄石은 지볼트에게서 의술을 전수받아서 실험안과實驗眼科를 창시했다. 이렇게 서양의학은 실제에 사용되었고, 난학蘭學[34]과 난의방蘭醫方[35]은 점

---

33 | 《해체신서(解體新書)》 : 독일인 요한 아담스 쿨무스(Johann Adams Kulmus)의 《해부도보(解剖圖譜)》를 네덜란드어로 번역한 《타펠 아나토미(Tafel Anatomie)》의 일본어 번역서이다. 前野蘭化, 杉田玄白, 中川淳庵 등이 1771년 3월 4일 강호(江戸, 도쿄) 소총원(小塚原)에서 처형된 시체를 해부하여 살펴보았는데 당시에 가지고 갔던 《타펠 아나토미》의 그림들이 실물과 그대로 부합하는 것에 감명을 받았다. 다음 날부터 3년간에 걸쳐서 번역하여 1774년에 《해체신서(解體新書)》 5권을 간행(公刊)하는 데 성공했다. 내용은 원서의 본문만을 번역했고 본문의 몇 배에 달하는 각주(脚註)에는 손을 대지 않았으며 28편(編)으로 세분하였다. 그림은 小田野直武가 베껴서 그렸다. 이 책의 번역문은 네덜란드어와 인체의 구조에 대하여 지식이 충분하지 않음에도 불구하고 정확해서 오역(誤譯)이 거의 없다. 이 책이 출판되고 나서부터 일본인들이 네덜란드어 서적의 중요성을 알게 되었고 서양의 자연과학이 쇄국(鎖國) 후에 널리 일본으로 도입되는 계기가 되었다(http://buddhism-orc.ryukoku.ac.jp /japanese/).

점 더 성해져 갔다. 난의방이 날로 성해지는 것에 대해서 한의방漢醫方을 숭상하는 사람들은 난의방은 오랑캐[夷狄]의 도道라고 하여 배척했고 이는 1849년 난의학蘭醫學·난의술蘭醫術 금지령으로 나타났다. 그러나 난학과 난의방을 공부하는 사람들은 점점 더 늘어만 갔고, 1858년 막부는 금지령을 해제하게 된다.

1858년 막부의 13대 장군 德川家定이 각기병脚氣病으로 위독해졌을 때 한의방으로는 백약百藥이 무효無效했으므로 난방의蘭方醫인 伊東玄朴, 戸塚靜海를 불러서 시의侍醫로 삼았고, 다음으로 竹內玄同, 伊東貫齋, 坪井信良, 林洞海 등을 천거하여 시의로 임명했다. 이로써 화란의방和蘭醫方이 공적公的으로 채택되는 데 이르렀으며, 결국 서양의방이 한의방을 압박하는 지경에 이르게 되었다.[36]

1868년 명치유신明治維新이 있었다. 1869년 명치유신 정부는 의정개혁위원을 임명하여 그들로 하여금 서양 어느 나라의 의학을 채용할 것인지를 검토시켜서 1870년에 이르러 독일의학을 정식으로 채용하는 방침을 결정했다.

1875년 문부성文部省은 서양칠과제西洋七科制를 공포하여 7과科의 시험에 합격하지 않으면 의사의 자격을 얻지 못하도록 했다. 여기서 7과란 이화학理化學, 해부학解剖學, 생리학生理學, 병리학病理學, 약물학藥物學, 내외과內外科의 6과와 안과眼科, 산과産科, 구중과口中科 중의 1과를 말한다. 바야흐로 서양의학을 배우지 않으면 의사가 될 수 없는 시대가 도래했다.

한방의漢方醫 밑에서 《소문素問》, 《영추靈樞》, 《난경難經》, 《상한론傷寒論》, 《금궤요략金匱要略》을 아무리 열심히 공부해도 그것만으로는 의사가 될 수 없기 때문에, 한방의는 후진양성의 길이 끊어지게 되었다. 결국 1894년 일본 한방 최후의 거성巨星 淺田宗伯의 사망을 끝으로 하여 일본 한방의학의 전통은 끊어지게 되었다.

34| 난학(蘭學) : 네덜란드 학문.

35| 난의방(蘭醫方) : 네덜란드 의학.

36| 富士川游 著, 日本醫學史綱要2, 前揭書, pp.76~82

2 일본 복진의 역사 요약[37]

일본의 복진법腹診法은 실정室町(무로마치)시대[38]에 시작되었고 일본 나름대로의 독자적인 발달을 이루어 갔다.

초기에는 《난경難經》 계통의 복진이 침의鍼醫, 안마사按摩師 등에 의해서 개척되었고, 뒤에는 《상한론傷寒論》 계통의 복진이 고방가에 의해서 발명發明되었다. 이들 복진법들은 대개 가문家門의 비전秘傳이라고 하여 일반에 공개하는 것을 기피했기 때문에 전사본傳寫本 상태로 문인들에게 전해졌다.

《난경》 계통의 복진은 복부의 여러 부위에 장부臟腑를 배당시켜 이것에 따라서 사기邪氣의 부위를 진단할 수 있다고 했다. 복진의 목적은 질병의 예후 판정과 장부의 허실을 알아서 치료방침治療方針을 세우는 데 있었다. 《난경》 계통의 복진에서는 신간동기腎間動氣가 가장 중시되었다. 신간동기라는 말은 《황제내경黃帝內經》에서는 보이지 않고 《난경》에서 처음으로 나타났는데, 《난경》의 팔난八難[39], 십육난十六難[40], 육십육난六十六難[41]의 내용에 따라 신간동기에 대한 의미가 부여되었다. 육십육난에 따르면 신간동기는 배꼽 아래쪽에 있다고 했다.

森共之[42]는 《의중현오意仲玄奧》[43]에서 신간동기는 병이 들었을 경우에는 배꼽의 위쪽, 왼쪽, 오른쪽에서도 볼 수 있다고 했다. 《의중현오》에서는 또한 배꼽 왼쪽의 동기에서는

---

37 | 본 장의 내용은 다음의 2개의 논문을 주로 참고했다. ① 大塚敬節, 腹診考, 大塚敬節著作集 第8卷, 東京, 春陽堂書店, 1982, pp.266~304, ② 大塚敬節, 吉益東洞の功績について, 廣島醫學, 28(1), 1975.

38 | 실정(室町, 무로마치)시대 : 1392~1573. 족리씨(足利氏)가 정권을 잡아서 경도(京都)의 실정(室町)에 막부(幕府)를 열었던 시대. 1392년 남북조(南北朝)의 합일(合一)로부터 1573년 제15대 장군 足利義昭가 織田信長에게 쫓겨나기까지 약 180년의 기간을 가리킨다. 실정시대의 후기 즉 '응인(應仁)의 난(亂)' 이후를 전국시대(戰國時代)라고 부른다. 참고로 남북조시대(1336~1392)를 실정시대에 포함시키는 학설도 있다.

39 | 팔난(八難)에서는 "諸十二經脈者. 皆係於生氣之原. 所謂生氣之原者. 謂十二經之根本也. 謂腎間動氣也."라는 내용이 보인다.

40 | 십육난(十六難)에서는 "臍左有動氣(肝), 臍上有動氣(心), 當臍有動氣(脾), 臍右有動氣(肺), 臍下有動氣(腎)." 등의 내용이 보인다.

41 | 육십육난(六十六難)에서는 "臍下腎間動氣者. 人之生命也. 十二經之根本也. 故名曰原."이라는 내용이 보인다.

42 | 森共之(もりともゆき) : 자(字)는 양죽(養竹), 호(號)는 중허(中虛), 훗날 가내(嘉内)로 개명(改名)했다. 五雲子(王寧宇)류(流)의 의술을 가지고 강호(江戶)에 떨쳤다. 森立之는 그의 후예다. [1669~1746]

43 | 《의중현오(意仲玄奧)》 : 森中虛가 편저(編著)한 어원의재류(御薗意齋流) 침술(鍼術)의 비전서(秘傳書). 권이 나뉘지 않고 한 권으로 되어 있다. 1696년에 자필로 쓴 원고가 대총수금당문고에 소장되어 있다. (日本漢方典籍辭典, 前揭書, p.33)

간肝의 기능을 진단할 수 있으며, 배꼽 오른쪽은 폐부肺部에 해당하는데 이곳이 동動할 때는 죽을 때가 된 것이고, 구미鳩尾에서 상완上脘 사이에 동기가 있는데 그 동이 희미하게 약간 있으면 불치의 병이며, 중완中脘의 동기에서 비위脾胃의 강약強弱을 알고, 배꼽 아래의 동기로는 신腎의 기능을 안다고 했다.

또 久野玄悅은 《복진변腹診辨》에서 배꼽 아래의 동기에는 계지桂枝를 쓰고, 배꼽 좌측 또는 우측의 동기에서는 건강乾薑을 쓰며, 배꼽 정중간의 동기에는 인삼人蔘을 쓴다는 등의 말을 했다. 《난경》 계통의 복진에서는 배꼽 주변의 동기에 대해서 이상과 같이 의미를 부여했다.

《상한론傷寒論》 계통의 복진에서는 복부의 동계動悸를 어떻게 생각했을까?

《상한론》에서는 심계心悸, 심하계心下悸, 심중계心中悸, 계悸, 심동계心動悸라는 말이 보이고, 《금궤요략金匱要略》에서는 계, 제하계臍下悸, 심하견축心下堅築, 심하계라는 말이 보인다. 그런데 《상한론》 계통의 복진이 《난경》 계통의 복진과 다른 점은 계와 동이 있는 그대로 약물 또는 처방을 가리킨다는 점이다. 예후가 좋지 않다든지, 치료하기 어렵다든지, 반드시 죽는다는 등의 말은 전혀 하지 않았다. 바꾸어 말하자면 《상한론》 계통의 복진에서는 특정 복증에 대해서 그 복증을 어떤 처방으로 치료하는가 하는 것 이외에 다른 의미를 부여하지는 않았다. 따라서 복증에 따라서 처방을 결정하는 일이 있었을 뿐이다.

지금까지 남아있는 일본 최초의 복진서는 가하국加賀國[44]의 약사藥師 白行院[45] 계통에서 나온 원전류院傳流 의학 서적인데 서적의 일부가 남아있다. 이 책은 《난경》 계통의 복진서로서 吉益東洞의 《상한론》 계통 복진서와는 다르다. 또 남아있는 것으로는 曲直瀨道三 계통의 복진서가 있다. 曲直瀨道三의 《복진도腹診圖》와 曲直瀨玄朔[46]이 거기에 내용을 추가한 《백복도百腹圖》이다. 이들은 《난경》 계통도 아니고 《상한론》 계통도 아니라서 곡직뢰류曲直瀨流라고 부를 수 있다.

曲直瀨道三의 《복진도》에는 색色을 입힌 50개의 그림[圖]이 있다. 《백복도》 가운데 曲直瀨玄朔이 쓴 서문序文에 "복부는 모든 병의 근본으로서, 모든 병의 뿌리는 복부에 있다."라고 말한 내용이 있다. 이 말은 吉益東洞의 학설과 동일한데, 吉益東洞이 이 말에

---

44 | 가하국(加賀國, かがのくに) : 과거 일본 지명. 현재 석천현(石川縣, いしかわけん) 남부(南部)에 해당한다.

45 | 白行院 : 일본 실정시대(室町時代)의 인물이다(1392~1467).

46 | 曲直瀨玄朔(まなせげんさく) : 名은 正紹, 號는 東井이다. 曲直瀨道三 여동생의 아들이다. 1581년 曲直瀨道三의 손녀와 결혼하여 曲直瀨家를 잇고 道三이라는 이름을 물려받았다[襲名]. [1549~1631]

영향을 받았을 가능성도 있다. 복진서라고 하는 것은 대개 비전秘傳이었기 때문에 공개적으로 출판되었던 《복증기람腹證奇覽》[47]과 《복증기람익腹證奇覽翼》[48]을 제외하면 대부분이 전사본傳寫本으로 전해졌다. 《복증기람》과 《복증기람익》은 吉益東洞류流의 복진이 주축이 된 고방파 복진서이다.

일본에서 복증腹證을 논했던 서적 가운데 규모가 있었던 것은 《복증기람》과 《복증기람익》 그리고 《진병기해診病奇侅》[49]였다. 《복증기람》과 《복증기람익》은 《상한론》 계통의 복진을 연구한 서적이고, 《진병기해》는 《난경》 계통 복진을 집대성集大成한 것이다.

일본의 복진술腹診術은 독자적인 발전을 거듭하다가 명치시대明治時代(메이지시대)[50] 초기부터는 더 이상의 진전이 없었다고 평가되고 있다.[51]

3 일본의학사에서 吉益東洞의 역할

일본의학사에서 吉益東洞의 역할에 대해서는 大塚敬節이 여러 글에서 밝혀 놓았다.

【吉益東洞은 일본의 의학을 중국의 의학으로부터 탈피시켜서 일본류日本流의 의학으로 완성시킨 사람이다.[52]】

---

47 | 《복증기람(腹證奇覽)》: 稻葉文禮(いなばぶんれい)[?~1805]가 저술한 복진서. 정편(正編) 2권과 후편(後編) 2권으로 되어 있다. 정편은 1799년 완성되어 1801년 출판되었고, 후편은 1801년 완성되어 1809년 간행되었다. 일본 고방파의 대표적인 복진서로서 금일(今日)까지 전해지고 있다. 구체적인 그림을 도해(圖解)하고 더하여 외증(外證)을 표시했으며 적응 처방명(處方名)을 들었다. (日本漢方典籍辭典, 前揭書, p.330)

48 | 《복증기람익(腹證奇覽翼)》: 和久田叔虎(わくたしゅくこ)[생몰년도 미상, 18세기 후반~19세기 전반]가 저술한 복진서. 1편(編)당 2권(卷)씩 총 4편 8권으로 되어 있다. 초편(初編)은 1809년에 간행되었고, 2편은 1832년에 간행되었으며, 3·4편은 1853년에 간행되었다. 2~4편은 叔虎가 사망한 다음에 간행된 것이다. 叔虎(이름[名]은 인(寅))는 1793년에 稻葉文禮를 원주(遠州) 빈송(浜松)에서 만나 스승으로 섬겼다. 1789년 도쿄(江戶)로 이사했는데 얼마 되지 않아 스승이 출판한 《복증기람》을 입수했고 곧 《복증기람익》을 저술했다. 1803년에는 오사카(大坂)로 스승 文禮를 방문했고 스승의 의뢰를 받아서 스승이 사망한 후 《복증기람익》을 완성했다. 일본 고방파의 대표적인 복진서 중 하나이다. (日本漢方典籍辭典, 前揭書, p.331)

49 | 《진병기해(診病奇侅)》: 多紀元堅이 편집한 복증진단학서(腹證診斷學書). 전 2권. 1843년에 완성되었다. 일본에서 오래전부터 내려오는 복진(腹診)에 관계되는 모든 이론을 집대성한 것으로서 병명(病名), 예후(豫後), 진단(診斷) 등을 기록했다. '후세파(後世波)'에 속하는 복진법(腹診法)이 주(主)가 되었다. 강호시대(江戶時代: 1603~1867)에는 판각이 되지 않아서 사본(寫本)으로 전해졌다. (日本漢方典籍辭典, 前揭書, p.243)

50 | 명치시대(明治時代, 메이지시대): 1868~1912.

51 | 大塚敬節, 吉益東洞の功績について, 廣島醫學, 28(1), 1975, p.123

52 | 大塚敬節, 吉益東洞の功績について, 廣島醫學, 28(1), 1975, p.123

【吉益東洞의 공적 중 또 하나는 일본에 복진腹診을 확립시킨 것이다. 복진과 《藥徵》에 따라서 약효를 규정하여 종래의 약효를 부정한 것은 금일에 이르기까지 일본한방日本漢方의 한 특징이 되어 있다.[53]】

【吉益東洞은 복잡한 중국의학을 간략화하는 동시에 맥진脈診을 버리고 복진을 중요시했기 때문에 일본에 독자적인 복진법 발달을 촉진시켰다. 중국의학의 일본화는 진실로 吉益東洞에게 혜택을 입은 점이 많다. 吉益東洞류流의 고의방古醫方이 갑자기 전 일본을 풍미했던 것은 吉益東洞의학의 간략함[簡約]이 일본인의 성격에 합치되었던 것 또한 하나의 원인이 될 것이다. 吉益東洞 이후의 일본의학은 吉益東洞류냐 아니냐에 상관없이 진찰법, 치료법, 약의 효능을 연구하는 방법에 있어서 吉益東洞의 영향을 받지 않은 것이 없었다.[54]】

이상의 내용을 요약하면 吉益東洞은 복진을 중시했으므로 복진을 약효 분석, 진단, 치료 등에 이용했고 이러한 과정을 통해 일본의 복진을 확립시켰으며 복잡한 중국식 한의학을 간략한 일본식 한의학으로 변화시켰다는 것이다.

일본의 학자들이 일본 고방파古方派 의학에 대해 쓴 글들을 읽어 보면 그들이 고방파 의학을 바라보는 태도가 한국의 한의학자들이 사상의학四象醫學을 바라보는 시선과 비슷하다는 느낌을 받게 된다. 현대 다수의 한국 한의학자들이 중국의 전통의학과 다른 한국 한의학韓醫學의 정체성을 사상의학에서 찾고 있는 것처럼, 일본의 황한의학皇漢醫學 관련 연구자들도 일본한방의 정체성을 고방파 의학에서 찾은 것으로 사료된다. 일본인들은 고방파 의학을 단순히 중국 고대 의서醫書인 《상한론傷寒論》이 일본에서 좀 더 깊게 연구된 것이라고 보지 않았다. 일본인들에게 있어서 고방파 의학이란 기존에 수입된 중국의 전통의학이 일본에 맞게 간편하고 실용적으로 변형된 일본 특유의 의학이라는 의미를 가진다. 이러한 관점에서 吉益東洞은 일본 고방파 의학자 가운데서도 가장 일본적인 학문적 성향을 드러낸 의학자로 평가되고 있다.

---

53 | 大塚敬節, 吉益東洞の功績について, 廣島醫學, 28(1), 1975, p.124
54 | 大塚敬節, 漢方醫學, 大阪, 創元社, 2004. p.67

《藥徵》에 대하여

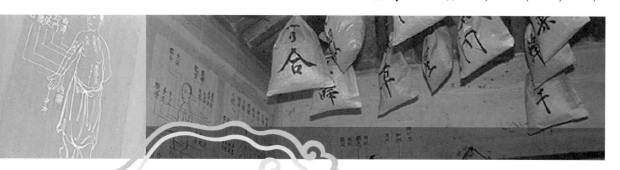

제 **3** 장

1 《藥徵》의 문헌적 가치

《藥徵》은 일종의 본초서本草書이지만 종래 전통 본초서의 틀을 완전히 탈피한 혁신적인 서적이었다. 당시의 일본의학계에서도 추앙되었지만 현대의 일본 한방계까지 강한 영향을 미치고 있다.[1]

《藥徵》이 후대에 미친 영향에 대해서 大塚敬節은 다음과 같이 말했다.

> 【《藥徵》은 吉益東洞이 온 힘을 다해서 쓴 서적이지만 吉益東洞 스스로 끝내 만족할 때까지 완성을 하지 못한 상태에서 병으로 세상을 떠났다. 그러나 吉益東洞의 저술 가운데 후세에 영향을 미친 점에 있어서는 이 책을 능가하는 것이 없다. 명저名著라고 일컬어지는 淺田宗伯[2]의 《고방약의古方藥議》[3]도 《藥徵》에서 힌트를 얻어서 1863년에 저술된 것이다.[4]

2 《藥徵》의 판본版本과 전사본傳寫本

《藥徵》 판본은 명화明和 8년(1771)에 吉益東洞이 서문을 썼고, 천명天明 4년(1784)에

---

1 | 日本漢方典籍辭典, 前揭書, p.381

2 | 淺田宗伯(あさだそうはく) : 이름[名]은 직민(直民)인데 후에 유상(惟常)이라고도 불렸다. 자(字)는 식차(識此), 통칭(通稱) 종백(宗伯)이라 하며, 호(號)는 율원(栗園)이다. 신농축마군(信濃筑摩郡) 출신이다. 中西深齋에게 의학을, 猪飼敬所와 賴山陽에게 문학을 배웠다. 강호(江戶)로 나와서 의가(醫家)·유가(儒家)로 이름난 사람들과 교류했고, 임상의가 되어 세간의 높은 평가를 얻었다. 막부(幕府) 말에는 콜레라와 마진(麻疹)의 치료에 솜씨를 발휘해서 막부의 어목견의사(御目見醫師)에 발탁되었다. 1865년 막부의 명을 받아 횡빈(橫浜)에 주재 중인 프랑스 공사(公使) 레옹 롯슈의 치료에 성공했다. 다음 해에 대판성(大坂城)에서 장군(將軍) 家茂를 진료했고 화궁(和宮)과 천장원(天璋院)의 신임을 받아서 법안(法眼)에 올랐다. 명치유신 후에는 황실의 시의(侍醫)가 되어 한방(漢方)을 가지고 진료를 했고, 한방의계(漢方醫界)의 거두(巨頭)가 되어 石黑忠悳 등 서양의(西洋醫)의 세력과 대치했다. 저서도 많이 남겼다. 특별히 宗伯의 상용처방이라고 하여 그 운용법을 기록한 《물오약실방함(勿誤藥室方函)》·《물오약실방함구결(勿誤藥室方函口訣)》은 현대 일본한방처방의 직접적인 출전이 되어 있다. [1815~1894] (漢方の歷史−中國·日本の傳統醫學, pp.160~162)

3 | 《고방약의(古方藥議)》 : 淺田宗伯이 저술한 약물학 서적. 전 5권. 1861년에 완성되었고 1863년에 친구인 森立之와 今村了庵이 서문을 덧붙였다. 《상한론》과 《금궤요략》에 쓰인 '고방(古方)'의 약물에 대한 해설이다. 宗伯 자신의 의견을 "의왈(議曰)"이라고 하여 명쾌한 해설을 했으며 실용약물서로서 정평이 나있다. 판각본 없이 전사본으로 전해지다가 1936년에 처음으로 활자출판이 되어 세상에 유포되었다. (日本漢方典籍辭典, 前揭書, p.156)

4 | 〈復古の旗幟をひるがえして 醫學を革新せんとした 吉益東洞〉, 前揭書, pp.26~27

吉益南涯[5]가 발문[跋]을 썼으며, 吉益東洞의 문인 田中殖卿, 中村貞治, 加藤白圭가 교정한 것으로, 1785년에 간행되었다.[6]

《藥徵》은 판본 이외에 몇 종류의 전사본이 있다. 다음은 大塚敬節 자신이 소장한 《藥徵》의 전사본에 대해서 언급한 내용이다.

【필자(大塚敬節)의 장서藏書에는 3종의 《藥徵》 전사본이 있다. 이 책들은 모두 53종의 약물을 채용採用하고 있는데, 판본과 채용한 약물의 수는 같지만 채용한 약물 중에는 판본과 다른 것도 있다.

전사본 중 하나는 목차가 감초甘草부터 시작하는데, 이 책이 가장 최초에 쓰인 것이 아닐까 생각된다. 다른 전사본들은 모두 석고石膏부터 시작한다. 감초부터 시작하는 전사본은 상·하 2권으로 되어 있다. 판본에는 없는 선복화旋覆花, 맥문동麥門冬, 촉칠蜀漆이 있는 대신에 산조인酸棗仁, 과체瓜蔕, 의이인薏苡仁이 없다.

전사본 중 또 하나는 남애본南涯本인데 1771년 吉益南涯가 책의 말미에 다음과 같은 글을 덧붙여 놓았다.

"아버지께서 《藥徵》을 만드실 때 원고를 교정한 것이 7차례나 된다. 이 책을 오래 배우고 완숙하게 익히면 지절로 약의 공功을 알게 되고, 그 후에 앎이 점점 더 확실해진다. 이전까지 나라 안 여러 곳에 유포된 《藥徵》은 모두 교정을 거치지 않은 책이 잘못 전해진 것이다. 그러므로 이제 이 책의 말미에 제題하여 이 책이 바로 아버지의 교정을 거친 것임을 기록한다."

吉益南涯는 아버지 吉益東洞이 《藥徵》을 7번이나 교정했는데 바로 이 책이 아버지가 최후로 교정한 책이라고 말한 것이다. 이 남애본도 상·하 2권으로 되어 있다. 남애본에는 선복화가 있고 정력葶藶이 없다.

---

5 | **吉益南涯(よしますなんがい)** : 吉益東洞의 장남으로 경도(京都)에서 태어났다. 이름[名]은 유(猷), 자(字)는 수부(修夫), 호(號)는 겸재(謙齋)에서 남애(南涯)로 바뀌었다. 吉益東洞의 만병일독설(萬病一毒說)을 이어서 기혈수론(氣血水論)을 제창했다. "기(氣), 혈(血), 수(水) 3가지 상태의 물질이 있는데, 독(毒)은 이 3가지 물질의 빈틈을 파고들어가 비로소 질병의 증상을 만든다."라고 했다. [1750~1813] (石原保秀, 東洋醫學通史, 東京, 自然社, 1979, p.227), (日本漢方典籍辭典, 前揭書, p.87)

6 | 〈復古の旗幟をひるがえして 醫學を革新せんとした 吉益東洞〉, 前揭書, p.27.

7 | **村井琴山(むらいきんざん)** : 이름[名]은 순(純), 자(字)는 대년(大年) 또는 춘수(椿壽)라고도 한다. 비후(肥後) 웅본(熊本) 출생. 어려서 고방파(古方派) 香川修庵을 사숙(私淑)했고 처음에는 山脇東洋을 스승으로 모셨으며 1762년 전후에 경도(京都)로 가서 吉益東洞을 평생 스승으로 모셨다. 岑少翁과 함께 동동문하(東洞門下) 제1인자로 칭해진다. 비후(肥後)에서 吉益東洞을 보익(補翼)하는 것이 자신의 책임이라고 하여 《방극산정(方極刪定)》, 《유취방산정(類聚方刪定)》, 《유취방보유(類聚方補遺)》를 저술했고, 또한 《의도이천년안목편(醫道二千年眼目篇)》을 저술하여 吉益東洞의 위대한 업적을 칭송했다. 저서로는 이상의 것 외에 《상한론강록(傷寒論講錄)》, 《독약고(毒藥考)》, 《방극약제고(方極藥劑考)》, 《복진배제록(腹診配齊錄)》, 《화방일만방(和方一萬方)》 등이 있다. [1733~1815] (大塚敬節, 大塚敬節著作集 別冊, 東京, 春陽堂書店, 1982, p.97)

또 다른 하나는 村井琴山[7]의 교정본인데 4권으로 되어 있다. 이 책에는 선복화가 있고 백두옹白頭翁이 없다.

이상과 같이 채용한 약물에는 2~3가지 정도 같고 다름이 있지만 이들은 모두 중요한 약물이 아니다.[8]

위 글에서 大塚敬節은 감초로 시작되는 《藥徵》 전사본, 남애본, 촌정금산본村井琴山本이 있다고 소개했지만, 이외에도 여러 종류의 《藥徵》 전사본들이 존재했을 가능성을 추측해 볼 수 있다.

尾臺榕堂[9]도 《중교약징重校藥徵》을 저술하면서 《중교약징》이 《藥徵》의 정본定本이라 말했다고 전해진다.[10]

이 책에서는 1785년에 간행된 《藥徵》의 판본을 저본底本으로 했다.

3 《藥徵》의 구성

《藥徵》이란 제목은 '약藥의 주치主治를 증명[徵]하는 글'이라는 뜻이다.[11] 그러므로 《藥徵》은 개별 약물의 주치를 효과적으로 드러내기 위해서 구성되어 있다고 볼 수 있다.

《藥徵》 판본은 〈약징자서藥徵自序〉, 〈동동선생저술서목기東洞先生著述書目記〉, 〈약징권지상목차藥徵卷之上目次〉, 〈약징권지상藥徵卷之上〉, 〈약징권지중목차藥徵卷之中目次〉, 〈약징권지중藥徵卷之中〉, 〈약징권지하목차藥徵卷之下目次〉, 〈약징권지하藥徵卷之下〉, 〈약징발藥徵跋〉로 구성되어 있다.

〈약징자서〉는 1771년 吉益東洞이 직접 《藥徵》에 대해서 서문을 쓴 것이다.

8| 〈復古の旗幟をひるがえして 醫學を革新せんとした 吉益東洞〉, 前掲書, pp.28~29

9| 尾臺榕堂(おだいようどう) : 이름[名]은 원일(元逸), 자(字)는 사초(士超), 호(號)는 용당(榕堂) 또는 고운(敲雲)이었고, 통칭(通稱) 양작(良作)이라 불렸다. 막부 말에서 명치유신으로 이어지는 일대 변환기에 고방의가(古方醫家)의 영웅이었다. 1816년 강호(江戶)의 의가인 尾臺淺嶽의 문하(門下)에 들어가서 의학을 배웠다. 尾臺淺嶽은 吉益東洞의 제자인 岑少翁의 제자였다. 막부의 장군을 단독으로 만나고 시의(侍醫)로 초청받을 정도로 학(學)과 술(術)을 겸비했다고 전해진다. 《方伎雜誌》, 《類聚方廣義》, 《重校藥徵》 등을 저술했다. [1799~1863]

10| 大塚敬節, 大塚敬節著作集 別册, 東京, 春陽堂書店, 1982, p.96

11| 책 제목은 역자가 해석한 것이다.

〈동동선생저술서목기〉는 吉益東洞의 셋째 아들 吉益贏齋가 아버지의 이름을 가탁假託한 위작僞作을 방지하기 위하여 吉益東洞의 저술 목록을 기록한 것이다. 이 책에서는 〈동동선생저술서목기〉를 따로 번역하지는 않았고 '제1장 2. 吉益東洞의 저작'에서 〈동동선생저술서목기〉에 등장하는 모든 저술에 대해서 해제解題를 달았다.

〈약징권지상목차〉, 〈약징권지중목차〉, 〈약징권지하목차〉는 이 책의 '차례'에서 하나로 통합했다.

〈약징권지상〉, 〈약징권지중〉, 〈약징권지하〉에서는 석고石膏에서 시작하여 모려牡蠣에 이르기까지 총 53종의 약물藥物을 각각 '주치主治', '방치旁治', '고징考徵', '호고互考', '변오辨誤', '품고品考'로 나누어 해설했다.

'주치'는 해당 약물이 주로 치료하는 증상이고 '방치'는 해당 약물이 부수적으로 치료하는 증상이다. '고징'은 《상한론》·《금궤요략》에서 주치를 증명할 근거가 되는 조문條文들을 뽑아낸 것이다. '호고'는 주치가 있어야 할 처방의 조문에 주치가 없는 경우, 다른 자료를 비교·고찰하여 주치를 밝힌 것이다. '변오'는 기존에 약의 효능을 잘못 알고 있는 경우, 옛 가르침을 인용하거나 吉益東洞 본인의 실제 임상 경험을 근거로 하여 그 옳고 그름을 가린 것이다. '품고'는 실제 약물에 대하여 그 산지産地 및 산지에 따른 약효의 우열優劣, 약물의 형상形狀, 약물의 진위眞僞 등을 기술한 것이다.

〈약징발〉은 1784년 吉益東洞의 장남長男 吉益南涯가 쓴 발문跋文으로서 吉益東洞이 《藥徵》을 쓰게 된 동기, 《藥徵》의 내용, 《藥徵》의 간행이 늦어진 이유 등을 설명한 내용이 들어 있다.

《藥徵》을 통해 본 吉益東洞의 의학사상

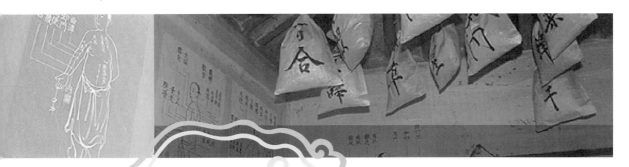

제 **4** 장

1 吉益東洞의 질병관

(1) 병病은 독毒이다

【약藥은 독毒이고, 병病도 독毒이다.1】

【옛말에 "독약으로 병을 공격한다."라고 했다. 질병이 진행되어 원기가 억눌리고 막히면 의사가 독약으로 병을 공격한다. 독이 사라지면 원기가 왕성하게 된다.2】

吉益東洞은 《藥徵》에서 병은 독이고, 독은 원기의 흐름을 억눌러 막는다는 말을 했을 뿐 독에 대해서 더 이상의 구체적인 설명을 하지 않았다. 그러나 독은 吉益東洞의 의학 사상을 대표하는 개념이므로 독에 대해서는 다른 서적에 나오는 내용들을 통해 조금 더 보충하겠다.

먼저 《고서의언古書醫言》에 등장하는 독을 광범위하게 정의한 문장이다.

【하늘과 땅 사이에 정상에서 벗어난 것은 모두 독이다.3】

다음은 吉益東洞의 병리학病理學을 한마디로 요약한 문장이다.

【독이 발생하면 병이 생긴다.4】

다음의 문장도 독이 있어야 병이 생긴다는 내용이다.

【《소문素問》에서는 "모든 병이 기氣의 변화에서 생긴다."라고 했다. 그렇지만 기를 병들게 하는 것은 독이다. 독이 기를 타야 병이 만들어지지 어찌 기만 따로 병들 수 있겠는가?5】

그렇다면 독은 어떻게 발생하는가? 다음은 《의단醫斷》에 나오는 독의 발생과 변화에 대한 언급이다. 음식이 체해서 독이 발생한다는 내용이 보인다.

【(밖에서) 입으로 들어오는 것은 음식밖에 없는데, 음식이 머물러 체하면 독이 된다. 모든 병이 독과 관련되고 여러 증상이 독 때문에 발생한다. (독이) 심하心下에 있으면 비痞가 되고, 복부에 있으면 창脹이 되며, 흉부에 있으면 몽롱함이 되고, 두부頭部에 있으면 통증이 되며, 눈에 있으면 예막이 되고, 귀에 있으면 귀머거리가 되며, 등에 있으면 당기고 긴장

---

1 | 藥毒也, 而病毒也. (吉益東洞 著, 大塚敬節, 矢數道明 共編, 藥徵, 近世漢方醫學書集成10, 東京, 名著出版, 1979, p.5)

2 | 古語曰. 攻病以毒藥. 方疾之漸也. 元氣爲其所抑遏. 醫以毒藥攻之. 毒盡而氣旺. (藥徵, 近世漢方醫學書集成10, 前揭書, p.230)

3 | 凡天地之間. 變於常則咸爲毒. (吉益東洞 著, 吳秀三 選集校定, 古書醫言, 東洞全集, 京都, 思文閣出版, 1980, p.117)

4 | 毒生則病至. (古書醫言, 前揭書, p.117)

5 | 素問曰. 百病生於氣. 雖然. 病之者毒也. 毒乘之也. 豈氣特病乎. (醫斷, 前揭書, p.17)

되며, 허리에 있으면 하반신이 마비되고, 정강이에 있으면 쥐가 나며, 발에 있으면 각기병이 된다. (독은) 천 가지 만 가지로 변화하기 때문에 한 가지 모양으로 이름 지을 수 없다.[6]】

다음 두 개의 문장도 독의 발생에 관한 언급이다. 정욕情欲의 망동과 절제하지 않는 삶이 독을 만들어 병이 된다는 내용을 볼 수 있다.

【질병이란 정욕이 망동하거나 먹고 마시기를 과도하게 해서 독이 발생한 것이다.[7]】

【생명을 기르고 몸을 닦는 절도에서 벗어나면 독이 발생한다. 이것이 병이다.[8]】

(2) 병은 실實이며 허虛는 병이 아니다

허虛와 실實은 한의학에서 질병을 바라보는 큰 틀인데, 吉益東洞은 정기가 부족한 상태인 허는 병이 아니라 했고, 사기邪氣가 성성盛한 상태인 실實만을 병이라고 하여 치료의 대상으로 삼았다.

【옛말에 "사기가 성하면 실이고, 정기精氣가 부족하면 허이다."라고 했다. 옛말에 "허실"이라고 한 것은 이전에 지속되던 상태를 기준으로 말한 것이다. 이전에 항상 없던 것이 이제 있으면 실이고, 이전에 항상 있던 것이 이제 없으면 허이다. 사邪는 항상 없던 것이고, 정精은 항상 있던 것이다. 그러므로 옛말의 "실"은 병病이고, "허"는 정이다. 병 때문에 허해진 것은 독약을 먹어서 병독을 풀면 좋아진다. 병이 아니면서 허해진 것은 독약으로 다스릴 수 없다. 곡식·고기·과일·채소를 먹어야 좋아진다. 그러므로 (옛말에) "독약으로 병을 치고, 곡식·고기·과일·채소로 정을 기른다."라고 했다. 예를 들면, 날씨가 추워서 피부에 좁쌀 같은 것이 일어나는 경우에 황기黃耆를 먹어도 그치지 않으면 옷을 껴입거나 이불을 덮으면 그친다. 옷을 껴입거나 이불을 덮어도 그치지 않으면 따뜻한 죽을 먹으면 그친다. 이것은 병이 아니면서 정이 허하기 때문이다. 손발이 당기면서 추울 경우에는 옷을 껴입거나 이불을 덮어도 그치지 않고 따뜻한 죽을 먹어도 그치지 않다가 독약을 주면 그치게 된다. 이것은 사邪가 실實하기 때문이다.[9]】

---

6 | 入口者不出飲食. 蓋留滯則爲毒. 百病繫焉. 諸證出焉. 在心下爲痞. 在腹爲脹. 在胸爲冒. 在頭爲痛. 在目爲瞖. 在耳爲聾. 在背爲拘急. 在腰爲痿躄. 在脛爲强直. 在足爲脚氣. 千變萬怪. 不可名狀矣. (鶴元逸, 前揭書, pp.37~38)

7 | 夫疾者. 因情欲妄動. 飲食過度而毒生焉. (古書醫言, 前揭書, p.72)

8 | 失養生修身之節. 則毒生. 是卽病也. (古書醫言, 前揭書, p.76)

9 | 古語曰. 邪氣盛則實. 精氣奪則虛. 夫古所謂虛實者. 以其常而言之也. 昔者常無者. 今則有之. 則是實也. 昔者常有者. 今則無之. 則是虛也. 邪者常無者也. 精者常有者也. 故古所謂實者病也. 而虛者精也. 因病而虛. 則毒藥以解其病毒. 而復其故也. 非病而虛. 則非毒藥之所治也. 以穀肉養之. 故曰. 攻病以毒藥. 養精以穀肉果菜. 今試論之. 天寒肌膚粟起. 當此時. 服黃耆而不已也. 以衣衾則已. 以衣衾而不已也. 歠粥而已. 無他. 是非病而精虛也. 若乃手足拘急惡寒. 是與衣衾而不已也. 歠粥而不已也. 與毒藥而已也. 無他. 是邪實也. (藥徵, 近世漢方醫學書集成10, 前揭書, p.56)

吉益東洞은 "사기가 성하면 '실'이다[邪氣盛則實]."를 '체내에 독이 있는 상태'인 병으로 보았고, "정기가 부족하면 '허'이다[精氣奪則虛]."를 '체내에 독이 없이 정기만 허해진 상태'로 보아서 병이 아니라고 했다.

체내에 독이 없는 상태인 '허'는 吉益東洞의 관점에서 보면 질병이 아니었기 때문에 질병만을 다루었던 서적인 《상한론傷寒論》 가운데 '허'가 언급된 구절은 모두 원문原文이 아니라 후세 사람들이 끼워 넣은 것이라고 주장했다.

【구종석寇宗奭이 말하기를 "한나라 장중경이 계지탕으로 상한표허傷寒表虛를 치료했다."라고 했다. 이것은 《상한론》을 제대로 읽지 못해서 한 말이다. 《상한론》 가운데 '표리허실'을 말한 것은 질의의 말이 아니다. 후세 사람이 끼워 넣은 것이다.[10]】

산조인탕酸棗仁湯에 대한 吉益東洞의 자주自註에서도 '허'가 언급된 조문을 수정하는 문장이 보인다.

【산조인탕증에서 "허번虛煩해서 잠들지 못한다."라고 했다.
[自註] 나는 '허번'을 '번조煩躁'로 고쳐야 한다고 생각한다.[11]】

원래 기존 한의학에서는 '허증虛證·실증實證'이라는 말에서 드러나듯이 '허'와 '실'을 모두 병적인 상태를 나타내는 용어로 사용했다. 허도 병을 뜻하고, 실도 병을 뜻했다. 그러므로 허는 병이 아니고, 실은 병이라는 주장은 吉益東洞 의학사상의 특징 중 하나로 볼 수 있다.

허는 병이 아니라는 吉益東洞의 의학사상은 '병 때문에 허해진 경우[因病而虛]'와 '병이 아니면서 허해진 경우[非病而虛]'를 확실히 구분하면서 정리된 것으로 사료된다.

【병 때문에 허해진 경우는 독약으로 병독을 풀어서 건강을 회복하지만, 병이 아니면서 허해진 경우는 독약으로 치료할 수 없다. 곡식과 고기로 길러야 한다.[12]】

여기서 병은 병독病毒이 체내에 발생한 상태를 뜻하기 때문에 '병 때문에 허해진 경우[因病而虛]'는 병독이 없는 '정기탈즉허精氣奪則虛'가 아니라 병독이 있는 '사기성즉실邪氣盛則實'에 해당한다고 보는 것이 吉益東洞의 특징적인 해석이다. 즉 '병 때문에 허해진 경우[因病而虛]'는 '실'이라고 본 것이다.

---

10 | 宗奭曰. 漢張仲景以桂枝湯治傷寒表虛. 是不善讀傷寒論之過也. 傷寒論中. 間說表裏虛實. 非疾醫之言也. 蓋後人所攙入也. (藥徵. 近世漢方醫學書集成10, 前揭書, p.226)

11 | 酸棗仁湯證曰. 虛煩不得眠. (自註) 爲則按虛煩當作煩躁. (藥徵. 近世漢方醫學書集成10, 前揭書, p.239)

12 | 因病而虛. 則毒藥以解其病毒. 而復其故也. 非病而虛. 則非毒藥之所治也. 以穀肉養之. (藥徵. 近世漢方醫學書集成10, 前揭書, p.56)

'사기성즉실'과 '인병이허因病而虛'는 실에 해당하고, '정기탈즉허'와 '비병이허非病而虛'는 허에 해당한다고 정리할 수 있겠다.

환자가 아무리 허약해졌어도 병독이 있다고 확인되면 준제峻劑를 써서라도 병독을 공격하는 것이 최선의 치료라고 했던 일본 고방파古方派의 주장도 여기에서 출발한 것이라 생각한다.

2   吉益東洞의 치료관

(1) 질병疾病은 공격功擊해서 치료한다

吉益東洞은 병독을 공격하여 몸 밖으로 내보내는 것이 치료라고 생각했기 때문에 서문序文에서부터 질병을 공격할 것을 주장했다.

> 【질병의 치료는 어떻게 할 것인가? 공격법이 아니면 치료할 수 없다.[13]】

독약毒藥으로 병독病毒을 다스리는 것이 吉益東洞의 치료이다.

> 【약은 모두 독이다. (약)독으로 (병)독을 치료하는 것이다. (병)독에 (약)독을 쓰지 않으면 어떻게 치료할 수 있겠는가?[14]】

(2) 약이 병에 적중的中하면 반드시 명현瞑眩한다

병을 공격해서 약이 병에 적중하면 병독이 몸 밖으로 배출된다. 명현이란 병독이 체외로 배출될 때 일어나는 인체의 반응이다.

> 【독약이 병에 적중하면 반드시 명현한다. 명현하면 병이 따라서 제거된다. 병독이 체표에 있으면 땀이 나고, 상부에 있으면 구토하고, 하부에 있으면 설사한다. 그러므로 토하는 약이 아닌데도 토를 하고, 설사약이 아닌데도 설사를 하고, 땀 내는 약이 아닌데도 땀이 난다.[15]】

---

13 | 治疾如之何. 匪攻不克. (藥徵, 近世漢方醫學書集成10, 前揭書, p.14)

14 | 諸藥皆毒. 毒而治毒. 毒而不用毒, 何治之有. (藥徵, 近世漢方醫學書集成10, 前揭書, p.126)

15 | 夫毒藥中病. 則必瞑眩. 瞑眩也. 則其病從而除. 其毒在表則汗. 在上則吐. 在下則下. 於是乎. 有非吐劑而吐. 非下劑而下. 非汗劑而汗者. (藥徵, 近世漢方醫學書集成10, 前揭書, p.28)

吉益東洞은 《藥徵》 서문 첫머리에서부터 《서경書經》의 문장을 인용하여 명현의 중요성을 강조했다.

【《서경書經》에서 "만약 약을 먹고도 명현하지 않으면 그 질병이 낫지 않는다."라고 했다.[16]】

《의단醫斷》에서도 명현하는 과정이 독이 제거되는 과정임을 분명히 밝혔다.

【명현하면 그 독이 따라서 제거된다.[17]】

吉益東洞이 명현을 주장하는 근거는 《상한론》과 《금궤요략》 그리고 자신의 실제 경험이었다.

【계지부자거계가출탕桂枝附子去桂加朮湯[18] 조문에서 "처음 한 번 먹으면 몸이 저린 것이 한 나절[半日]쯤 느껴지다가 두세 번 먹으면 그런 증상이 모두 없어진다. 환자의 의식이 몽롱해 보여도 두려워하지 마라. 이는 출朮과 부자附子가 둘 다 피중皮中으로 달려가서 수기水氣를 몰아내기는 하지만 아직 완전히 제거하지 못했기 때문이다."라고 했다. 오두계지탕烏頭桂枝湯[19] 조문에서 "처음 2홉을 복용해서 반응이 없으면 3홉을 복용한다. 그래도 반응이 없으면 다시 더해서 5홉을 복용한다. 반응이 있으면 취한 상태처럼 보이고 토하게 되는데 (이는) 병에 제대로 적중한 것이다."라고 했다. 이 두 가지 조문은 부자가 수를 몰아내다가 명현하는 모양을 설명하고 있다. 부자가 병에 적중하면 명현하지 않는 경우가 없다. 심한 경우는 맥이 끊어지고 안색이 변하여 마치 죽은 사람처럼 보이다가 갑자기 물 몇 되를 토하고 나서는 아픈 증상이 갑자기 사라진다. 나는 일찍이 오두전烏頭煎을 쓰다가 이런 일을 직접 경험했다.[20]】

다음 글에서도 명현 현상을 매우 강조하고 있음을 볼 수 있다.

【장중경張仲景처럼 되고 싶다면 이렇게 하라. 먼저 명현해야 질병이 낫는다는 것을 알아야 한다. 그런 다음 장중경의 처방에서 더 나아가 약의 효능을 공부하면 된다. 내가 의업에 종사하며 여러 약을 시험했는데, 본초서에 대독大毒이 있다고 쓰인 것도 질병에 제대로 적

---

16 | 書曰. 若藥不瞑眩. 厥疾不瘳. (藥徵, 近世漢方醫學書集成10, 前揭書, p.5)

17 | 瞑眩. 其毒從去. (鶴元逸, 前揭書, p.38) 명현할 때 독이 밖으로 배출된다는 직접적인 언급이 《藥徵》에는 보이지 않았기 때문에 《의단(醫斷)》의 문장을 추가했다.

18 | 《상한론(傷寒論)》에 나오는 처방이다.

19 | 《금궤요략(金匱要略)》에 나오는 처방이다.

20 | 桂枝附子去桂加朮湯條曰. 一服覺身痹. 半日許再服. 三服都盡. 其人如冒狀. 勿怪卽是朮附并走皮中. 逐水氣. 未得除故耳. 烏頭桂枝湯條曰. 初服二合. 不知. 卽服三合. 又不知. 復加至五合. 其知者醉狀. 得吐者爲中病也. 此二者言附子逐水瞑眩之狀也. 凡附子中病. 則無不瞑眩. 甚者脈絕色變. 如死人狀. 頃刻吐出水數升. 而其所患者頓除也. 余嘗於烏頭煎知之. 附子之逐水也明矣. (藥徵, 近世漢方醫學書集成10, 前揭書, pp.158~159)

중하지 않으면 명현하지 않았고, 독이 없다고 하는 약제들도 질병에 제대로 적중하면 반드시 명현했다. 명현해야 병이 낫는다. 나는 지금까지 약을 먹고 명현하지 않는데 병이 낫는 경우를 보지 못했다. 아! 성인의 말은 믿을 수 있고 확실한 증거가 있구나. 학자들이여 성인의 말을 생각하라.[21]

(3) 병인病因은 상상想像이다. 병인이 아니라 증상[證]에 따라서 치료하라

吉益東洞은 의사가 환자를 진찰할 때 발병 경위를 물어서 풍한서습조화風寒暑濕燥火, 음식飮食 등에서 병인을 찾아내는 행위를 상상하는 일이라고 했다. 막연한 병인을 상상해서 치료 목표로 삼지 말고, 눈에 보이고 손에 잡히는 확실한 근거인 증상을 치료 목표로 삼으라고 했다. 다음 글에서는 장중경張仲景도 병인이 아니라 증상을 치료 목표로 삼았다는 것을 강조했다.

【장중경은 질병을 치료할 때 증상에 따라 치료했지 병인을 보고 치료하지 않았다. 병인은 상상이다. 막연한 상상을 근거로 치료 방향을 결정하는 것은 장중경도 하지 않은 일이다. 그러므로 질병 치료에 능하려면 처방을 (병인이 아니라) 증상에 적중시켜야 한다.[22]

다음은 《상한론》과 《금궤요략》에 나오는 각종 황달黃疸과 관련된 증상과 처방을 비교하면서 장중경이 처방을 쓸 때 '(병인이 아니라) 증상에 따라 처방을 다르게 했음[隨證而異方]'을 밝힌 글이다.

【어떤 사람이 물었다. "발황發黃을 치료하는 처방에 인진호茵蔯蒿를 쓰지 않은 것이 간혹 있는데 어찌하여 그렇습니까?" 이에 대답했다. "발황하고 소변이 불리不利하면서 때로 갈증은 있을 수 있으나 다른 증상이 없으면 인진오령산茵蔯苓散으로 치료한다. 발황하면서 대변이 통하지 않으면 인진호탕茵蔯蒿湯으로 치료한다. 온몸이 모두 황색黃色이고 복부가 창脹하면서 대변이 반드시 검은데 때때로 묽게 나오면 초반산礬散으로 치료한다. 발황하면서 심중心中이 오뇌懊憹하면 치자대황시탕梔子大黃豉湯으로 치료한다. 발황하면서 복부가 만滿하고 소변이 불리하면 대황초석탕大黃硝石湯으로 치료한다. 발황하면서 머리가 아프고 바람을 싫어하면서 저절로 땀이 나면 계지가황기탕桂枝加黃耆湯으로 치료한다. 발황하면서 구역질이 나면 소반하탕小半夏湯으로 치료한다. 발황하면서 흉협고만胸脇苦滿하면 소시호탕小柴胡湯으로 치료한다. 발황하면서 뱃속이 당기고 긴장되면 소건중탕小建中湯

---

21 │ 夫欲爲仲景氏者. 其要在知藥之瞑眩而疾乃瘳焉. 而後就其方法. 審其藥功已. 爲則從事於此. 審試諸藥. 本草所謂大毒者. 其不瞑疾也不瞑眩. 所謂無毒者. 亦中肯綮也必瞑眩. 瞑眩也. 疾斯瘳也. 余未見藥不瞑眩. 而疾之爲瘳者也. 嗚呼. 聖哲之言. 信而有徵哉. 學者思諸. (藥徵, 近世漢方醫學書集成10, 前揭書, pp.117~118)

22 │ 夫秦張之治疾也. 從其證而不取因矣. 因者想像也. 以冥冥決事. 秦張所不取也. 故其能治疾也. 在方中其證矣. (藥徵, 近世漢方醫學書集成10, 前揭書, p.85)

으로 치료한다. 이들은 모두 증상에 따라서 처방을 달리한 것이다.**23]**

다음 《의단》의 글에서도 《상한론》과 《금궤요략》에서 병인은 다르지만 똑같은 처방을 써서 치료한 몇 가지 경우를 예로 들면서 병인이 아니라 증상이 치료의 근본임을 밝혔다.

【드러난 증상을 치료의 근본으로 삼고, 병인에 구애되지 말라는 것이 바로 장중경의 법도다. 이제 한두 가지 예를 들어 증명하겠다. 풍風을 맞아서 머리가 아프고 열이 나며 땀이 나는 경우와 설사 후에 머리가 아프고 열이 나며 땀이 나는 경우에 모두 계지탕桂枝湯으로 치료했다. 한寒에 상하여 한열寒熱이 왕래하고 흉협胸脇이 고만苦滿하는 경우와 풍을 맞아서 한열이 왕래하고 흉협이 고만하며 학질瘧疾이나 복통 혹은 열이 혈실血室에 들어가는 경우에 한열이 왕래하고 흉협이 고만한 증상이 있으면 모두 소시호탕으로 치료했다. 한에 상하여 크게 번갈[大煩渴]하는 경우와 열熱에 맞아서 크게 번갈하는 경우에 모두 백호탕白虎湯으로 치료했다. 이는 병인은 달랐지만 처방은 똑같이 썼던 것이다. 장중경이 증상을 따랐고 병인에 구애되지 않았음을 볼 수 있다.**24]**

이상은 다음에 나오는 한 문장으로 요약될 수 있을 것이다.

【학자는 그렇게 된 결과[其然者]**25]**를 취해야지 그렇게 만든 원인[所以然]**26]**에 현혹되면 안 된다.**27]**

吉益東洞이 말한 '증상[證**28]**]'은 보이고 들리고 만져지는 구체적인 증거라는 점에서는 현대 의학에서 '대증치료對症治療'라고 할 때의 '증상[症]'과 의미가 비슷하다. 하지만

23| 或問曰. 發黃之證. 治之之方. 其不用茵蔯蒿者. 間亦有之. 如何. 答曰. 發黃. 小便不利. 或渴. 無餘證者. 茵蔯五苓散主之. 發黃. 大便不通者. 茵蔯蒿湯主之. 若乃一身盡黃. 腹脹. 大便必黑時溏者. 硝礬散主之. 發黃心中懊憹. 梔子大黃豉湯. 發黃. 腹滿小便不利. 大黃硝石湯. 發黃. 頭痛惡風自汗出. 桂枝加黃耆湯. 發黃. 嘔逆. 小半夏湯主之. 發黃. 胸脇苦滿. 小柴胡湯主之. 發黃. 腹中拘急. 小建中湯主之. 此皆隨證而異方也. (藥徵, 近世漢方醫學書集成10, 前揭書, pp.130~131)

24| 以見證爲治本不拘因也. 卽仲景之法也. 今擧一二而徵焉. 中風頭痛發熱汗出者. 下利後頭痛發熱汗出者. 皆桂枝湯主之. 傷寒寒熱往來胸脇苦滿. 中風寒熱往來胸脇苦滿. 或瘧或腹痛或熱入血室. 有前證則皆小柴胡湯主之. 傷寒大煩渴. 中熱大煩渴. 皆白虎湯主之. 是雖異其因而方則同矣. 可見仲景從證不拘因也. (鶴元逸, 前揭書, pp.36~37) 《藥徵》의 내용만으로는 설명이 부족해서 《의단(醫斷)》의 내용을 추가했다.

25| 기연자(其然者)는 드러난 증상[證]을 뜻한다.

26| 소이연(所以然)은 잡아낼 수 없는 병인(病因)을 뜻한다.

27| 學者取其然者. 而莫眩其所以然者. (藥徵, 近世漢方醫學書集成10, 前揭書, p.238)

28| 증(證) : 吉益東洞의 서적에 등장하는 '증(證)'은 '오행변증(五行辨證)', '팔강변증(八綱辨證)'이라고 말할 때의 '증(證)'과는 다르게 쓰인다. 현대 한국 한의학 교육에서 '증(證)'의 개념에 대해서 가르칠 때, '증(症)'은 각각의 구체적인 증상들이고, '증(證)'은 여러 가지 증상들의 조합을 한의학적으로 해석한 것으로 풀이하는 것과는 다른 맥락에서 사용된다. 구토, 설사, 발열 등 각각의 증상들도 '증(證)'이라 하고, '상충하고 머리가 아프며 땀나고 바람을 싫어한다(上衝. 頭痛. 發熱. 汗出. 惡風).'라는 여러 증상들의 조합도 '증(證)'(桂枝湯證)이라고 한다. 吉益東洞의 서적에서는 단일한 증상도 '증(證)'이고 여러 증상들의 조합도 '증(證)'이다.

29| 현대의학 치료의 주된 목표 : 현대의학 치료의 주된 목표를 모두 한꺼번에 표현할 수는 없지만, 세균, 바이러스 등의 병인과 그들을 목적으로 하는 치료약물을 예로 든다면 현대의학에서 치료의 목표는 증상[症]이 아니라 병인(病

'대중치료'에서 '증상[症]'은 치료의 주된 목표[29]가 아니라 부수적인 치료 대상이지만 吉益東洞에게 있어서 '증상[證]'은 치료의 주된 목표였다. 약이 증상에 적중하면 증상을 만드는 독이 제거된다고 생각했기 때문이다. 大塚敬節은 "吉益東洞이 말한 '증상[證]'은 의사가 치료 목표로 잡은 증거證據가 환자에게 드러난 증험證驗이다."[30]라고 했다. 질병이 치료되려면 처방이 증상에 제대로 적중해야 하고, 처방이 증상에 제대로 적중하면 명현하게 되며, 명현하면 병독이 몸 밖으로 나오면서 치료된다는 것이 吉益東洞의 생각이었다.

(4) 병명病名에 구애되지 말고 증상에 따라서 치료하라

吉益東洞이 증상에 따라서 치료하라고 했을 때는 위에서 말한 병인病因에 현혹되지 말라는 뜻과 함께 병명에 현혹되지 말라는 뜻도 동시에 가지고 있었다.

다음은 폐옹肺癰, 장옹腸癰을 예로 들어 병명보다는 증상이 치료의 근거가 됨을 말하는 글이다.

【배농탕排膿湯과 배농산排膿散은 《금궤요략金匱要略》〈장옹부〉에 실려 있다. 길경탕桔梗湯과 길경백산桔梗白散에는 모두 폐옹이라는 말이 보인다. 장옹과 폐옹에 관한 학설들이 예로부터 분분했는데 제대로 밝혀 준 학설이 없었다. 끝까지 파헤쳐 밝히고 싶어도 밝힐 수가 없었다. 인체의 내부를 볼 수기 없기 때문에 '폐옹과 징옹이 없다.'라고 하는 것도 잘못된 것이고, '폐옹과 장옹이 있다.'라고 하는 것 또한 잘못된 것이다. 냄새나는 농을 토하거나 설사하는 경우 병이 가슴에 있으면 폐옹이 되고, 병이 복부에 있으면 장옹이 된다고 하면 또한 그럴듯하다고 할 수 있으나 장옹과 폐옹을 실제로 치료할 때는 (장옹과 폐옹이라는) 병명에 구애되지 않고 그 증상만을 따랐던 것이 장중경의 법도였다.[31]】

이는 실제로 치료할 때는 폐옹 또는 장옹이라는 병명에 따라서 약을 쓰는 것이 아니라 실질적인 증상에 따라서 약을 쓴 것이 장중경의 치료법임을 밝힌 것이다. 다음은 폐옹을 실제로 치료하는 경우를 예로 든 글이다.

【어떤 사람이 물었다. "정력대조탕葶藶大棗湯, 길경탕, 길경백산은 모두 폐옹을 치료하는데, (같은 폐옹에) 처방을 다르게 쓰는 이유는 무엇입니까?" 나는 이렇게 답했다. "길경을

因)이라고 볼 수 있다.

30 | 〈復古の旗幟をひるがえして 醫學を革新せんとした 吉益東洞〉, 前揭書, p.21.

31 | 排膿湯及散. 載在金匱腸癰部. 桔梗湯及白散亦有肺癰之言. 蓋腸癰肺癰之論. 自古而紛如也. 無有明辨. 欲極之而不能也. 人之體中不可見也. 故謂無肺癰腸癰者妄也. 謂有肺癰腸癰者亦妄也. 凡吐下臭膿者. 其病在胸而. 而爲肺癰. 其病在腹也. 而爲腸癰. 其亦可也. 治之之法. 不爲名所拘. 而隨其證. 是爲仲景也. (藥徵, 近世漢方醫學書集成10, 前揭書, p.78)

쓰는 증상은 탁한 가래, 비린 냄새, 오래도록 농을 토하는 증상이다. 정력을 쓰는 증상은 부종, 맑은 콧물, 심한 기침, 천명이다. 드러난 증상을 근거로 처방하고 병명에 구애되지 않아야 한다. 이렇게 할 수 있으면 의도를 얻은 것이다."[32]

다음 《의단》의 글에서도 위와 똑같은 논리로 태양병太陽病을 치료할 때도 태양병이라는 병명에 따라서 약을 쓴 것이 아니라 두통頭痛, 발열發熱, 오한惡寒 등 증상에 따라서 약을 쓴 것이 바로 《상한론》의 치료법임을 밝혔다.

【《상한론傷寒論》에서 '육경六經'은 병이 '육경'에 있다고 말하는 것이 아니다. ('육경'이라는 말을) 빌려서 기준으로 삼은 것일 뿐이다. 실제로 치료할 때는 증상을 따랐지 '육경'이라는 말에 구애되지 않았다.[33]】

결국 약을 쓰는 데 도움이 되지 않는 '육경병六經病'은 장중경의 말이 아니라 후세 사람들이 끼워 넣은 것이라고까지 주장하게 되었다.

【육경六經은 질의疾醫가 말하지 않았다. 육경이란 말이 있는 것은 후세 사람들이 끼워 넣었기 때문이다.[34]】

《藥徵》에서 처방과 약물 및 증상에 대한 해설을 할 때 육경과 관련된 언급이 전혀 보이지 않는 것은 이러한 맥락에서 이해될 수 있을 것이다.

3 吉益東洞의 약물관

(1) 약藥은 독毒이므로 보補하는 약은 없다

약은 독이므로 吉益東洞의 의학에 있어서 보하는 약은 없다.

【약은 독이다. 독약으로 어찌 보를 할 수 있겠는가?[35]】

다음은 원기元氣를 기르는 약은 없다고 말하는 문장들이다.

---

32 | 或問曰. 葶藶大棗湯. 桔梗湯. 桔梗白散. 同治肺癰. 而異其方何也. 爲則答曰. 用桔梗之證濁唾腥臭. 久久吐膿者也. 用葶藶之證. 浮腫淸涕咳逆喘鳴者也. 故因其見證而處方. 不爲病名所絆. 斯爲得也. (藥徵. 近世漢方醫學書集成10. 前揭書, pp.146~147)

33 | 傷寒論六經. 非謂病在六經也. 假以爲紀也已. 及其施治也. 皆從證而不拘焉. (鶴元逸. 前揭書, p.35) 《藥徵》의 내용만으로는 설명이 부족하여서 《의단(醫斷)》의 내용을 추가했다.

34 | 蓋六經也者. 疾醫之所不言也. 而其有六經之言. 則後人所攙入焉. (藥徵. 近世漢方醫學書集成10. 前揭書, pp.104~105)

35 | 夫藥者毒也. 毒藥何補之爲. (藥徵. 近世漢方醫學書集成10. 前揭書, pp.55~56)

【(《소문素問》에서) "곡식·고기·과일·채소로 정精을 기른다."라고 했는데 이는 옛 법도다. 풀뿌리와 나무껍질로 사람의 원기를 기른다는 말은 들어본 적이 없다.³⁶】

【의술은 사람이 하는 일이고, 원기는 하늘이 하는 일이다. 그러므로 장중경은 원기를 말하지 않았다. 정을 기를 때는 곡식·고기·과일·채소를 쓴다. 인삼이 원기를 기른다고 말한 적이 없다. 이를 근거로 보면 "원기를 기른다."는 말은 후세의 말이므로 따를 수 없다.³⁷】

【장중경張仲景은 태아를 기르는 약이 있다고 말한 적도 없고, 태어난 아기를 기르는 약이 있다고 말한 적도 없다.³⁸】

약은 독이므로 병독을 공격하는 데만 쓰일 뿐 원기, 정, 태아, 아기 등 생명체의 어떠한 구성 요소도 약으로는 보충하거나 기를 수 없다는 것이 吉益東洞의 약물관이다.

(2) 법제法製는 해독解毒이 아니라 독을 배가倍加시키기 위해 하는 것이다

吉益東洞은 약은 독이고 독은 약효이므로 독을 감소시키면 약효가 줄어든다고 했다.

【세상 의사들이 생강즙으로 반하半夏를 법제하는데 이는 반하가 본초서에서 독초부毒草部에 들어 있기 때문에 일어난 일이다. 그 독을 두려워하여 마침내 반하의 치료 능력을 없애는 짓이다. 따르지 마라.³⁹】

나음은 吉益東洞이 삼초甘草가 해녹약이 아님을 설명하면서 말한 내용이다.

【옛말에 "독약으로 병을 공격한다."라고 했다. 약은 모두 독이고 독은 능력이다. 만약 (감초로) 독을 풀어버리면 무슨 약효가 있겠는가?⁴⁰】

결국 법제란 독을 없애는 것이 아니라 독을 배가하는 것이라고까지 주장한 문장이 보인다.

【약을 법제하는 원칙은 법제를 해서 독이 배가된다면 법제를 하고, 독이 제거된다면 법제를 하지 않는 것이다. 이는 독에만 약효가 있기 때문이다.⁴¹】

---

36 │ 曰. 養精以穀肉果菜. 是古之道也. 未聞以草根木皮. 而養人之元氣. (藥徵, 近世漢方醫學書集成10, 前揭書, p.71)

37 │ 夫醫術人事也. 元氣天事也. 故仲景不言矣. 養精以穀肉果菜. 而人蔘養元氣. 未嘗有言之. 由此觀之. 其言養元氣者. 後世之說也. 不可從矣. (藥徵, 近世漢方醫學書集成10, 前揭書, pp.71~72)

38 │ 仲景氏無有養胎之藥. 免身之後亦然. (藥徵, 近世漢方醫學書集成10, 前揭書, p.170)

39 │ 世醫薑汁製之. 此因本草入毒草部. 而恐畏其毒. 遂殺其能者也. 不可從矣. (藥徵, 近世漢方醫學書集成10, 前揭書, pp.170~171)

40 │ 古語曰. 攻病以毒藥. 藥皆毒. 毒卽能. 若解其毒. 何功之有. (藥徵, 近世漢方醫學書集成10, 前揭書, p.47)

41 │ 凡製藥之法. 製而倍毒則製之. 去毒則不. 是毒外無能也. (藥徵, 近世漢方醫學書集成10, 前揭書, pp.31~32)

(3) 약과 음식飮食의 구분

吉益東洞은 《藥徵》 전반에 걸쳐 다음의 문장을 반복적으로 인용하면서 약과 음식을 구분했다.

【고인古人들은 "독약으로 병을 공격하고, 곡식·고기·과일·채소로 정을 기른다."라고 했다.[42]】

다음은 약을 다루는 질의疾醫와 음식을 다루는 식의食醫를 구분한 문장이다.

【질병을 공격하려면 독약을 갖추어야 한다. 이것은 질의의 일이다. 정을 기르려면 독이 있는 것과 독이 없는 것을 구분하여 독이 없는 것을 준비해야 한다. 이것은 식의의 일이다.[43]】

약은 독이고 병독을 공격한다. 음식은 독이 아니고 정을 기른다. 이것이 약과 음식에 대한 吉益東洞의 구분이다. 그런데 약 가운데는 부자附子, 대황大黃처럼 약으로만 쓰이는 것도 있지만 대조大棗처럼 음식으로도 쓰이고 약으로도 쓰이는 것도 있다. 그렇다면 대조는 약인가? 음식인가? 吉益東洞은 다음과 같이 말했다.

【공격하는 일과 기르는 일은 목적이 같지 않다. 같은 하나의 물건도 두 가지 목적에 쓰일 수 있으니, 증석曾晳이 양조羊棗를 좋아하여 먹는 경우는 대조가 기르는 일[養]에 쓰인 것이고, 십조탕十棗湯에서 대조를 쓸 때 (대조를) 싫어하더라도 피하지 않는 경우는 대조가 공격하는 일[攻]에 쓰인 것이다. 이는 다름이 아니라 기호품이 식용으로 쓰이면 양육[養]이 되고, 약물로 쓰이면 공격[攻]이 되는 것이다.[44]】

이는 대조를 싫어하더라도 병 때문에 먹으면 유독有毒한 약이 되고, 좋아해서 몸을 기르기 위해 먹으면 무독無毒한 음식이 된다는 설명이다. 애초에 약은 유독하고 음식은 무독하다고 말할 때와는 나누는 기준이 달라 보인다. 그런데 《藥徵》 서문에도 다음과 같은 문장이 보인다.

【하나의 물物에 하나의 공功이 있을 뿐이지만 쓰임새가 달라지면 공이 달라진다. 생명을 기르는 일[養生]에 쓸 것인가? 질병을 공격하는 일[攻疾]에 쓸 것인가? 생명을 기를 때는 먹는 사람의 호오好惡를 따르고, 질병을 공격할 때는 먹는 사람의 호오를 배려하지 않는

---

42 | 古人云. 攻病以毒藥. 養精以穀肉果菜. (藥徵. 近世漢方醫學書集成10. 前揭書, p.216)

43 | 凡攻疾之具. 則藥皆毒. 而疾醫之司也. 養精之備. 則辨有毒無毒. 而食醫之職也. (藥徵. 近世漢方醫學書集成10. 前揭書, p.8)

44 | 夫攻之與養. 所主不同. 一物而二義. 如曾晳之於羊棗. 好而食之. 是養也. 如十棗湯用大棗. 惡而不避. 是攻也. 無他. 嗜好之品而充食用則爲養也. 而充藥物則爲攻也. (藥徵. 近世漢方醫學書集成10. 前揭書, p.216)

다.[45]

똑같은 하나의 품물品物이라도 좋아해서 먹으면 생명을 기르는 음식이 되고 싫어하지만 병을 치료하기 위해서 먹으면 병을 공격하는 독약이 된다는 의미를 담고 있다.

사용하기에 따라서 하나의 품물이 독약도 될 수 있고 독이 없는 음식도 될 수 있다는 설명은 어떤 품물은 독이 있는 것이고 어떤 품물은 독이 없는 것이라는 설명과는 분명히 다르다. 전자는 상대적인 독 개념이고 후자는 절대적인 독 개념이라고 말할 수 있다. 吉益東洞은 일견 절대적인 독 개념을 가지고 있는 것 같았으나 사실상 상대적인 독 개념을 가지고 있던 것으로 보인다. 吉益東洞의 저술인 《고서의언古書醫言》에서도 그것을 확인할 수 있었다. 다음은 《고서의언》의 문장들이다.

【비록 곡식 · 고기 · 과일 · 채소일지라도 약으로 쓰게 되면 공격하는 의미가 있게 된다. 그러므로 약은 모두 독이다. 비유를 들어 설명하자면 감맥대조탕甘麥大棗湯[46]의 감초甘草 · 맥문동麥門冬 · 대조大棗가 음식의 재료로 쓰일 때는 독이 없는데, 처방의 재료로 쓰여서 병독이 있는 곳에 적중하면 크게 명현하여 구토 · 설사를 하거나 땀이 나면서 독이 풀리고 병이 낫게 된다.[47]】

【비록 오곡五穀[48]일지라도 약으로 쓰이면 모두 독이다.[49]】

【호오를 배려하지 않으면(싫어해도 먹으면) 비록 오곡일지라도 모두 독이 되고, 호오를 따르면(좋아해서 먹으면) 모든 약[百藥]도 양육하는 음식이 된다[50]】

모든 약도 좋아해서 먹으면 양육하는 음식이 된다는 내용에서 '독약毒藥'이 먹는 사람의 기호에 따라 음식도 될 수 있는 吉益東洞의 상대적인 개념을 확인할 수 있다.

결론적으로 吉益東洞은 약과 음식을 다르다고 하여 분명히 구분한 것 같으나 그 구분은 절대적인 것이 아니었고 상황에 따라서 바뀔 수 있는 상대적인 개념이었다고 말할 수 있다.

---

45 | 一物無異功. 用異則功異. 用養生乎. 用攻疾乎. 養生隨其所好惡. 攻疾不避其所好惡. (藥徵, 近世漢方醫學書集成10, 前揭書, pp.12~13)

46 | 甘麥大棗湯 : 甘草三兩. 小麥一升. 大棗十枚. (吉益東洞 著, 類聚方, 皇漢醫學叢書12, 臺北, 平凡出版社, 1960, p.40)

47 | 雖穀肉菓菜用爲藥. 則有攻之意. 故藥皆毒也. 譬如甘麥大棗湯. 三味爲食料則無毒. 用藥方中肯綮則大瞑眩. 或吐瀉. 或發汗. 而其毒解. 疾乃瘳. (古書醫言, 前揭書, p.48)

48 | 오곡(五穀) : 벼, 팥, 보리, 콩, 기장 또는 팥 대신 깨가 들어간 5가지 곡식을 말한다. 《소문(素問)》 · 《장기법시론(藏氣法時論)》에서는 "오곡(五穀)은 영양(營養)을 한다."라고 했다. (동양의학대사전, 경희대학교출판국)

49 | 雖五穀用以爲藥則皆毒也. (古書醫言, 前揭書, p.136)

50 | 不避好惡. 則雖五穀皆毒也. 隨好惡. 百藥亦皆養也. (古書醫言, 前揭書, p.135)

(4) 하나의 약물藥物에는 하나의 주치主治가 있다

吉益東洞은 하나의 약물은 하나의 성性을 가지고, 하나의 성은 하나의 능력을 가지기 때문에, 하나의 약물에는 오직 하나의 주치가 있다고 했다. 하나의 약물이 가지고 있는 주치 이외에 다양한 증상을 치료하는 능력은 하나의 성에서 파생된 부수적인 효과[性之所枝而岐][51]일 뿐이라고 주장했다. 따라서 약물의 주치를 제대로 알고 치료해야 효과를 볼 수 있다고 했다. 다음은 그러한 내용이 담긴 글이다.

【내가 일찍이 본초서本草書를 읽으니 하나의 약물에 대한 주치가 너무 많이 거론되고 있었다. 주치는 성이 가진 능력인데 한 사물의 성이 어찌 많은 능력을 가질 수 있겠는가? …… 하나의 풀에 어찌 많은 능력이 있겠는가? (하나의 풀에는 하나의 능력이 있을 뿐이다.) 황련黃連의 쓴맛은 심번心煩을 치료한다. 이는 황련의 성이 가진 능력이다. 장중경이 황련을 써서 심하비心下痞, 구토, 설사 증상을 치료했던 것은 황련의 성에서 파생된 부수적인 효과다. 그러므로 심번이 없으면 약을 써도 효과가 없고 심번이 있으면 즉시 효과가 난다.[52]】

이 내용은 다음과 같이 간명한 문장으로도 표현되어 있다.

【독약에는 각각 고유한 효능이 있어서 하나의 병을 주치한다.[53]】

하나의 약물은 하나의 주치를 가진다고 보았기 때문에 약물에 대한 설명을 할 때 주치를 먼저 밝히고 주치를 중심으로 약물을 해설한 것이 《藥徵》의 특징이다. 다음은 하나의 약물에 하나의 주치만을 제시하는 《藥徵》 특유의 약물 해설 방식이 담긴 문장들이다.

【장중경張仲景이 황금黃芩을 쓸 때는 심하心下의 비痞를 치료했을 뿐이었다. (황금에) 다른 능력은 없다. 그러므로 심하가 비하면서 구토하고 설사하는 경우에 쓰면 바로 낫는다. 세상 의사들이 깊이 살피지 않아서 이치에 맞지 않게 (황금이) 구토하고 설사하는 데 주로 쓰는 약이라고 하니 슬프다.[54]】

【《본초강목本草綱目》〈시호부柴胡部〉에서 왕왕 '왕래한열往來寒熱'이 시호의 주치라고 했다. 세상 사람들이 말하는 "학질瘧疾"에서 왕래한열이 극심한 경우에 시호를 써서 낫는 경우도 있지만 낫지 않는 경우도 있었다. 이에 장중경의 책에서 질정해보니, 시호柴胡를 쓸

---

51 | 하나의 성에서 파생된 부수적인 능력[性之所枝而岐] : '방치(旁治)'에 해당한다.

52 | 余嘗讀本草. 擧其主治甚多. 夫主治也者. 性之能也. 一物之性. 豈有此多能哉 …… 一草何多能之有. 夫黃連之苦治心煩也. 是性之爲能也. 張仲景用焉. 而治心下痞嘔吐下利之證也. 是性之所枝而岐也. 故無心煩之狀者. 試之無效. 加心煩者. 其應如響. (藥徵, 近世漢方醫學書集成10, 前揭書, pp.99~101)

53 | 毒藥各有其能. 各主一病. (藥徵, 近世漢方醫學書集成10, 前揭書, p.106)

54 | 張仲景用黃芩也. 治心下痞而已. 無有他能. 故心下痞而嘔吐下利. 用之卽治矣. 世醫不深察. 妄以爲嘔吐下利之主藥. 可悲也夫. (藥徵, 近世漢方醫學書集成10, 前揭書, p.106)

때 흉협고만증胸脇苦滿證이 없는 경우가 없었다. 요즈음 흉협이 고만하면서 한열이 왕래하는 경우에 시호를 쓰면 순식간에 효과를 보게 된다. 비단 학질뿐 아니라 모든 질병에 다 해당한다. 흉협고만증이 없으면 시호를 써도 효과가 없다. 그러므로 시호의 주치는 왕래한열이 아니라 흉협고만이다.[55]

【소변이 불리不利한 경우에 계증悸證이 있을 때는 복령茯苓을 쓰면 바로 치료되었지만, 계증이 없을 때는 써도 효과를 볼 수 없었다. 그러므로 계증은 복령의 주치이고 소변불리小便不利는 부수적으로 치료하는 증상[旁治]이다.[56]

【위의 여러 처방을 일일이 살펴보면 용골龍骨이 치료하는 증상은 경광驚狂, 번조煩躁, 실정失精임을 의심할 필요 없다. 나는 매번 이런 증상이 있는 경우에 바로 용골을 썼다. 그런데 간혹 효과가 없는 경우가 있었다. 이에 마음속으로 의심하면서 몇 해를 보내다가 비로소 알게 되었다. 환자한테 배꼽 아래에 동기動氣가 있으면서 경광 또는 번조, 실정의 증상이 같이 있을 때 용골이 들어간 처방을 쓰면 바로 효과가 나지만, 배꼽 아래에 동기가 없는 경우에는 용골을 써도 효과를 볼 수 없었다. 이를 근거로 보면 용골의 주치는 배꼽 아래의 동기이고 경광, 실정, 번조는 부수적으로 치료하는 증상이다. 학자들은 이 점을 살펴라.[57]

이상의 문장에서 황금黃芩은 심하비心下痞, 시호柴胡는 흉협고만胸脇苦滿, 복령茯苓은 계증悸證, 용골龍骨은 배꼽 아래의 동기가 주치임을 강조하는 것을 볼 수 있다.

(5) 《상한론》·《금궤요략》에서 각 약물의 주치主治를 찾아낸 방법

吉益東洞은 한 처방의 주치는 군약君藥이 담당한다는 생각을 바탕으로 《상한론》과 《금궤요략》의 처방과 조문을 분석하여 각 약물의 주치를 찾아내었다.

예를 들어, 인삼의 주치를 알고 싶으면 먼저 《상한론》·《금궤요략》에서 인삼이 군약으로 들어간 처방들을 모아서 조문에 나오는 증상들 가운데 주치를 찾아내고, 다음으로 인삼이 군약이 아닌 처방들의 조문 속에서도 인삼의 주치가 보이는지 확인한 후, 조문과 조문을 비교 검토하여 인삼의 주치를 확정했다.

---

55 | 本草綱目柴胡部中. 往往以往來寒熱. 爲其主治也. 夫世所謂瘧疾. 其寒熱往來也極矣. 而有用柴胡而治也者. 亦有不治也者. 於是質之仲景氏之書. 其用柴胡也無不有胸脇苦滿之證. 今乃施諸胸脇苦滿而寒熱往來者. 其應猶響之於聲. 非直也. 瘧疾. 百疾皆然. 無胸脇苦滿證者. 則用之無效焉. 然則柴胡之所主治也. 不在彼而在此. (藥徵, 近世漢方醫學書集成10, 前揭書, p.110)

56 | 小便不利而悸者. 用茯苓則治. 其無悸證者而用之. 則未見其效. 然則悸者. 茯苓所主治. 而小便不利者. 則其旁治也. (藥徵, 近世漢方醫學書集成10, 前揭書, p.245)

57 | 右歷觀此諸方. 龍骨所治. 驚狂煩躁失精也. 無容疑也. 爲則每值有其證者. 輒用之而間有無效者. 於是乎中心疑之. 居數歲始得焉. 其人臍下有動而驚狂. 或失精. 或煩躁者. 用龍骨劑. 則是影響. 其無臍下動者而用之. 則未見其效. 由是觀之. 龍骨之所主治者. 臍下之動也. 而驚狂失精煩躁. 其所旁治也. 學者審諸. (藥徵, 近世漢方醫學書集成10, 前揭書, p.254)

吉益東洞이 약물의 주치를 알아낼 때 기준으로 삼은 것은 기존 본초서에 실린 내용에 대한 믿음이 아니라 장중경의 처방 즉 고방古方에 들어간 약의 양量이었다. 그래서 吉益東洞은 다음과 같이 말했다.

　　【(처방에 들어가는) 약량藥量의 많고 적음을 보고 주치를 알아내었다.[58]】

　　【여러 약의 진정한 주치를 알고 싶으면 장중경의 처방을 살펴봐야 한다. 처방에 어떤 약이 있는지 없는지[有無], 어떤 약이 많이 들어갔는지 적게 들어갔는지[多少], 어떤 약을 빼고 어떤 약을 넣었는지[去加]를 꼼꼼히 살피고 증상에 맞추어 보면 약의 진정한 주치를 알 수 있다.[59]】

　　그런데 군약으로 들어간 처방의 조문 분석을 통해서 약물의 주치를 알아내는 연구 방법에는 필연적으로 따르는 한계가 있게 된다. 군약으로 쓰이지 않은 약재에 대해서는 아무런 말을 할 수 없다. 그래서 장중경 처방에서 군약으로 쓰인 적이 없는 '쑥[艾]'에 대해서 吉益東洞은 다음과 같이 말했다.

　　【장중경張仲景의 처방 가운데 궁귀교애탕芎歸膠艾湯[60]에서 쑥[艾]을 사용했지만 군약이 아니었다. 이 때문에 주치를 알 수 없다.[61]】

　　당귀當歸, 궁궁芎藭, 목단피牡丹皮에 대해서도 모두 군약이 아니므로 주치를 알 수 없다고 했다.

(6) 주치主治만 맞으면 독한 약도 인체를 손상시키지 않는다

　　吉益東洞은 근거 있게 약을 쓰면 비록 독한 약일지라도 인체를 손상시키는 일은 없다고 했다. 이것이 바로 "주치만 맞으면 독한 약도 인체를 손상시키지 않는다[有故無損]." 는 말이다.

　　【내가 일찍이 《본초강목本草綱目》 반하半夏 조문에서 "임신한 여자에게는 반하를 쓰지 마라. 진액을 마르게 하기 때문이다."라는 내용을 읽었다. 사려 깊지 못한 말이다. 옛말에 "주치만 맞으면 독한 약도 인체를 손상시키지 않는다."라고 했다. 어떤 증상이 있을 때 그

---

58 | 以量之多少. 知其所主治也. (藥徵, 近世漢方醫學書集成10, 前揭書, p.8)

59 | 夫欲知諸藥本功. 則就長沙方中. 推歷其有無多少與其去加. 引之於其證. 則其本功可得而知也. (藥徵, 近世漢方醫學書集成10, 前揭書, p.47)

60 | 芎歸膠艾湯 : 芎藭. 阿膠各二兩. 甘草二兩. 艾葉. 當歸各三兩. 芍藥四兩. 乾地黃六兩. (類聚方, 前揭書, p.61)

61 | 仲景之方中. 芎歸膠艾湯用艾. 而非君藥也. 是以其所主治. 不可得以知矣. (藥徵, 近世漢方醫學書集成10, 前揭書, p.132)

에 맞는 약을 쓴다면 거리낄 것이 무엇인가? 후세 사람들이 임신에 금기禁忌하는 약을 정하고 나서부터는 그 증상이 있더라도 그 약을 쓸 수 없게 되었으니, 슬프다. 임신은 사람이 하는 것이지만 하늘이 내린 것이다. 그러므로 장중경은 태아를 기르는 약이 있다고 말한 적도 없고, 태어난 아기를 기르는 약이 있다고 말한 적도 없다. 그러므로 바야흐로 질병이 있어서 약을 쓸 때 금기를 정하지 않았다. 그러므로 임신 중 구토가 그치지 않는 경우에 장중경은 건강인삼반하환乾薑人蔘半夏丸[62]을 처방했다. 나 또한 일찍이 임신한 여자가 유음留飮 때문에 당기는 통증[掣痛]이 있는 경우에 (원화芫花가 들어간) 십조탕十棗湯[63]을 여러 제劑 썼는데 달이 차서 해산했으나 모자에게 아무런 피해가 없었다. 옛말에 "주치만 맞으면 독한 약도 인체를 손상시키지 않는다."는 말은 진정 옳고도 옳다. 임신한 여자에게 반하를 쓰면 안 된다는 말은 거짓말이다.[64]

다음은 대황증大黃證이 있을 때 대황大黃을 쓴다면 인체에 아무런 해가 없다는 말이다.

【세상 의사들은 "대황을 쓰면 병이 낫더라도 내장을 손상시켜서 죽게 된다."라고 말한다. 절실히 알아보았지만 대황을 먹고 죽은 사람은 없었다. 이는 기존 본초서의 잘못을 이어받아서 하는 소리[吠聲]이므로 틀린 말이다.……비록 크게 설사를 한 이후라도 장중경은 보補를 한 적이 없었으므로 대황이 내장을 손상시킨다는 말이 거짓임을 또한 알 수 있다.……세상 의사들이 평소에 하제下劑를 두려워하기 때문에 잠깐 '그 독이 제거되지 않은 상태'를 보고 '원기의 허손'이라고 한다. 어찌 이치에 맞다고 하겠는가?[65]】

다음은 허약해 보이는 사람에게 독한 약을 쓸 때도 주치만 맞으면 인체를 손상시키지 않는다는 내용이다.

【장원소張元素는 "후박厚朴이 비록 창만脹滿을 제거하지만 허약한 사람에게는 신중히 써야 한다. 잘못 쓰면 사람의 원기를 빼앗기 때문이다."라고 했다. 나는 "이것은 근거가 없는 말이다."라고 한다.……증거가 될 만한 예를 하나 들어 보이겠다. 대승기탕大承氣湯은 후박이 군약인데 이 탕증이 있는 사람은 먹을 수 없고 정신과 기력이 왕성하지 않은 경우가 많

---

62 | 乾薑人蔘半夏丸 : 乾薑. 人蔘各一兩. 半夏二兩. (類聚方, 前揭書, p.53)

63 | 十棗湯 : 芫花. 甘遂. 大戟各等分. 大棗十枚. …… 以水一升半. 先煮大棗肥者十枚. 取八合. 去滓. 内藥末. 溫服之. (類聚方, 前揭書, p.64)

64 | 余嘗讀本草綱目半夏條. 曰. 孕婦忌半夏. 爲其燥津液也. 不思之甚矣. 古語有之曰. 有故無損. 此證而用此藥. 夫何忌之有. 自後人爲姙娠. 而建其藥之禁忌也. 終使有其證者. 不得用其藥. 悲夫. 夫姙娠者. 人爲而天賦也. 故仲景氏無有養胎之藥. 免身之後亦然. 故方其有疾. 而藥也. 不建禁忌. 故姙娠嘔吐不止者. 仲景氏用乾薑人蔘半夏丸. 余亦嘗治孕婦留飮掣痛者. 用十棗湯數劑. 及期而免. 母子無害也. 古語所謂有故無損者. 誠然誠然. 孕婦忌半夏. 徒虛語耳. (藥徵, 近世漢方醫學書集成10, 前揭書, pp.169~170)

65 | 其言曰. 凡用大黃者. 雖病則治乎. 損内而死. 切問而無其人. 此承本草之訛. 而吠聲者也. 非邪. …… 雖大下之後. 仲景氏未嘗補也. 亦可以見損内之說妄矣. …… 世醫素畏下劑. 故遽見其毒未去也. 以爲元氣虛損. 豈不亦妄哉. (藥徵, 近世漢方醫學書集成10, 前揭書, pp.151~152)

다. 이럴 때 이 탕을 쓰면 독이 제거된다. 독이 제거되면 먹을 수 있고, 먹을 수 있게 되면 기가 왕성해진다. 종종 이러한 일들이 있었으니, 후박이 사람의 원기를 빼앗는다는 말은 한갓 빈말일 뿐이다.[66]

다음은 원화 같은 하품下品의 독물毒物이라도 병독病毒이 몸에 있는 한 아무리 오래 먹어도 상관없다고 말하는 내용이다.

【《본초강목本草綱目》 원화 조문에 당신미唐愼微 말이 인용되어 있다. (당신미는) "《삼국지三國志》를 보면 '위魏나라 초평初平 때에 청우선생青牛先生이란 사람은 항상 원화를 복용했기에 나이가 100세를 넘었지만 항상 50~60세 정도의 나이로 보였다.'라는 말이 나온다." 라고 했다. (이에 대해서) 이시진李時珍은 "원화는 하품 독물인데 어찌 오래도록 먹을 수 있겠는가? 이는 법도에서 벗어난 괴이한 말이므로 믿을 만하지 않다."라고 했다. 나는 이렇게 말한다. "법도에서 벗어난 괴이한 말은 진정 질의疾醫의 도道에서 논할 것이 아니지만 '하품 독물인데 어찌 오래도록 먹을 수 있겠는가.'라는 말은 이시진의 큰 잘못이다. 병독이 있을 때 독약으로 공격하는데 어찌 오래 먹지 못한다는 말인가? 학자들이여! 현혹되지 말라."[67]

이상은 비록 독한 약일지라도 증상에 맞게 복용하면 인체를 손상시키지 않는다는 내용들이다. 吉益東洞의 이런 주장은 특정 음식이나 약물에 발암물질 등 인체에 유해한 성분이 조금이라도 들어있으면 사람에게 사용하는 것을 제도적으로 금지하는 현대사회에서는 통용되기 힘든 말이다. 그런데 吉益東洞은 왜 이런 주장을 강하게 되풀이했을까? 다음의 한 문장이 모든 비난을 초월하여 吉益東洞의 진심眞心을 대변할 것이다.

【정말로 그 증상이 있는데 그 약을 쓰지 않으면 끝내 낫지 않는다.[68]

(7) 약藥의 온열량한溫熱凉寒에 대한 부정

吉益東洞은 약의 온열량한은 알 수 없는 것이라 했고, 기존 본초서의 내용과 같이 약을 온열량한으로 분류하여 사용하는 것을 반대했다.

---

66 | 張元素曰. 厚朴雖除腹脹. 若虛弱人. 宜酙酌用之. 誤則脫人之元氣也. 爲則曰. 是無稽之言也. …… 舉其徵. 大承氣湯. 厚朴爲君. 而有此湯之證者. 多乎不能食. 神氣不旺者. 於是施以此湯. 則毒除也. 毒除能食. 能食氣旺. 往往而然也. 厚朴脫人之元氣. 徒虛語耳. (藥徵, 近世漢方醫學書集成10, 前揭書, p.230)

67 | 本草芫花條. 愼微曰. 三國志云. 魏初平中. 有青牛先生. 常服芫花. 年百餘歲. 常如五六十. 時珍曰. 芫花乃下品毒物. 豈堪久服. 此方外迂怪之言. 不足信也. 爲則曰. 方外迂怪之說. 固無論於疾醫之道也. 下品毒物. 豈不堪久服. 時珍過矣. 時珍過矣. 有病毒而毒藥以攻之. 豈不堪久服邪. 學者勿眩焉. (藥徵, 近世漢方醫學書集成10, 前揭書, p.172)

68 | 苟有其證者. 而不用之. 則終不治也. (藥徵, 近世漢方醫學書集成10, 前揭書, p.106)

다음 2개의 글에서 약의 온열량한은 알 수 없는 것이라고 주장했다.

【약이 맵거나 시거나 쓰거나 달거나 짠 것은 맛을 봐서 알 수가 있지만, 약성이 차거나 뜨겁거나 따뜻하거나 서늘한 것은 맛을 보아도 알 수가 없다. 알 수 없는 것을 안다고 하며 근거 없이 추측하여 이런저런 말들이 분분하다. 우리는 누구를 따르는 것이 맞겠는가?[69]】

【본초서에서 약의 온열량한을 논한 것이 한결같지 않다. 어떤 책에서는 따뜻하다 하고, 어떤 책에서는 뜨겁다고 하며, 어떤 사람은 차갑다 하고, 또 어떤 사람은 서늘하다고 한다. 진실로 누가 옳고 누가 그른 것인가?[70]】

다음은 吉益東洞이 13세 남자아이가 설사하면서 손발이 차가운 경우에 약성이 차갑다고 알려진 대황과 망초가 들어간 대승기탕大承氣湯을 투여하여 손발이 따뜻하게 된 임상 사례를 보여주며 약성의 온열량한을 부정한 내용이다.

【만약 손발이 심하게 차갑던 것을 따뜻하게 만들었다고 하여 뜨거운 약이라고 한다면 대황과 망초도 뜨거운 약이라고 해야 한다는 말인가? 약물의 한열온량(온열량한)은 논할 수 없는 것임을 여기에서 알 수 있다.[71]】

약의 온열량한이 아니라면 약물의 어떤 작용이 손발을 따뜻하게 만드는가? 다음의 문장이 그에 대한 설명이다.

【독이 풀어지면 심하게 차갑던 것은 따뜻해지고, 많이 뜨겁던 것은 서늘해진다.[72]】

약이 제내의 독을 제거하면 인체는 본언의 기능을 회복하므로 찬 것은 따뜻해지고, 뜨거운 것은 서늘해진다고 설명한 것이다.

다음에 보이는 3개의 글은 吉益東洞이 약의 온열량한을 부정하는 근거가 장중경에 있음을 밝힌 글이다.

【《명의별록名醫別錄》에서 "석고石膏는 성질이 매우 차다."라고 했다. 그 이후로 의사들이 석고를 두려워하여 마침내 내버려두고 쓰지 않는 지경에 이르렀다. 장중경은 백호탕증白虎湯證에서 "고열이 없다."라고 했고, 월비탕증越婢湯證에서도 그렇게 말했는데 두 처방에

---

69 | 夫味之辛酸苦甘鹹. 食而可知也. 性之寒熱溫凉. 嘗而不可知也. 以不可知也爲知. 一測諸臆. 其說紛紛. 吾孰適從. (藥徵, 近世漢方醫學書集成10, 前揭書, p.161)

70 | 夫本草論藥之寒熱溫凉. 終不一定. 彼以爲溫. 則是以爲熱. 甲以爲寒. 則乙以爲凉. 果孰是而孰非乎. (藥徵, 近世漢方醫學書集成10, 前揭書, p.106)

71 | 若以厥冷復常爲熱藥. 則大黃亡硝亦爲熱藥乎. 藥物之寒熱溫凉. 其不可論. 斯可以知已. (藥徵, 近世漢方醫學書集成10, 前揭書, p.208)

72 | 毒之解也. 厥冷者溫. 大熱者凉. (藥徵, 近世漢方醫學書集成10, 前揭書, p.208)

는 석고가 많이 들어간다. 그렇다면 장중경이 약을 쓸 때 약성의 한열을 기준으로 쓰지 않았음을 알 수가 있다.[73]

【장중경은 부자附子를 쓸 때 축수逐水를 위주로 했지 열이 있느냐 없느냐를 따지지 않았다. 마황부자세신탕麻黃附子細辛湯과 대황부자탕大黃附子湯 증상에 어찌 열이 없다고 말할 수 있겠는가? 학자들이여 이 점을 잘 살펴보라.[74]】

【기존 본초서에서 건강乾薑을 매우 뜨겁다고 한 이후로 세상 의사들이 모두 "사역탕四逆湯 가운데 건강·부자가 뜨거운 약이기 때문에 손발이 찬 것을 따뜻하게 할 수 있다."라고 했다. 이는 잘못된 것이다. 내가 살펴보건대 손발이 찬 것은 독이 급박急迫한 것이므로 감초를 군약으로 쓰고 건강·부자를 좌약으로 쓴 것이다. 건강·부자를 쓴 이유는 수독水毒을 내쫓기 위해서였지 약성이 뜨겁기 때문이 아니었다.[75]】

이상 3개 글의 내용은 모두 장중경이 약의 온열량한을 근거로 약을 쓰지 않았음을 밝힌 것이다.

4 吉益東洞의 의사관

(1) 질병을 치료하는 의사[疾醫]의 도리

질병을 치료하는 의사 즉 질의疾醫는 吉益東洞의 의학사상에서 아주 중요한 개념이다. 吉益東洞은 자기 자신에 대해 장중경張仲景을 끝으로 끊어졌던 질의의 전통을 이은 장본인이라고 생각했다. 신농씨神農氏 이후 편작扁鵲을 거쳐서 장중경으로 이어진 중국 질의의 전통[76]을 1500년이 넘게 지난 뒤 일본에서 吉益東洞 본인이 다시 이었다는 자부심을 글 여기저기에서 찾아볼 수 있다. 吉益東洞이 쓴 《藥徵》 서문序文에 편작이 여러 번 등장하는 이유도 여기에 있다.

---

73 | 名醫別錄. 言石膏性大寒. 自後醫者怖之. 遂至于置而不用焉. 仲景氏擧白虎湯之證曰. 無大熱 越婢湯之證亦云. 而二方主用石膏. 然則仲景氏之用藥. 不以其性之寒熱也. 可以見已. (藥徵. 近世漢方醫學書集成10. 前揭書, p.27)

74 | 夫仲景用附子. 以逐水爲主. 而不拘熱之有無也. 若麻黃附子細辛湯. 大黃附子湯. 其證豈得謂之無熱乎. 學者察諸. (藥徵. 近世漢方醫學書集成10. 前揭書, p.161)

75 | 本草以乾薑爲大熱. 於是世醫皆謂四逆湯方中. 薑附熱藥也. 故能溫厥冷. 非也. 按厥冷者. 毒之急迫也. 故甘草以爲君. 而薑附以爲佐. 其用薑附者. 以逐水毒也. 何熱之有. (藥徵. 近世漢方醫學書集成10. 前揭書, p.206)

76 | 神農大聚其法. 扁鵲傳之. 仲景述之. (東洞先生遺稿. 前揭書, p.532)

다음은 장중경을 질의로 분류하는 내용이 담긴 글이다.

【나는 일찍이 다음과 같이 들었다. 주공周公은 의사의 직분을 4가지로 두어서 '식의食醫', '질의疾醫', '양의瘍醫', '수의獸醫'라고 했다. 장중경은 옛 질의에 해당한다.[77]】

그렇다면 질의는 어떤 일을 하는 사람인가? 吉益東洞은 질의가 하는 일에 대해서 다음과 같이 말했다.

【알 수 없는 것은 알 수 없다고 하여 내버려두고 논론論하지 않으며 오직 독이 있는 곳에 나아가 치료하는 것, 이것이 질의의 도道다.[78]】

【의사는 의술을 행할 때 이 약으로 이 독을 푼다는 것만 알면 된다.[79]】

질의가 하는 일은 독의 위치를 파악하여 독을 제거하는 일밖에 없다는 말이다.

(2) 의사는 하늘이 하는 일을 사람이 하는 일로 착각하지 않는다

吉益東洞은 의사가 할 수 있는 일은 사람이 할 수 있는 일밖에 없음을 강조하면서, 하늘이 하는 일을 사람이 하는 일로 착각하면 안 된다고 했다. 다음은 이러한 내용이 담긴 글이다.

【인도人道는 사람이 할 수 있는 일이다. 사람이 할 수 있는 일이 아니면 인도가 아니다. 성인聖人의 도를 공부한 다음에야 비로소 이것을 알게 된다.[80]】

【의술醫術은 사람이 하는 일이고, 원기元氣는 하늘이 하는 일이다. 그러므로 장중경은 원기를 말하지 않았다.[81]】

【수장水臟을 따뜻하게 하고 정精을 더하는 일은 하늘이 하는 것이지 사람의 힘으로 어찌할 수 있는 것이 아니다.[82]】

【부인婦人한테 병이 없으면 당연히 임신하는 것이지 약으로 임신을 하게 하거나 임신이 되

---

77 | 周公置醫職四焉. 曰食醫. 曰疾醫. 曰瘍醫. 曰獸醫. 夫張仲景者. 蓋古疾醫之流也. (藥徵, 近世漢方醫學書集成10, 前揭書, pp.54~55)

78 | 以不可知. 爲不可知. 致以不論. 唯其毒所在而致治焉. 斯疾醫之道也. (藥徵, 近世漢方醫學書集成10, 前揭書, p.143)

79 | 醫之於事. 知此藥解此毒已. (藥徵, 近世漢方醫學書集成10, 前揭書, p.208)

80 | 夫人道者. 人之所能爲也. 非人之所能爲者. 非人道也. 學聖人之道. 然後始知之. (藥徵, 近世漢方醫學書集成10, 前揭書, pp.239~240)

81 | 夫醫術人事也. 元氣天事也. 故仲景不言矣. (藥徵, 近世漢方醫學書集成10, 前揭書, pp.71~72)

82 | 精也水臟也. 造化之主. 暖之益之. 非人力之所及也. (藥徵, 近世漢方醫學書集成10, 前揭書, p.160)

지 않게 만들 수 없다.[83]

다음은 산조인酸棗仁의 주치가 다면증多眠證이나 불면증不眠證이 아니라 번조煩躁임을 언급한 글인데, 특정 약의 주치가 무엇인지 제대로 알지 못하면 하늘이 하는 일을 사람이 약을 써서 하는 일로 착각할 수 있다는 내용이 담겨 있다.

【이시진李時珍은 "익힌 것은 불면증을 치료하고, 날 것은 잠이 많은 것을 치료한다."라고 했다. 잠을 잘 자고 못 자고는 (산조인을) 날 것으로 쓰느냐 쪄서 쓰느냐에 달려있는 것이 아니다. 흉격胸膈이 번조한 경우에는 잠을 잘 자든 못 자든 산조인을 먹으면 정상적인 몸 상태를 회복할 수 있다. 산조인의 주치는 잠을 잘 자느냐 못 자느냐에 달려있지 않은데도 역대 여러 의사들은 '잠'으로 산조인을 설명했으므로 잘못이다. 인도人道를 알지 못했기 때문이다. 인도는 사람이 할 수 있는 일이다. 사람이 할 수 있는 일이 아니면 인도가 아니다. 성인의 도道를 공부한 다음에야 비로소 이것을 알게 되었다. 잠들고 깨는 것은 하늘이 하는 일이지 사람이 하는 일이 아니다. 번조는 독이 하는 일이므로 사람이 어찌해 볼 수 있다. 산조인이 번조를 치료할 수 있기 때문에 흉격이 번조한 경우에는 잠이 너무 적으냐 잠이 너무 많으냐에 관계없이 날 산조인이든 찐 산조인이든 써서 치료하기만 하면 번조가 사라지고 정상 수면을 회복했다. ……역대 학자들이 성경聖經을 해석할 때 종종 하늘이 하는 일을 사람이 하는 일과 혼동했다. 그러므로 말이 그럴듯하게 들리더라도 실제로 해보면 그렇게 안 되는 경우가 많았다. 사람인데 사람이 할 수 없는 일을 한다 하고, 의사인데 의사가 할 수 없는 일을 한다고 하는 것, 우리의 학문을 공부하는 제자들은 이것을 주의하여 하늘이 하는 일과 사람이 하는 일을 혼동하지 마라.[84]

이 글은 수면제와 각성제를 사용하는 요즈음 사람들의 입장에서 볼 때 다소 논란의 여지가 있지만, 하늘이 하는 일을 사람이 하는 일로 잘못 알아서는 안 된다는 吉益東洞의 가르침이 절실히 드러나 있다.

吉益東洞은 인체의 일부를 따뜻하게 하거나 서늘하게 하는 것도 하늘이 하는 일이지 사람이 하는 일이 아니라고 생각했다.

【의사는 의술을 행할 때 이 약으로 이 독을 푼다는 것만 알면 된다. 독이 풀어지면 심하게

---

83 | 婦人無病則孕. 非藥之所能得失也. (藥徵, 近世漢方醫學書集成10, 前揭書, p.198)

84 | 時珍曰. 熟用不得眠. 生用好眠. 誤矣. 眠與不眠. 非生熟之所爲也. 乃胸膈煩躁. 或眠. 或不眠者. 服酸棗仁. 則皆復常矣. 然則酸棗仁之所主. 非主眠與不眠也. 而歷代諸醫以此立論. 誤也. 以不知人道也. 夫人道者. 人之所能爲也. 非人之所能爲者. 非人道也. 學聖人之道. 然後始知之. 蓋眠者窹也. 造化之主也. 而非人之爲也. 而煩躁者. 毒之爲而人之造也. 酸棗能治之. 故胸膈煩躁. 或窹而少寐. 或寐而少窹. 予不問酸棗之生熟. 用而治之. 則煩躁罷而寐寤復故. 嗚呼悲哉. 聖人之世遠人亡. 歷代之學者. 其解聖經. 往往以天事混之於人事. 故其論可聞. 而行不可知也. 人而不人. 醫而不醫. 吾黨小子愼之. 勿混造化與人事矣. (藥徵, 近世漢方醫學書集成10, 前揭書, p.240)

차갑던 것은 따뜻해지고, 많이 뜨겁던 것은 서늘해진다.[85]】

吉益東洞의 의학사상에 있어서 질병을 치료하기 위해 사람이 할 수 있는 일은 약으로 독을 제거하는 일뿐이다.

(3) 질병 치료 시 생사生死에 임하는 자세

하늘이 하는 일에 사람이 관여할 수 없다는 吉益東洞의 자세는 환자의 생사生死에 대해서도 일관되었다. 사람을 죽이고 살리는 일은 하늘이 하는 일이지 사람이 하는 일이 아니다. 사람은 병독을 제거하는 일만 할 수 있을 뿐 생사에는 개입할 수 없다고 생각했다. 그래서 吉益東洞은 13세 남자아이를 진료하고 나서 아이의 친척에게 다음과 같이 말했다.

【"이것은 독毒이므로 약藥으로 치료할 수 있지만, 아이가 죽고 사는 것은 제가 알 수 없습니다. 비록 그렇지만 이제 치료해도 죽고 치료하지 않아도 죽는다면, 죽음을 기다리느니 죽더라도 치료해 보는 것이 낫지 않겠습니까?"[86]】

의사가 할 수 있는 일은 환자의 병독病毒을 제거하는 일일 뿐 환자가 죽고 사는 것은 의사가 어찌할 수 없는 일이라는 주장은 당시 일본의학계에 엄청난 논란을 불러일으켰다고 전해진다.

5   吉益東洞의 의학관

(1) 의학의 진리는 옛말, 옛 가르침, 옛 법도 속에 있다

吉益東洞은 전국시대 이전[古]의 오염되지 않은 진리를 '옛말[古語]', '옛 가르침[古訓]', '옛 법도[古之道]' 라 불렀고, 의학의 진리는 이 안에 들어 있다고 생각했다. 《藥徵》에서 다음과 같이 '옛말' 로 시작되는 문장들이 많이 보이는 이유가 여기에 있다.

---

85 │ 醫之於事. 知此藥解此毒已. 毒之解也. 厥冷者溫. 大熱者凉. (藥徵, 近世漢方醫學書集成10, 前揭書, p.208)

86 │ 曰. 是毒也. 藥可以治焉. 如其死生. 則我不知之也. 雖然. 今治亦死. 不治亦死. 等死死治可乎. (藥徵, 近世漢方醫學書集成10, 前揭書, p.207)

【옛말에 "사기가 성한 것이 실이고, 정기가 부족한 것이 허이다."라고 했다.[87]】

【옛말에 "주치만 맞으면 독한 약도 인체를 손상시키지 않는다."라고 했다.[88]】

【옛말에 "독약으로 병을 공격한다."라고 했다.[89]】

다음은 '옛 법도'가 보이는 문장이다.

【(《소문素問》에서) "곡식·고기·과일·채소로써 정精을 기른다."라고 했으니, 이것은 옛 법도다.[90]】

吉益東洞의 의학사상에서는 《상한론傷寒論》의 저자 장중경張仲景이 새로운 의학적 내용을 만들어낸 사람이 아니라 '옛 가르침'을 받아서 그대로 기록한 사람이었다. 따라서 吉益東洞의 입장에서 장중경 저술의 가치는 '옛 가르침'을 그대로 전달하는지 여부에 달려 있었다. 다음의 문장에서 그것을 엿볼 수 있다.

【장중경張仲景이 말한 내용은 옛 가르침에서 벗어남이 없으나 후세 사람들이 끼워 넣은 내용은 옛 가르침에 부합되지 않는다.[91]】

이를 근거로 보면 吉益東洞에게 있어서 고전 의서를 통해 의학을 공부한다는 것은 《상한론》·《금궤요략》 등 고전 의서에 나오는 내용을 맹목적으로 믿고 따르는 것이 아니라 '옛말'에 부합되는 내용은 찾아내서 따르고, 후세 사람들이 끼워 넣은 내용은 버리고 돌아보지 않는 것이었다.

(2) 《상한론》·《금궤요략》에 대한 자세

吉益東洞은 《상한론傷寒論》·《금궤요략金匱要略》 속에 있는 장중경의 가르침에 대해서 무한한 신뢰를 나타내었다.

【아! 장중경張仲景의 처방은 믿을 수 있고 근거가 있다.[92]】

그러나 《상한론》·《금궤요략》에도 후세 사람의 잡설이 끼워져 있다고 생각했다.

---

87 | 古語曰. 邪氣盛則實. 精氣奪則虛. (藥徵, 近世漢方醫學書集成10, 前揭書, p.56)

88 | 古語有之曰. 有故無損. (藥徵, 近世漢方醫學書集成10, 前揭書, p.169)

89 | 古語曰. 攻病以毒藥. (藥徵, 近世漢方醫學書集成10, 前揭書, p.47)

90 | 又曰. 養精以穀肉果菜. 是古之道也. (藥徵, 近世漢方醫學書集成10, 前揭書, p.71)

91 | 仲景所言不失古訓. 而後人所攙入. 則不合古訓. (藥徵, 近世漢方醫學書集成10, 前揭書, p.226)

92 | 嗚呼仲景之爲方也. 信而有徵 (藥徵, 近世漢方醫學書集成10, 前揭書, p.88)

【장중경이 말한 내용은 옛 가르침에서 벗어남이 없으나 후세 사람들이 끼워 넣은 내용은 옛 가르침에 부합되지 않는다.[93]】

【《상한론》에서 "계지는 원래 해기解肌한다."라고 했다. (이는) 장중경의 본뜻이 아니기 때문에 받아들이지 않는다. 이 글은 아마도 주석이 본문에 잘못 들어간 것 같다.[94]】

【구종석寇宗奭이 말하기를 "한漢나라 장중경이 계지탕桂枝湯으로 상한표허傷寒表虛를 치료했다."라고 했다. 이것은 《상한론》을 제대로 읽지 못해서 한 말이다. 《상한론》 가운데 '표리허실表裏虛實'을 말한 것은 질의의 말이 아니다. 후세 사람이 끼워 넣은 것이다.[95]】

吉益東洞이 진정 의지했던 것은 《상한론》·《금궤요략》의 권위가 아니었음이 다음 2개의 글에 잘 드러나 있다.

【《상한론傷寒論》 가운데 백호탕증에는 갈증이 보이지 않는데 《천금방千金方》에서는 갈증이 보인다. 《천금방》이 제대로 되어 있으므로, 이제 《천금방》의 내용을 따른다.[96]】

【방기황기탕防己黃耆湯은 《금궤요략》에 약의 용량이 기재되어 있으나 《외대비요外臺秘要》와 다르다. 내가 어느 책을 따르는 것이 더 나을지 공평히 따져보니 《외대비요》는 옛 법도에 맞고, 《금궤요략》은 옛 법도에 맞지 않았다. 그러므로 이제 옛 법도를 따를 것이다.[97]】

이러한 글은 《상한론》·《금궤요략》이 성인聖人의 경전이기 때문에 거기에 나오는 말은 무조건 옳다고 따르자는 생각에서는 나올 수 없는 것이다. 吉益東洞은 다른 책의 내용이 《상한론》·《금궤요략》과 다르더라도 그것이 실질적으로 옳다고 생각되면 바로 지지하는 학문적 자세를 견지했다. 이것이 《상한론》·《금궤요략》에 대한 吉益東洞의 자세다.

(3) 육경六經에 대한 부정

吉益東洞은 《藥徵》에서 몇 차례에 걸쳐 육경은 장중경의 말이 아니라고 했다.

【황금탕黃芩湯 조문에서 "태양太陽과 소양少陽이 합병하여 설사하는 경우에 쓴다."라고 했다. 육경은 질의가 말하지 않는 것이다. '육경'이란 말은 후세 사람들이 끼워 넣은 것이므

---

93 │ 仲景所言不失古訓. 而後人所攪入. 則不合古訓. (藥徵, 近世漢方醫學書集成10, 前揭書, p.226)

94 │ 傷寒論曰. 桂枝本爲解肌. 非仲景氏之意也. 不取. 此蓋注誤入本文者也. (藥徵, 近世漢方醫學書集成10, 前揭書, p.225)

95 │ 宗奭曰. 漢張仲景以桂枝湯治傷寒表虛. 是不善讀傷寒論之過也. 傷寒論中. 間說表裏虛實. 非疾醫之言也. 蓋後人所攪入也. (藥徵, 近世漢方醫學書集成10, 前揭書, p.226)

96 │ 傷寒論中. 白虎湯之證不具也. 千金方舉其證也備矣. 今從之. (藥徵, 近世漢方醫學書集成10, 前揭書, p.26)

97 │ 防己黃耆湯. 金匱要略載其分量. 與外臺秘要異. 爲則夷攻其得失. 外臺秘要古. 而金匱要略不古矣. 故今從其古者也. (藥徵, 近世漢方醫學書集成10, 前揭書, p.54)

로 받아들이지 않는다.**98]**

【마황부자세신탕麻黃附子細辛湯 조문에서 다만 "소음병少陰病에 도리어 발열한다."라 하고 다른 증상을 들지 않았다. 내가 생각하기에 육경은 후세 사람들이 끼워 넣은 것이지 장중경의 옛 법도가 아니다.**99]**

그런데 《藥徵》 본문에는 육경설六經說이 왜 장중경의 말이 아닌지에 대해 설명한 부분이 없다. 간접적이긴 하지만 다음의 말이 《藥徵》에서 육경설을 받아들이지 않는 이유가 될 것 같다.

【치료할 때는 병명病名에 구애되지 말고 증상을 따라야 한다. 이것이 장중경의 가르침이다.**100]**

태양병太陽病, 소양병少陽病, 소음병도 병명이므로 이러한 의학용어는 증상을 직시直視하는 데 도움이 되지 않는다는 것이 吉益東洞의 생각이었던 것으로 사료된다.

(4) 《소문素問》·《영추靈樞》에 대한 자세

吉益東洞은 《소문》·《영추》의 내용 가운데 도교道敎, 원기元氣, 음양陰陽, 오행五行, 오장五臟, 상생상극相生相剋과 관련된 내용은 후세 사람의 글로서 진리가 아니라고 보았다.

【진秦나라, 한漢나라 이래로 도가道家가 융성하여 음양, 오행, 원기에 관련된 학설이 만연하여 잘라버리지 못했으니, 의도醫道가 어두워진 것은 바로 이 때문이다. 어찌 탄식하지 아니하겠는가?**101]**

【이제 질의가 되고 싶다면 오장을 말해선 안 될 것이다. 오장이라는 헛된 이론은 (중국의) 전국시대부터 내려왔으나 따를 것이 못 된다.**102]**

吉益東洞은 《소문》·《영추》에 나온 내용 중에서도 진리라고 인정되는 말들에 대해서는 "옛 법도[古法]", "옛말[古語]"이라고 부르며 적극적으로 지지했다. 《소문》·《영추》는 전반적으로 음양오행설로 오염되어 있는데 그 가운데 옛 가르침이 숨어 있다고 보았

---

98 | 黃芩湯條曰. 太陽與少陽合病. 自下利者. 主之. 蓋六經也者. 疾醫之所不言也. 以其有六經之言. 則後人所攙入焉. 故不取焉. (藥徵, 近世漢方醫學書集成10, 前揭書, p.104)

99 | 麻黃附子細辛湯條. 特云少陰病反發熱. 而不擧餘證. 爲則按六經也者. 是後人所攙入. 而非仲景之古也. (藥徵, 近世漢方醫學書集成10, 前揭書, p.115)

100 | 治之之法. 不爲名所拘. 而隨其證. 是爲仲景也. (藥徵, 近世漢方醫學書集成10, 前揭書, p.78)

101 | 秦漢以降. 道家隆盛. 以陰陽五行元氣之說. 蔓延不可芟. 醫道湮晦. 職此之由. 豈可不歎哉. (藥徵, 近世漢方醫學書集成10, 前揭書, p.71)

기 때문이다. 다음 문장에서 그러한 분위기를 엿볼 수 있다.

【(《소문》에서) "곡식·고기·과일·채소로써 정精을 기른다."라고 했으니, 이것은 옛 법도다.[103]】

【뜸을 위주로 치료하는 사람들은 "금혈禁穴이 많다."라고 하는데 우리 가문에서는 금혈을 말하지 않는다. 오직 《영추》의 "독이 뭉친 자리가 혈자리다."라는 말을 따른다.[104]】

(5) 음양오행陰陽五行에 대한 부정

吉益東洞은 음양오행에 뿌리를 둔 의학적 설명들이 질병을 치료하는 의사들에게 전혀 도움이 되지 않는다고 보았다. 《藥徵》 전체에서 음양오행 이론으로 약과 질병에 대해 설명한 구절은 한 군데도 보이지 않는다. 다음은 음양오행에 대해서 부정적인 입장을 표명하는 내용이 담긴 문장들을 모은 것이다.

【요즈음 의사들은 약에 대해서 음양오행으로 설명하지만 질의는 약에 대해서 오직 약의 공功으로 설명한다.[105]】

【내가 일찍이 《내경內經》에서 다음과 같은 내용을 읽었다. "땀은 혈血에서 나온 것이다."라고 하니, "혈에서 나온 것인데 땀이 투명한 이유는 무엇입니까?"라고 물었고, "폐는 피모皮毛를 주관하는데 폐의 색은 백색白色이기 때문에 땀이 투명한 것이다."라고 답했다. 이러한 내용은 음양오행에 뿌리를 둔 것으로 질의의 도道에는 해가 된다. 질의의 도가 거의 망한 것은 바로 이러한 이론들 때문이므로 슬프다.[106]】

【세상 의사들이 논하기를 황달이 습열濕熱인 이유는 황黃이 토색土色이기 때문이라고 한다. 치료에 도움이 되지 않는다. 이런 말을 따를 수는 없다.[107]】

【내가 일찍이 본초서本草書를 읽다 보니 오미자五味子는 폐를 수렴하고 신을 보한다는 말이 있었다. 이는 질의의 말이 아니다. 이런 말은 오장의 상생상극 이론에서 유래한 것이다. 질의의 도가 끊어지면서 사특한 의료 기술이 일어나고 억측으로 가득 찬 이론이 세상

---

102 | 今欲爲疾醫乎. 則不可言五藏也. 五藏浮說. 戰國以降. 不可從也. (藥徵. 近世漢方醫學書集成10, 前揭書, p.49)

103 | 又曰. 養精以穀肉果菜. 是古之道也. (藥徵. 近世漢方醫學書集成10, 前揭書, p.71)

104 | 灸家言禁穴頗多. 余家不言之. 一從靈樞以結毒爲腧也. (藥徵. 近世漢方醫學書集成10, 前揭書, p.133)

105 | 蓋今之爲醫之論藥也. 以陰陽五行. 疾醫之論藥也. 唯在其功耳. (藥徵. 近世漢方醫學書集成10, 前揭書, p.14)

106 | 余嘗讀內經曰. 汗者血之餘也. 問曰. 血之餘而汗白者何也. 答曰. 肺者主皮毛也. 肺色白也. 故汗白也. 此本於陰陽五行. 而有害於疾醫之道也. 疾醫之道. 殆乎亡也. 職之斯由. 可悲也哉. (藥徵. 近世漢方醫學書集成10, 前揭書, p.142)

107 | 世之醫者. 論黃疸爲濕熱. 其以黃爲土色也. 無益於治. 此不可從矣. (藥徵. 近世漢方醫學書集成10, 前揭書, p.131)

에 유행했다. 치료에 도움이 되지 않으므로 따르지 마라.[108]

【본초서에 나오는 여러 설명에서는 말만 하면 오색五色으로 오장에 배속한다. "치자梔子는 색이 붉고[赤] 맛은 쓰기[苦] 때문에 심心으로 가서 번煩을 치료한다."는 설명도 있고, "치자는 발황發黃을 치료하는데 황은 토색이고 위胃는 토를 주관하기 때문에 위중胃中의 열기 熱氣를 치료한다."는 설명도 있다. 학자는 그렇게 된 결과를 취해야지 그렇게 만든 원인에 현혹되면 안 된다.[109]

吉益東洞이 음양오행설을 진리로 인정하지 않은 이유에 대한 설명으로 다음의 문장이 적합할 것 같다.

【장중경은 질병을 치료할 때 증상에 따라서 치료했지 병인病因을 보고 치료하지 않았다. 병인은 상상想像이다. 막연한 상상을 근거로 치료 방향을 결정하는 것은 장중경도 하지 않은 일이다.[110]

吉益東洞은 음양오행도 상상의 산물이라고 생각했던 것 같다.

그런데 음양오행은 과연 吉益東洞의 말처럼 상상의 산물로서 인간의 질병과 약물을 이해하는 데 전혀 도움을 주지 못하는 그런 이론일 뿐인가? 그렇지는 않다고 생각한다. 음양오행은 낮과 밤, 봄·여름·가을·겨울의 다른 이름으로서 지구가 현재와 같이 자전하고 공전하는 한 언제나 자연과 생명에 대해 수많은 통찰을 제시해 줄 수 있는 이론이다. 비록 고전 한의학 서적에 보이는 음양오행의 모습이 설명을 위한 설명의 도구로 쓰였던 모습을 간과할 수는 없으나, 음양오행은 한의학의 바탕인 천인상응天人相應 사상의 정수로서 현재까지도 한의학을 대표하는 이론으로 볼 수 있다. 왜냐하면 현재까지 음양오행을 넘어서 침구학, 본초학, 방제학, 한방생리학, 한방병리학을 하나로 아우르는 사고의 틀을 제공하는 이론이 나오지 않았기 때문이다.

(6) 알 수 있고 볼 수 있는 길[知見之道]을 추구

위의 음양오행에 대한 부정과 일맥상통하는 내용이다. 吉益東洞은 알 수 있고 볼 수

---

108 | 余嘗讀本草. 有五味子收肺補腎之言. 是非疾醫之言也. 原其爲說. 由五臟生剋而來也. 夫疾醫之道熄. 而邪術起. 臆測之說. 於是乎行. 無益於治也. 不可從矣. (藥徵, 近世漢方醫學書集成10, 前揭書, p.174)

109 | 本草諸說. 動輒以五色配五臟. 其說曰. 梔子色赤味苦. 入心而治煩. 又曰. 梔子治發黃. 黃是土色. 胃主土. 故治胃中熱氣. 學者取其然者. 而莫眩其所以然者. 斯爲可矣. (藥徵, 近世漢方醫學書集成10, 前揭書, p.238)

110 | 夫秦張之治疾也. 從其證而不取因矣. 因者想像也. 以冥冥決事. 秦張所不取也. (藥徵, 近世漢方醫學書集成10, 前揭書, p.85)

있는 길을 추구했다.

【내가 살펴보니 장중경은 출朮을 써서 물[水]을 다스렸을 뿐 '습濕을 제거하고 비脾를 보한
다.'라고 말한 적이 없다. (그런데) 허숙미許叔微는 출을 써서 습을 제거하고 비를 보한다
고만 하고 '물[水]을 다스린다.'라고 하지 않았으니 어찌 그리도 이치에서 벗어날 수 있는
가? …… 허숙미의 말은 볼 수 없는 것을 본다 하고, 알 수 없는 것을 안다 하여 오직 허황
된 이론에만 의지한 것이다. 고인古人들은 그렇게 하지 않았다. 물소리가 나고 물을 토하
면 물로 보고 치료했다. 이는 알 수 있는 것을 안다 하고 볼 수 있는 것을 본다 하여 오직
실질적인 일만을 행한 것이다. 이러한 길을 '알 수 있고 볼 수 있는 길[知見之道]'이라고
한다.111】

물은 보고 만지고 들을 수 있으나, 습과 비는 볼 수 없고 알 수 없는 것이므로 습을 제
거하고 비를 보한다 말하는 것은 허황된 일이라고 주장한 것이다.

(7) 실증적인 자세

吉益東洞은 《상한론》·《금궤요략》이나 다른 본초서에 수록된 약물이 실제로 그 책에
서 설명하는 내용과 같은 효능을 가지고 있는지를 확인해 보려는 실증적인 자세를 가지
고 있었다. 다음은 吉益東洞의 실증적인 자세가 드러나는 문장들이다.

【심甚하구나! 세상 의사들이 마황麻黃을 두려워함이여! 세상 의사들은 이렇게 말한다. "내
가 들으니 마황은 땀을 내는 효능이 있는데 많이 복용하면 끊임없이 땀이 흘러서 그치지
않게 된다고 한다. 이 때문에 감히 쓰지를 못하겠다." …… 내가 일찍이 마황의 효과를 시
험해 보았는데 땀은 나오지만 비록 여름일지라도 끊임없이 땀이 흘러서 그치지 않는 부작
용은 없었다. 장중경은 "마황을 복용한 후에 이불을 덮어서 땀이 날 듯 말 듯하게 하라."라
고 했으니, (이 말이) 합당하다. 학자들이여! 귀로 밥을 먹고 배부르지 말지어다.112】

【진권甄權은 "(마황의) 뿌리마디가 땀을 그치게 한다."라고 했다. 시험해 보니 효과가 없었
다. 따를 말이 못 된다.113】

---

111 | 爲則按仲景用朮治水. 而不云去濕補脾也. 許氏則以朮爲去濕補脾. 而不云其治水. 何其妄哉. …… 許氏之所說. 以不可
見爲見. 而以不可知爲知也. 空理惟依. 古人則不然. 有水聲吐水. 則爲水治之. 是可知而知之. 可見而見之. 實事惟爲.
此謂知見之道也. (藥徵. 近世漢方醫學書集成10. 前揭書, pp.87~88)

112 | 甚矣. 世醫之怖麻黃也. 其言曰. 吾聞之. 麻黃能發汗. 多服之. 則灑灑汗出不止. 是以不敢用焉. 惡是何言也. …… 爲則
嘗試麻黃之效. 可用之證而用之. 汗則出焉. 雖當夏月. 而無灑灑不止之患. 仲景氏言. 服麻黃後覆取微似汗. 宜哉. 學者
勿以耳食而飽矣. (藥徵. 近世漢方醫學書集成10. 前揭書, p.138)

113 | 甄權曰. 根節止汗. 試之無效也. 不可從矣. (藥徵. 近世漢方醫學書集成10. 前揭書, p.139)

【장중경張仲景은 "먼저 마황을 끓여서 위로 떠오르는 거품[上沫]을 제거하라."라고 했는데 요즈음 중국 선박이 싣고 온 것을 끓여보니 위로 떠오르는 거품이 없었다. 다른 약과 섞어서 함께 달여도 될 것 같다.[114]】

114 | 仲景氏曰. 先煮麻黃去上沫. 今漢舶所載而來者. 煮之無上沫. 共諸藥煮之而可也. (藥徵, 近世漢方醫學書集成10, 前揭書, p.139)

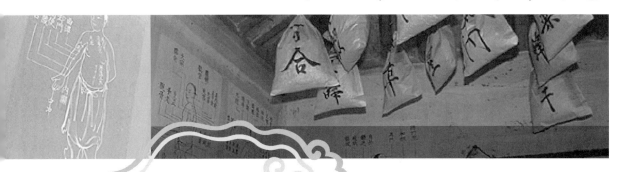

《藥徵》이외의 책에서 보이는
吉益東洞의 의학사상

제 **5** 장

1　만병유일독萬病唯一毒

'만병유일독萬病唯一毒' 이란 모든 병은 하나의 독이 만든다는 뜻이다. 《동동선생유고東洞先生遺稿》에 나오는 다음의 문장이 만병유일독 사상을 가장 간명簡明하게 요약한 것으로 보인다.

【모든 병은 하나의 독이 만든다. 모든 약은 다 독물이다. (약)독으로 (병)독을 공격하여 (병)독이 제거되면 몸이 건강해진다.[1]】

비록 《藥徵》에서는 '만병유일독' 이란 구절이 그대로 보이지 않고 "병은 독이다[病. 毒也]."라는 말만 보이지만 吉益東洞에 관하여 언급한 일본의학사 관련 저작에서 吉益東洞의 의학사상을 대표하는 하나의 문장으로 매번 거론하는 말이 바로 '만병유일독' 이다. 吉益東洞 스스로도 '만병유일독' 을 알게 되고 체득體得하게 되는 과정을 득도得道의 과정으로 생각했다. 다음은 《의사혹문醫事或問》에서 吉益東洞이 스스로 '만병유일독' 이란 도道를 깨닫게 된 과정을 설명한 글이다.

【(제자가) 물었다. "(선생님께서) 득도하신 과정을 저도 들을 수 있습니까?" (吉益東洞이) 대답했다. "말로 표현하기가 어렵다. 그렇지만 내가 직접 행했던 일들을 말해 주겠다. '만병유일독' 이라는 말을 《의단醫斷》에 기록한 것이 벌써 20년 전쯤의 일이지만 '만병유일독' 을 완전히 체득한 것은 겨우 최근 8~9년 사이의 일이다. (과거에) '만병유일독' 을 처음으로 말하게 된 것은 《여씨춘추呂氏春秋》에 "울독鬱毒" 에 관한 말이 있었고, 《사기史記》·《편작전扁鵲傳》에서 "월인越人[2]이 하는 방법은 절맥切脈, 망색望色, 청성聽聲, 사형寫形을 하지 않고 병의 위치[所在]를 말하는 것이다." 라고 했으며, 《상한론傷寒論》에서 상한傷寒이든 중풍中風이든 숙식宿食이든 어혈瘀血이든 (병인에 관계없이 흉협고만胸脇苦滿만 있으면) 모두 소시호탕小柴胡湯을 써서 치료한 내용이 있었기 때문이었다. 이때부터 모든 병에는 하나의 독이 있다는 사실을 깨달아서 《의단》에 기록했지만 (당시에는) 아직 그 의술을 체득하지는 못한 채 책만 보고 기록한 것에 지나지 않았다. 그런 까닭으로 약을 주더라도 마음에 의심이 생겨서 처음에 주었던 약을 병(독)이 다할 때까지 사용하지 못하고 끝내는 처방을 바꾸게 되었다. 처방을 바꾸어 버렸기 때문에 일독一毒의 의술을 체득하는 것은 그때까지 가능하지 않았다. 이러한 까닭에 (더욱 열심히) 고법古法을 살피면서 처방의 뜻을 탐구했고, (이를) 끊임없이 치료에 적용하면서 (결국) 자연스럽게 처방을 다룰 수 있게

---

1 | 萬病唯一毒. 衆藥皆毒物. 以毒攻毒. 毒去體佳. (東洞先生遺稿, 前揭書, p.549)

2 | 월인(越人) : 편작(扁鵲)의 본명은 진월인(秦越人)이다.

되었다. 그 뒤부터는 병을 치료하는 일이 (더욱) 각별해졌다. 병을 치료할 수 있게 됨에 따라서 일독의 의술을 체득할 수 있게 되었다. 그리하여 의심이 없어지게 되어서 (치료를 하는 것이) 잘 아는 길을 오고 가는 것과 같이 되었다. 이것을 득도라고 말할 수 있지 않겠는가?[3]

《의사혹문醫事或問》은 비록 1800년에 첫 간행이 이루어졌지만 실제 완성된 시기는 1769년이기 때문에 1771년에 완성된 《藥徵》에는 《의사혹문》에 나타난 의학사상이 당연히 반영되어 있다고 보아야 한다. 그러므로 《藥徵》 서문序文에 보이는 "병은 독이다[病, 毒也]."라는 말은 만병유일독을 의미하는 것으로 사료된다.

그런데 만병유일독이란 생각이 만들어내는 의학의 모습은 당시 기존 의학의 모습과 어떻게 달랐을까? 이에 대해서 《동동선생유고東洞先生遺稿》에 보이는 다음의 글이 어느 정도 설명을 해주고 있다.

【의도醫道는 예와 지금이 다르다. 옛 의사들은 모든 병을 하나의 독에서 발생한 것으로 보아서 독의 위치에 따라서 처방을 했는데 이는 편작·중경의 도道다. 지금의 의사들은 그렇지 않아서 만 가지 병에 만 가지 원인이 있다 보고 맥상이나 경락에 따라서 처방을 하는데 이는 창공倉公[4]의 잘못을 그대로 답습한 것이다. 한나라 이래로 꾸준히 잘못된 길로 걸어온 것이다.[5]

이 글은 만병유일독 의학의 간명함과 당시 기존 의학의 번잡함을 대조적으로 설명한 것이다.

그런데 吉益東洞의 '만병유일독' 사상은 일견 허점이 있는 것처럼 보인다. 앞에서도 설명했듯이 吉益東洞은 볼 수 없는 것을 본다[以不可見爲見]고 하거나 알 수 없는 것을 안다[以不可知爲知]고 하는 학문적 태도를 혐오하는 입장을 취했다. 그런데 허황된 의학사상을 비판하는 데 사용되었던 이러한 입장은 吉益東洞 자신의 만병유일독 사상을

3| 吉益東洞大全集(第1卷), 前揭書, pp.286~287. 《의사혹문(醫事或問)》은 일본어로 기록되어 있으므로 원문을 기록하지 않았다.

4| 창공(倉公) : 중국 전한시대의 의학자인 순우의(淳于意)를 말한다. 제(齊)나라의 임치(臨菑, 지금의 산동성(山東省) 임치(臨淄)) 사람. 태창장(太倉長)이란 직책을 지내서 창공(倉公) 혹은 태창공(太倉公)이라고도 한다. 일찍이 공손광(公孫光), 공승양경(公乘陽慶) 등에게서 의학을 배워 의술이 뛰어났다. 특히 맥법(脈法)의 운용을 중시하고, 병을 치료함에 있어 침과 약을 병용해서 좋은 효과를 얻었다. 《사기(史記)》 〈편작창공열전(扁鵲倉公列傳)〉에 그가 병을 치료한 25개의 일화가 기재되어 있는데, 그중에 전한 이전의 의학 관련 자료가 보존되어 있고, 또 질병 치료에 성공한 경험과 실패한 교훈이 그대로 기록되어 있어 중국 최초의 병안(病案) 자료가 되고 있다. [B.C.215~?] (동양의학대사전, 경희대학교출판국) 吉益東洞은 순우의를 질의(疾醫)가 아닌 음양의(陰陽醫)로 분류했고 술수(術數)를 도입하여 의도(醫道)를 어지럽힌 사람으로 평가했다.

5| 醫道古今異. 古之人歸萬病于一毒. 處方於毒之所在. 扁鵲仲景之道也. 今則不然. 萬病萬因. 以脈以經. 以處其方. 此襲倉公之妄也. 自漢以降. 滔滔皆是也. (東洞先生遺稿, 前揭書, p.523)

비판하는 관점이 될 수도 있었다. 비판을 면하려면 吉益東洞은 당연히 몸속에 있는 독은 알 수 있는 것이고 볼 수 있는 것이라는 사실을 입증해야 했다. '독이 볼 수 있는 것이냐'라는 질문에 대해서 吉益東洞은 어떻게 답변했을까? 이러한 질문과 그에 대한 답변은 《의사혹문》에 잘 나타나 있다.

【누군가가 물었다. "'눈에 보이지 않는 것은 말하지 않는다.'[6]는 입장에서 폐옹肺癰 등은 말할 수 없는 것이라고 한다면 독 또한 뱃속에 있어서 볼 수 없는 것인데 독을 말한 것은 억견臆見인 것 같습니다. 어떻게 생각하십니까?" (吉益東洞이) 대답했다. "폐옹은 폐에 옹이 생긴 것이고, 장옹腸癰은 장에 옹이 생긴 것이다라고 말하는 것은 억견이다. 모두 뱃속의 일이라서 알 수 없기 때문이다. 독도 역시 뱃속의 일이지만 이것은 복부를 만져서 독이 달라붙은 곳을 살피고 그 독의 형상을 보는 것이기 때문에 억견이 아니다."[7]】

이렇듯 吉益東洞은 독은 뱃속의 일이지만 복부를 만져서 그 위치와 형상을 알 수 있으므로 독은 볼 수 있는 것이라고 주장했다. 복부를 만져보아 독의 위치와 형상을 알아내는 것이 바로 吉益東洞의 복진腹診이었다.

2 독의 움직임과 고요함[動靜]

독의 움직임과 고요함은 吉益東洞의 질병관과 치료관을 이해하는 데 매우 중요한 개념이다. 吉益東洞은 독이 몸 안에 있더라도 증상이 발현될 때가 있고, 발현되지 않을 때가 있으며, 증상이 발현될 때도 위급한 증상이 발현될 때가 있고 완만한 증상이 발현될 때가 있다. 독이 몸 밖으로 나갈 때도 명현瞑眩이라는 다양한 증상을 만든다는 것을 독의 움직임과 고요함으로 설명했다.

다음은 독이 고요할 때는 증상이 발현되지 않는다는 내용이 담긴 글이다.

【병독이 움직이는 일에는 반드시 휴식이 있다. 독이 고요할 때 썼던 처방은 그 처방으로 병이 치료된 것처럼 생각되더라도 그 처방의 효과가 아니다. 독이 충분히 고요하기 때문

6| "눈에 보이지 않는 것은 말하지 않는다[眼に見えぬものは言はぬ]."라는 말은 吉益東洞의 학문적 성향을 말할 때 자주 언급되는 문장이다.

7| 吉益東洞大全集(第1卷), 前揭書, pp.276~277

8| 大塚敬節 校注, 醫事或問, 前揭書, p.346

에 치료된 것처럼 보이는 것이다. 그러므로 병이 재발하게 될 때는 그 처방을 쓰더라도 치료가 되지 않아서 처방을 바꾸게 된다.[8]】

다음은 독이 움직일 때 모든 증상이 발현된다는 내용이 담긴 글이다.

【모든 병에는 하나의 독이 있는데 그 독이 움직여서 모든 병을 발현시킨다.[9]】

다음도 어떤 원인에 의해서 독이 움직이면 사람이 병든다는 내용이다.

【추위와 더위는 사람을 병들게 하지 않는다. 사람이 추위와 더위를 만나면 독이 움직여서 병드는 것이다.[10]】

다음은 독이 움직이는 정도에 따라서 위급한 증상이 보이기도 하고 완만한 증상이 보이기도 한다는 내용이 담긴 글이다.

【모든 병의 위급한 증상은 독이 강하게 움직인 것이다. 독이 강하게 움직이면 독을 제거하는 것도 강하게 할 수 있기 때문에 치료가 빠르다. 증상이 완만한 병은 독의 움직임이 미약하기 때문에 치료도 반드시 느리게 된다.[11]】

다음은 명현을 독의 움직임으로 설명한 글이다.

【《서경書經》에서 "만약 약을 먹고도 명현하지 않으면 그 질병이 낫지 않는다."라고 했으니, 명현은 병독이 움직이는 것이다. 예를 들어 어떤 환자한테 대독大毒이 있는 약을 투여하더라도 그 독이 움직이지 않으면 반드시 명현하지 않아서 낫지 않다가, 명현하게 되면 빨리 낫는다.[12]】

이상의 문장들에서 吉益東洞은 발병發病할 때도 독毒이 움직이지만 명현하면서 나으려고 할 때도 독이 움직인다고 생각했고, 독이 강하게 움직이면 위급한 증상이 발생하고, 독이 미약하게 움직이면 완만한 증상이 발생하며, 몸 안에 독이 있더라도 움직이지 않고 고요하면 증상이 발생하지 않는다고 생각했던 것임을 확인할 수 있다.

《藥徵》에서는 독의 고요함에 대한 언급은 없었고 독의 움직임에 대해서 언급한 것으로 다음 두 개의 글을 볼 수 있었다.

---

9 | 大塚敬節 校注, 醫事或問, 前揭書, p.365

10 | 夫寒暑不病於人. 人因寒暑毒動而病. (古書醫言, 前揭書, p.99)

11 | 萬病危急之證. 其毒之動. 必十分也. 其毒之動十分. 則其去毒. 亦得以十分爲之. 此其治之所以速也. 若其緩病. 則其毒之動亦必微. 故治亦必遲. (東洞先生遺稿, 前揭書, p.504)

12 | 書曰. 若藥不瞑眩. 厥疾不瘳. 瞑眩者. 卽其毒之動也. 故今有一病人于此. 雖與之以大毒之藥. 苟其毒之未動. 則必弗瞑眩. 及其瞑眩. 則治必速. (東洞先生遺稿, 前揭書, p.546)

【뜸을 떴을 때 발열하면 이는 독이 움직이는 것[動]이다. 세상 의사들은 뜸을 잘못 떴다고 하지만 이는 틀린 말이다. 나는 이러한 증상에 뜸뜨기를 중단하지 않는데, 그 독이 흩어지면 그 열 또한 그친다. 이것이 바로 '명현하면서 낫는 것'이다.[13]

【무릇 약제를 투여하여 병을 공격할 때 뿌리를 완전히 자르지 못하면, 병독이 움직이기[動] 때문에 몸이 상쾌해질 수가 없다. 이럴 때 그 약제를 계속 투여하면 독이 완전히 제거되어 몸이 상쾌해진다.[14]

이 두 개의 글은 모두 명현하면서 나으려고 할 때 독이 움직이는 경우에 대한 언급으로 볼 수 있다.

3   독은 병인이 아닌가

吉益東洞은 독을 병인이라고 말한 적이 없지만 그의 대표 이론인 '만병유일독萬病唯一毒'은 바로 독이 모든 병의 원인이라고 말한 것이다. 독은 모든 병의 원인이 되는 대표적인 병인이다. 그렇다면 독은 풍한서습조화風寒暑濕燥火, 음식飮食, 정욕情欲 등 다른 병인과 어떻게 다른가?

다음 《의사혹문醫事或問》의 문답에서 약간의 힌트를 얻을 수 있다.

【누군가가 물었다. "독이라고 하는 이름을 세워서 독이 풍한서습조화 또는 음식물에 따라서 움직인다고 말씀하셨습니다. 독도 병인인데 병인을 논하지 말라고 하시는 이유는 무엇입니까?"(吉益東洞이) 대답했다. "이 독이 어떤 독이고 무엇에 따라 움직이는가를 말한다면 병인을 논하는 일이 된다. 내가 말하는 것은 그런 것이 아니다. (나는) 그 독이 어디에서 발생했는지 무엇에 의해서 움직이는지는 제쳐두고 오직 독이 어디에 있는지만을 보아서 치료한다(이것은 병인을 논하는 일이 아니다)."[15]

이는 발생한 독이 어떤 독인지 분류하거나 독을 움직이게 하는 원인이 무엇인지를 따지지 않고 오직 독 자체가 어디에 있는지만을 보아서 치료한다면 독을 말하더라도 병인

---

13 | 有灸而發熱. 是毒動也. 世醫以爲灸誤. 非也. 余於若證. 灸而不止. 其毒之散也. 其熱亦止. 此卽所謂瞑眩而瘳者也. (藥徵, 近世漢方醫學書集成10, 前揭書, p.133)

14 | 凡藥劑之投. 拔病之未及以斷其根. 則病毒之動. 而未能爽快. 仍貫其劑也. 毒去而後爽快. (藥徵, 近世漢方醫學書集成10, 前揭書, pp.151~152)

15 | 吉益東洞大全集(第1卷), 前揭書, pp.275~276

을 논하는 일이 아니라고 한 것이다.

이렇게 병인이 아니라 독의 위치를 중시하는 경향은 위 글보다 약 22년 전에 쓴 《의단
醫斷》에서도 드러나 있다.

> 【장중경張仲景은 독이 어디에 있느냐에 따라 처방했다. 이를 근거로 보면 병인이 없다고
> 말하더라도 큰 무리가 없다. 이 때문에 우리 학파에서는 병인을 말하지 않는다. 병인에 현
> 혹되어 치료를 잘못할까 봐 두렵기 때문이다. 장중경 이후에 나온 사람들이 병인을 논했
> 는데 말은 많으나 번잡하기 이를 데 없어서 사람들을 어지럽게 했다. 이런 말은 따를 것이
> 못 된다.[16]】

다음은 독을 다른 병인보다 중시하는 이유가 확연히 드러나 있는 글이다.

> 【사기邪氣가 밖에서 들어오더라도 독이 없는 사람은 침범할 수 없다. 가령 전염병이 돌 때
> 간혹 병들지 않는 사람이 있는 것은 하늘이 그 사람을 특별히 아껴서가 아니다. 똑같이 역
> 기疫氣에 감염되었지만 몸 안에 독이 없었기 때문이다.[17]】

외부의 사기가 침입하더라도 몸 안에 독이 없이는 병이 일어나지 않는다는 말은 바꾸
어 말하면 오직 독만이 병을 일으키는 원인이 된다는 말이다. 吉益東洞은 비록 독을 병
인이라고 표현하지 않았지만 (의미상으로 볼 때) 독은 병을 일으키는 병인의 범주에 들
어간다. 다만 독은 질병을 일으키는 가장 직접적인 원인이자 치료의 목표이기 때문에 다
른 병인들과 확실한 차등을 두어서 표현했던 것 같다. 다음은 독을 굳이 병인이 아니라
물物이라고 표현한 문장이다.

> 【독은 (병인이 아니라) 물物이다. 물은 스스로 상象을 만드는데 '증상[證]' 이 그것이다.[18]】

이러한 맥락에서 보자면 吉益東洞이 "질병을 치료할 때 병인에 구애되지 마라[不拘
因]."라고 했던 말의 실질적인 의미는 '독 이외의 다른 병인에 구애되지 마라.' 또는 '고
려해야 할 병인은 독밖에 없다.' 는 말이라고 사료된다.

16│ 仲景隨毒所在而處方. 由是觀之. 雖曰無因. 亦可. 是以. 吾黨不言因. 恐眩因失治矣. 後世論因. 其言多端. 不勝煩雜. 徒
以惑人. 不可從焉. (鶴元逸, 前揭書, p.38)

17│ 邪雖自外來. 其無毒者不入. 假如天行疫氣. 間有不病者. 天非私人. 非不居氣中. 是無毒也. (鶴元逸, 前揭書, p.38)

18│ 毒者物也. 物自爲象. 所謂證是也. (東洞先生遺稿, 前揭書, p.521)

4 독과 증상의 관계

吉益東洞이 질병을 치료할 때 가장 중요시했던 것 중 하나는 병독病毒의 위치를 파악하는 일이었다. 吉益東洞의 의학사상에서 증상을 잘 살핀다는 것은 여러 의미가 있겠지만 병독의 위치를 정확히 파악하여 치료하기 위한 과정이기도 했다. 그런데 환자가 발현하는 모든 증상이 병독의 위치를 알려주는 자료는 아니었기 때문에 증상에도 나름의 분류가 필요했던 것 같다. 그러므로 《동동선생답문서東洞先生答問書》[19]에 다음과 같은 글이 나온 것이다.

> 【병증에는 주객이 있고 표본이 있다. 무엇이 주증이고 무엇이 본증인가? 병독의 위치를 알려주는 것이 바로 주증·본증이다. 통달한 의사는 진찰할 때 병독의 위치를 직시하여 치료한다. 그러므로 모든 객증도 따라서 낫게 된다.[20]】

모든 증상이 병독의 위치를 알려주지는 않기 때문에 병독의 위치를 알려주는 증상을 주증主證 또는 본증本證이라고 하여 다른 증상과 구분했던 것을 알 수 있다. 吉益東洞이 《藥徵》에서 "질병을 치료할 때 그 증상을 따르라[從其證]." 또는 "증상에 따라서 처방을 달리한다[隨證而異方]."라고 했을 때 말하는 '증상[證]'이란 병독의 위치를 알려주는 주증·본증을 말한 것으로 보인다. 따라서 주증·본증은 《藥徵》에 있어서 주치主治에 해당한다고 볼 수 있을 것이다.

증상으로 드러나지만 병독의 위치와는 무관한 표증標證 또는 객증客證은 《藥徵》에 있어서 방치旁治에 해당한다고 볼 수 있다. 이러한 증상들은 주증·본증이 치료되면서 부수적으로 치료되기 때문에 치료의 목표가 되지 않는다.

이상 독과 증상의 관계를 요약하자면 다음과 같다.

병독은 모든 증상을 만들어 내지만 모든 증상이 병독의 위치를 알려주지는 않는다. 질병 치료에 있어서는 병독의 위치를 알려주는 증상이 중요한데 이것을 주증 또는 본증이라고 한다.

---

19 | 《동동선생답문서(東洞先生答問書)》: 吉益東洞의 문인(門人)이 수록(手錄)한 《질의문답(疾醫問答)》이라는 필사본을 尾臺榕堂이 교정(校訂)하여 《동동선생답문서》로 제목을 바꾸어 간행한 책이다. 1841~1842년경에 교정된 것으로 생각된다. (小川新 校閱, 橫田觀風 監修, 吉益東洞大全集 第1卷, 東京, たにぐち書店, 2001, pp.22~23)

20 | 夫病證有主客. 有標本. 何謂主. 何謂本. 病之所在是也. 達者之於診按. 直視病之所在. 以治之. 是以百般客證. 皆隨而治. (尾臺榕堂 校訂, 吳秀三 選集校定, 東洞先生答問書, 東洞全集, 京都, 思文閣出版, 1980, p.463)

5 복증

吉益東洞은 《상한론傷寒論》·《금궤요략金匱要略》에 나타난 증상들 가운데 처방을 결정하는 데 크게 영향을 미치는 증상을 복증腹證과 외증外證으로 보았다. 복증은 흉·복부에 나타나는 증상에 해당하고, 외증은 흉·복부 이외의 부위에서 나타나는 증상에 해당하는데, 복증과 외증 가운데 吉益東洞이 더욱 중시했던 증상은 복증이었다.

【복부는 생명의 뿌리다. 그러므로 모든 병이 복부에 뿌리를 둔다. 이에 병을 진찰할 때는 반드시 복부를 살펴야 한다. 외증을 살피는 것은 그 다음이다.[21]】

吉益東洞이 복증을 더욱 중시했던 이유는 복증으로 독의 위치를 알아내고 독의 위치에 따라서 처방을 했기 때문이었다.

【복부를 진찰하여 독이 있는 위치를 보고[視] 그것에 따라 처방을 하여 독을 제거한다.[22]】

다음의 문장에서도 吉益東洞의 복증 중시 경향을 가늠해 볼 수 있다.

【《상한론》에서 《금궤요략》까지 모두 처방하는 방법[方法], 약의 효능[藥能], 복진腹診을 기준으로 삼아서 공부하라.[23]】

그러나 후세파에서 중시하던 맥증脈證에 대해서는 거의 비중을 두지 않았다.

【평소의 맥을 안다면 병맥病脈을 조금 알 수도 있겠지만 평소의 맥을 알고 있는 경우는 열에 한둘일 뿐이다. 그러므로 선생[吉益東洞]의 가르침은 맥脈보다는 증證을 중시했고, 증보다는 복부를 중시했다.[24]】

---

21 | 腹者有生之本. 故百病根於此焉. 是以診病必候其腹. 外證次之. (醫斷, 前揭書, p.19)

22 | 診其腹以視毒所在. 以處方而去其毒也. (東洞先生遺稿, 前揭書, p.525)

23 | 自傷寒以至雜病. 壹是皆以方法藥能腹診爲準. (東洞先生遺稿, 前揭書, p.535)

24 | 知平生之脈. 病脈稍可知也. 而知其平生之脈者. 十之一二耳. 是以先生之敎. 先證而不先脈. 先腹而不先證也. (醫斷, 前揭書, p.18)

6 복증을 중시했던 실제 임상기록

《건수록建殊錄》은 吉益東洞의 치험례 54건을 문인 巖恭敬이 기록하고 田榮信이 교열한 책이다. 吉益東洞의 실제 임상을 엿볼 수 있는 귀중한 자료다.

《건수록》에서는 치험례 1건당 각 환자의 거주지와 간단한 신상, 병증病證 등이 먼저 서술되고 연이어 처방을 선택한 근거가 되는 증상들, 그에 해당하는 처방, 치료경과가 기술되어 있다. 논자는 《건수록》의 치험례 중에서도 "선생께서 진료하시기를[先生爲診之]"이라는 구절로 시작되는 문장에서 처방을 선택한 근거가 되는 증상들을 집중적으로 살폈다. 吉益東洞이 무엇을 중점적으로 보고 처방을 내렸는지를 엿볼 수 있었기 때문이다. 다음에 번역된 문장들은 총54건의 치험례 가운데 18건에서 발췌된 내용이다. 처방을 선택하기 위해 근거로 삼은 복증과 외증外證이 잘 드러나 있다. 이들 문장은 크게 세 가지 종류로 나누어 볼 수 있다.

(1) 복증을 근거로 처방을 선택한 경우

【선생께서 진찰하시고 심하心下가 비痞한데 눌러보면 부드러웠기 때문에 대황황련탕大黃黃連湯을 처방하셨다.25】

【선생께서 진찰하시고 복피腹皮가 당기면서 긴장되고 눌러도 부드럽지 않기 때문에 작약감초탕芍藥甘草湯을 처방하셨다.26】

【선생께서 진찰하시고 뱃속이 당기면서 긴장되고 눌러도 부드럽지 않기 때문에 건중탕建中湯을 처방하셨다.27】

【선생께서 진찰하시니 면색面色이 자윤紫潤하고 신체身體 곳곳이 문드러진 상황이었는데 복부를 눌러보니 양협兩脇이 당기면서 긴장되고 심하가 비경痞硬했기 때문에 먼저 소시호탕小柴胡湯을 처방하여 흉복胸腹을 화해시켰고 나중에 칠보환七寶丸28을 처방하셨다.29】

---

25 | 先生因爲診之. 心下痞. 按之濡. 乃作大黃黃連湯. (巖恭敬 錄, 田榮信 校閱, 大塚敬節・矢數道明 共編, 建殊錄, 近世漢方醫學書集成11, 東京, 名著出版, 1979, p.233)

26 | 先生診之. 腹皮攣急. 按之不弛. 爲芍藥甘草湯. (巖恭敬 錄, 田榮信 校閱, 前揭書, p.236)

27 | 先生診之. 腹中攣急. 按之不弛. 乃作建中湯. (巖恭敬 錄, 田榮信 校閱, 前揭書, p.255)

28 | 七寶丸 : 牛膝, 輕粉各二錢. 土茯苓一錢. 大黃八分. 丁子五分. (吉益東洞 著, 村井杶 校定, 東洞先生家塾方, 皇漢醫學叢書12, 臺北, 平凡出版社, 1960, p.4)

【선생께서 진찰하시고 아랫배를 눌러보아 불인不仁한 상황임을 알게 되었기 때문에 팔미환八味丸을 처방하셨다.30】

【선생께서 진찰하시고 심하가 비경하고 뱃속에서 천둥치듯이 소리가 나기 때문에 반하사심탕半夏瀉心湯과 삼황환三黃丸31을 처방하셨다.32】

【선생께서 진찰하시고 가슴과 늑골 쪽이 방장妨張하고 협하脇下가 지만支滿하기 때문에 소시호탕小柴胡湯과 곤담환滾痰丸33을 처방하셨다.34】

【선생께서 진찰하시고 가슴과 늑골 쪽이 방장한 것이 마치 어떤 물건이 버티고 있는 것 같아서 소함흉탕小陷胸湯과 곤담환을 처방하셨다.35】

【선생께서 진찰하시고 심하가 미동微動하고 흉협胸脇이 지만하며 상기上氣가 유달리 심하기 때문에 시호강계탕柴胡薑桂湯과 궁황산芎黃散36을 처방하셨다.37】

【선생께서 진찰하시고 흉복이 미동微動하고 흉하胸下가 지만하며 때때로 상충上衝하기 때문에 시호강계탕柴胡薑桂湯과 곤담환을 처방하셨다.38】

【선생께서 진찰하시고 상기가 유달리 심甚하고 협하脇下가 구만拘滿하며 흉복에 동기動氣가 있고 심중心中이 편안하지 않기 때문에 계령출감탕桂苓朮甘湯과 궁황산을 처방하셨다.39】

【선생께서 진찰하시고 흉협이 고만苦滿하고 심하가 비경하며 사지四肢가 미열微熱하기 때문에 소시호탕을 처방하셨다.40】

【선생께서 진찰하시고 심흉心胸이 미번微煩하고 상기가 유달리 심하기 때문에 계령출감탕과 궁황산을 처방하셨다.41】

29│ 先生診視之. 面色紫潤. 身體處處爛. 按其腹. 兩脇拘急. 心下痞硬. 先用小柴胡湯. 和解胸腹. 後爲七寶丸. (巖恭敬 錄. 田榮信 校閱. 前揭書, p.267)

30│ 先生診之. 按至小腹. 得其不仁之狀. 乃爲八味丸. (巖恭敬 錄. 田榮信 校閱. 前揭書, p.268)

31│ 三黃丸 : 大黃四十錢. 黃芩. 黃連各二十錢. (村井杶 校定. 東洞先生家塾方, 前揭書, p.3)

32│ 先生診之. 心下痞硬. 腹中雷鳴. 爲半夏瀉心湯及三黃丸. (巖恭敬 錄. 田榮信 校閱. 前揭書, p.240)

33│ 滾痰丸 : 黃芩四兩. 甘遂. 靑礞石各二錢. 大黃八錢. (村井杶 校定. 東洞先生家塾方, 前揭書, p.2)

34│ 先生診之. 胸肋妨張. 脇下支滿. 作小柴胡湯及滾痰丸. (巖恭敬 錄. 田榮信 校閱. 前揭書, p.247)

35│ 先生診之. 胸肋妨張. 如有物支之. 乃爲小陷胸湯及滾痰丸. (巖恭敬 錄. 田榮信 校閱. 前揭書, p.260)

36│ 芎黃散 : 大黃二錢. 川芎六兩. (村井杶 校定. 東洞先生家塾方, 前揭書, p.2)

37│ 先生診之. 心下微動. 胸脇支滿. 上氣殊甚. 爲柴胡薑桂湯及芎黃散. (巖恭敬 錄. 田榮信 校閱. 前揭書, p.241)

38│ 先生診視之. 胸腹微動. 胸下支滿. 有時上衝. 乃作柴胡薑桂湯及滾痰丸. (巖恭敬 錄. 田榮信 校閱. 前揭書, p.242)

39│ 先生診之. 上氣殊甚. 脇下拘滿. 胸腹有動. 心中不安. 作桂苓朮甘湯及芎黃散. (巖恭敬 錄. 田榮信 校閱. 前揭書, p.253)

40│ 先生診之. 胸脇苦滿. 心下痞硬. 四肢微熱. 作小柴胡湯. (巖恭敬 錄. 田榮信 校閱. 前揭書, p.264)

41│ 先生診之. 心胸微煩. 上氣殊甚. 作桂苓朮甘湯及芎黃散. (巖恭敬 錄. 田榮信 校閱. 前揭書, p.241)

(2) 복증과 외증을 근거로 처방을 선택한 경우

【선생께서 진찰하시고 상기하고 번열煩熱하며 몸[體肉]이 떨리기[瞤動] 때문에 계령출감탕과 궁황산을 처방하셨다.[42]】

【선생께서 진찰하시고 상역上逆하고 심번心煩하며 때때로 소변이 쾌리快利하지 않기 때문에 계령출감탕과 궁황산을 처방하셨다.[43]】

【선생께서 진찰하시고 심흉心胸이 번민煩悶하고 구설口舌이 건조乾燥하면서 물을 마시고 싶어하기 때문에 석고황련감초탕石膏黃連甘草湯을 처방하셨다.[44]】

【선생께서 진찰하시고 심흉이 번만煩滿하고 사지四肢가 약간 부어 있기 때문에 복령음茯苓飲을 처방하셨다.[45]】

(3) 외증을 근거로 처방을 선택한 경우

【선생께서 진찰하시고 기력氣力이 가라앉고 사지가 힘없이 늘어지고 한열寒熱이 왕래往來하며 해수咳嗽가 유달리 심甚하기 때문에 소청룡탕小靑龍湯과 곤담환滾痰丸을 처방하셨다.[46]】

위의 분류는 심번心煩, 심흉번민心胸煩悶, 심흉번만心胸煩滿, 상기上氣, 상역上逆을 모두 복증腹證으로 본 입장에서 정리된 것이다. 일본 고방파의 대표적인 복진서적인《복증기람익腹證奇覽翼》의 복증진안법腹證診按法[47]을 보면 진단을 심장부위[心上]에서 시작하는 것으로 나오는데 심흉부心胸部의 좌우를 손바닥으로 압력을 주어 눌러서[覆手壓按] 번계煩悸, 오뇌懊憹, 계悸, 정충怔忡, 심동계心動悸, 흉복동胸腹動을 알아낸다는 말이 보인다. 연이어 식지 · 중지 · 무명지를 이용하여[三指探按] 좌우늑골 사이를 상세히 찾아 내려가고, 심하부心下部를 눌러서 진찰하며, 협하脇下를 살피고, 대복大腹, 제복臍腹, 소복少腹 순으로 눌러서 진찰한다는 말이 나온다. 심흉부와 복부를 눌러서 진찰하는 것이 모두 복증진안법이라는 제목 아래에서 기술되는 것을 보면 고방파에서 심흉부의 증상을 심흉증心胸證

---

42 | 先生爲診之. 上氣煩熱. 體肉瞤動. 爲桂苓朮甘湯及芎黃散. (巖恭敬 錄, 田榮信 校閱, 前揭書, p.235)

43 | 先生診之. 上逆心煩. 有時小便不快利. 爲桂苓朮甘湯及芎黃散. (巖恭敬 錄, 田榮信 校閱, 前揭書, p.238)

44 | 先生診之. 心胸煩悶. 口舌乾燥欲飲水. 作石膏黃連甘草湯. (巖恭敬 錄, 田榮信 校閱, 前揭書, p.246)

45 | 先生視之. 心胸煩滿. 四肢微腫. 乃作茯苓飲. (巖恭敬 錄, 田榮信 校閱, 前揭書, p.251)

46 | 先生爲診之. 氣力沈溺. 四支憊惰. 寒熱往來. 咳嗽殊甚. 作小靑龍湯及滾痰丸. (巖恭敬 錄, 田榮信 校閱, 前揭書, p.263)

47 | 和久田寅叔虎 著, 李載熙 譯編, 腹證奇覽翼, 서울, 翰成社, 1991, pp.64~70

이라고 하여 따로 분리하지 않고 복증에 포함시키고 있음을 알 수 있다. 다음 吉益東洞의 문장에 보이는 흉복병태胸腹病態라는 말도 이를 증명한다.

【질병을 치료하고 싶으면 먼저 흉부와 복부의 병태[胸腹病態]를 진찰한 이후에 처방을 결정하라.48】

따라서 이 책에서는 《건수록(建殊錄)》에 보이는 흉부胸部와 관련된 증상을 모두 복증으로 분류했다. 위의 문장들을 분류하면서 吉益東洞이 실제 임상에서 복증을 중심으로 처방을 선택했음을 확인할 수 있었다. 吉益東洞의 복증 중시 경향은 실제 임상 사례를 기록한 《건수록》에서도 확인된다고 말할 수 있다.

7 질병을 예방하는 방법

《약징藥徵》, 《유취방類聚方》 등 吉益東洞의 저술은 주로 질의疾醫의 입장에서 질병의 예방보다는 치료를 목적으로 쓰인 글이다. 이미 질병에 걸린 사람을 진찰할 때 병인病因에 현혹되지 말고 증상을 잘 보고 독毒의 위치를 파악한 뒤 약을 제대로 써서 증상에 적중하면 명현暝眩하면서 독이 제거된다는 주장을 하는 글이라고 볼 수 있다.

그런데 吉益東洞은 환자의 입장에서 독이 생기지 않게 하는 방법 즉 질병을 예방하는 방법에 대해서는 어떻게 말했을까? 吉益東洞 예방의학의 지향점이 가장 간명하게 드러난 것은 《고서의언古書醫言》에 나오는 다음의 문장으로 보인다.

【독이 없으면 사람이 병들지 않는다.49】

다음은 좀 더 구체적으로 설명된 질병 예방법이다.

【질병이란 정욕이 망동하거나 먹고 마시기를 과도하게 해서 독이 발생한 것이므로 성인聖人은 이것을 걱정하여 예절을 만들어 해를 피할 수 있게 하셨다. 남녀의 분별을 세워서 색욕을 경계하셨고 음주의 예절을 세워서 술에 깊이 빠지는 것을 피하게 하셨으며 식사하는 예절을 세워서 음식을 절제하게 하셨다. 이것을 따르면 독이 발생하지 않아 병이 없이 천수天數를 다하게 된다. 독이 발생하면 병에 걸리고 병에 걸리면 독약으로 다스려야 하지만

---

48 | 欲養疾病者. 先診察胸腹病態. 而后方定. (東洞先生遺稿, 前揭書, p.517)
49 | 無毒人不病. (古書醫言, 前揭書, p.62)

그 근원은 음식과 정욕에서 시작되지 않음이 없다. 그러므로 고인古人들이 음식과 정욕을 천하게 여긴 것이다. 병을 치료하는 것은 (근본이 아니라) 말단이다. 나는 여기에서 더욱 더 깊이 일독一毒이 모든 병을 만든다는 것을 인식하게 되었다.50]

독은 정욕과 음식을 절제하지 않으면 발생하는 것이므로 성인이 만든 예절에 따라 절제하며 산다면 독이 발생하지 않기 때문에 질병이 없는 삶을 누릴 수 있다는 것이 이 글의 요지라고 볼 수 있다. 즉 예절을 지키며 사는 것이 질병을 예방하는 길이 된다.

吉益東洞이 말하는 독이란 무엇인가를 한 문장으로 정의내리기가 쉽지 않지만 위 글을 근거로 풀이하자면 독이란 사람이 음식과 정욕을 절제하지 않고 예절을 지키지 않는 삶을 살았을 때 몸 안에 발생하는 모든 질병을 일으킬 수 있는 물질[物]51]이라고 정의할 수 있다. 吉益東洞에게 있어서 독은 현대의학의 세균이나 바이러스처럼 외래에서 감염되는 것이 아니라 몸 안에서 자생적으로 발생하여 질병을 일으키는 물질이었다. 그러므로 질병을 예방하기 위해 손발을 깨끗이 씻으라고 하지 않고 생활을 똑바로 하라고 했던 것이다.

【사람이 먹고 마시며 일어나고 앉음에 행동이 바르고 예절에 맞으면 병이 없게 되므로 사지와 온몸에 아픈 곳이 없다.52]

50| 夫疾者. 因情欲妄動. 飮食過度而毒生焉. 聖人憂之. 作禮以遠其害也. 建男女之別. 戒以色欲. 建飮酒之禮. 避以沈酗. 建食餌之禮. 節以飮食. 從之則毒不生. 病不至盡天數矣. 蓋旣毒生則病至. 病至則以毒藥治之. 其原率莫不由飮食情欲. 故古之人賤之也. 治病爲其末也. 吾於是盆知萬病唯一毒. (古書醫言, 前揭書, pp.72~73)

51| 물질[物] : 여기서 독을 굳이 '물질'이라고 번역한 이유는 "毒者物也"(東洞先生遺稿, 前揭書, p.521)라는 말 때문이다. 吉益東洞은 독이 실질적인 병인임에도 불구하고 독을 병인이라고 말한 적이 없다.

52| 蓋人飮食起居. 行正中節. 則無病. 而四支百骸無患. (古書醫言, 前揭書, p.107)

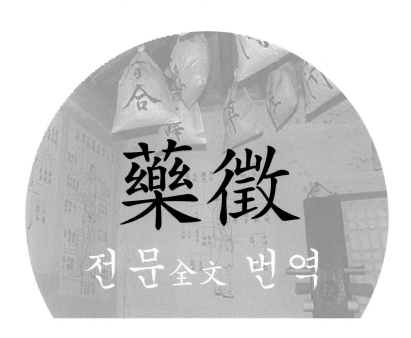

藥徵

전문 全文 번역

藥徵

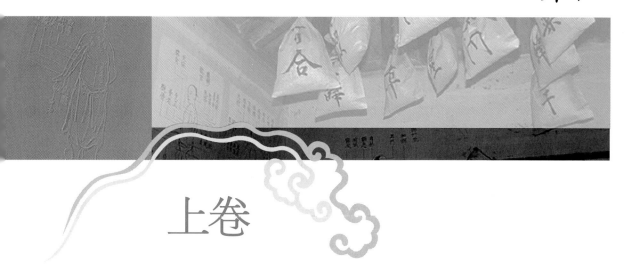

上卷

藥徵卷之上
東洞吉益先生著

門人
安藝 田中殖卿玄蕃
石見 中邨貞治子亨
平安 加藤白圭子復
同校

吉益東洞 선생 저.

문인門人 안예安藝의 田中殖卿玄蕃[1], 석견石見[2]의 中村貞治子亨[3], 평안平安[4]의 加藤白圭子復[5]이 함께 교정함.

---

1 | 田中殖卿玄蕃 : 전중(田中)은 성(姓)이고, 식경(殖卿)은 이름[名]이며, 현번(玄蕃)은 호(號)다. 吉益東洞의 조카.

2 | 석견(石見, いわみ) : 과거 일본 지명(地名). 산음도(山陰道)에 속하는 8국(國) 가운데 하나인 석견국(石見國)이다. 현재의 도근(島根, しまね, 시마네)현(縣)에 속한다.

3 | 中村貞治子亨 : 중촌(中村)은 성(姓)이고, 정치(貞治)는 이름[名]이며, 자형(子亨)은 호(號)다. 《藥徵》뿐만 아니라 吉益東洞의 이전 저서인 《유취방(類聚方)》(1765)의 교정을 담당했다.

4 | 평안(平安, へいあん) : 과거 일본 지명(地名). 경도(京都)의 옛 이름. 794년부터 1868년까지 일본의 수도였다.

5 | 加藤白圭子復 : 가등(加藤)은 성(姓)이고, 백규(白圭)는 이름[名]이며, 자복(子復)은 호(號)다. 평각(平角)이라고도 불렸다.

自序

書曰. 若藥弗瞑眩. 厥疾弗瘳. 周官曰. 醫師掌醫之政令. 聚毒藥. 共醫事.

由是觀之. 藥毒也. 而病毒也. 藥毒而攻病毒. 所以瞑眩者也.

而考本草. 有毒者有焉. 無毒者有焉. 爲養者有之. 不養者有之. 於是人大惑焉. 世遠人泯經毀. 雖欲正之. 末由也已. 今之所賴也. 天地人耳.

夫有天地. 則有萬物焉. 有萬物. 則有毒之能也. 有人則病與不而有焉. 是古今之所同也. 從其所同. 而正其所異也. 孰乎不可正哉. 扁鵲之法. 以試其方也.

자서自序

《서경書經》[6]에 "만약 약을 먹고도 명현瞑眩하지 않으면 그 질병이 낫지 않는다."라 했고, 《주관周官》[7]에서는 "의사醫師는 의료행정을 담당하는데, 독약毒藥을 모아서 사람을 고치는 데 쓰게 했다."라고 했다.

위의 말을 근거로 보면 약은 독毒이고 병도 독이다. 약독藥毒으로 병독病毒을 공격하기 때문에 명현하는 것이다.

살펴보건대 기존 본초서本草書(의 약물 중)에는 독이 있는 것도 있고 독이 없는 것도 있으며, (정精을) 기르는 것도 있고 기르지 않는 것도 있는데, 이런 내용들 때문에 사람들이 크게 헷갈리게 되었다. (고법古法이 있던 시대로부터) 시간이 많이 흘렀고, (고법을 알던) 사람들도 모두 죽었으며, (고법을 담고 있던) 경전들도 훼손되어서 이러한 내용을 바로잡고 싶어도 길이 없다. 이제 (바로잡기 위해) 의지할 곳은 천지인天地人밖에 없다.

하늘과 땅이 있으면 거기에 만물萬物이 있고, 만물이 있으면 독성이 있으며, 사람이 있으면 병드는 일과 병들지 않는 일이 있다. 이것이 과거와 현재가 같은 점이다. 같은 것을 기준으로 다른 것을 바로잡으면 무엇을 바로잡지 못하겠는가? (다른 것을 바로잡기 위해) 편작扁鵲[8]의 방법으로 고방[其方]을 시험해 보았다. 약을 먹고 명현하면 그 질

---

6 | 《서경(書經)》: 오경(五經)의 하나. 중국에서 가장 오래된 역사책이다. 우(虞)·하(夏)·상(商)·주(周)의 정사(政事)를 기록해 놓았다.

7 | 《주관(周官)》: 《주례(周禮)》의 이명(異名).

8 | 편작(扁鵲): 기원전 5세기 전후의 뛰어난 의학자. 본명은 진월인(秦越人)이며 전국시대 발해(渤海) 막군[鄚郡, 지금의 하북성(河北省) 임구(任邱)] 사람. 진단법인 망문문절(望聞問切)에 뛰어났는데, 특히 맥진에 정통하여 맥학의 창도자로 추숭되고 있다. 그는 지방의 의료 수요와 풍속의 차이에 맞추어 자신의 전문과를 바꾸었는데, 조(趙)나라에 있을 때는 대하의(帶下醫, 부인과(婦人科))로, 주(周)나라에 있을 때는 이목비의(耳目痺醫)로, 진(秦)나라에 가서는 소아의(小兒醫)로 의명을 크게 떨쳤다. 무술(巫術)에 의한 치병을 반대하여, '육불치(六不治)' 가운데 "무당만을 믿고 의사를 믿지 않는 사람은 치료할 수 없다(信巫不信醫者, 不治)."라는 내용을 포함시켰다. 진나라 태의령 이함(李醯)의 시기를 사서 살해되었다. 《한서(漢書)》〈예문지(藝文志)〉에 《편작내경(扁鵲內經)》과 《편작외경(扁鵲外經)》의 목록이 실려 있으나 모두 전하지 않는다. 현존하는 《난경(難經)》은 후인이 편작의 이름을 빌린 것이다. (동양의학대사전, 경희대학교출판국). 吉益東洞은 편작을 질의(疾醫)로 분류했으며, 고법(古法)을 장중경에게 전달한 사람으로 숭상했다.

藥之瞑眩. 厥疾乃瘳. 若其養與不養邪. 本草之云. 終無其驗焉. 故從事于扁鵲之法. 以試其方. 四十年于茲. 以量之多少. 知其所主治也. 視病所在. 知其所旁治也. 參互而考之. 以知其徵. 於是始之所惑也. 粲然明矣.

凡攻疾之具. 則藥皆毒. 而疾醫之司也. 養精之備. 則辨有毒無毒. 而食醫之職也. 食者常也. 疾者變也. 吾黨之小子. 常之與變. 不可混而爲一矣. 而本草也混而一之. 乃所以不可取也.

不可取乎. 則其方也規矩準繩. 是故扁鵲之法. 以試其方之功. 而審其藥之所主治也. 次擧其考之徵. 以實其所主治也. 次之以方之無徵者. 參互而考之. 次之以古今誤其藥功者. 引古訓而辨之. 次擧其品物. 以辨眞僞. 名曰藥徵也.

猶之一物也. 異其用. 則異

병이 나았으나, 어떤 약은 보하는 작용이 있고 어떤 약은 보하는 작용이 없다고 하는 기존 본초서의 이론들은 끝내 확인할 길이 없었다. 그러므로 나는 편작의 방법에 따라 고방古方을 시험했으며, 이제 40년에 이르렀다. (처방에 들어가는) 약량藥量의 많고 적음을 보고 주치主治를 알아내었고, 병이 있는 부위를 보아서 부수적으로 치료하는 증상[旁治]을 알아내었다. 여러 자료를 참고하고 비교·고찰하여 나의 추론에 근거가 있다는 것을 알게 되었다. 그리하여 처음에 헤매던 내용이 환하게 밝아졌다.

질병을 공격하려면 독약을 갖추어야 한다. 이것은 질의疾醫[9]의 일이다. 정을 기르려면 독이 있는 것과 없는 것을 구분하여 독이 없는 것을 준비해야 한다. 이것은 식의食醫의 일이다. 음식은 상常이고 질병은 변變이다. 나의 제자들이여, 상과 변을 혼동하여 하나로 설명해서는 안 되는데 기존 본초서에서는 혼동하여 하나로 설명한다. 그러므로 기존 본초서를 그대로 배워서는 안 된다.

기존 본초서에서 배울 수 없다면 고방古方만이 기준이 된다. 그러므로 편작의 방법으로 고방의 공功을 시험했다. 첫째로 약의 주치를 살펴서 알아냈다. 다음으로 (《상한론》·《금궤요략》을) 살펴서 증거가 되는 문장들을 뽑아 주치를 증명했다.[10] 다음으로 (해당 주치가 있어야 할) 처방의 조문에 주치가 없는 경우에는 다른 자료를 모아서 비교·고찰했다.[11] 그리고 예로부터 지금까지 약의 공을 잘못 안 경우에는 옛 가르침[古訓]을 인용하여 잘못을 가려 주었고,[12] 마지막으로 실제 품물品物을 들어서 진위眞僞를 감별했다.[13] 이러한 방식으로 책을 만들어 《藥徵》이라고 명명했다.

같은 물건이라도 쓰임이 달라지면 공이 달라진다. 그러므로 생生을

---

9 | 질의(疾醫): 질병을 치료(공격)하는 의사를 말한다. 양생(養生)을 위주로 하는 식의(食醫)와 대비되는 개념이다. 吉益東洞은 《상한론》의 저자 장중경을 질의로 분류했다.

10 | '고징(考徵)'에 해당한다.

11 | '호고(互考)'에 해당한다.

12 | '변오(辨誤)'에 해당한다.

13 | '품고(品考)'에 해당한다.

其功. 是以養其生者. 隨其所好惡. 攻其疾者. 不避其所好惡. 故食醫之道. 主養其精也. 故撰有毒無毒. 而隨其所好惡也. 疾醫之道. 主攻其疾也. 故藥皆毒. 而不避其所好惡也. 而爲醫者不辨之. 混而爲一. 疾醫之道所以絶也.

夫古今不異者. 天地人也. 古今異者. 論之說也. 以其不異. 以正其異. 不異則不異. 異則異也.

譬如人君用人. 率材則功. 違材則無功矣. 一物無異功. 用異則功異. 用養生乎. 用攻疾乎. 養生隨其所好惡. 攻疾不避其所好惡. 不知其法. 焉得其正. 其法旣已建. 而后以其不異. 以正其異. 不異則不異. 異則異. 詩曰. 伐柯伐柯. 其則不遠. 是之謂也.

蓋今之爲醫之論藥也. 以陰陽五行. 疾醫之論藥也. 唯在其功耳. 故不異則不異. 異則異. 然則治疾如之何. 匪攻不克.

기를 때는 호오好惡에 따라서 쓰고, 질병을 다스릴 때는 호오에 구애받지 않고 쓴다. 식의의 도는 정을 기르는 것이 주목적이므로 독이 있는 것과 없는 것을 가리고 호오를 따르는 것이며, 질의의 도는 질병을 공격하는 것이 주목적이므로 독약을 쓰고 (환자의) 호오에 구애받지 않는다. 의료를 행하는 사람들이 (식의의 도와 질의의 도를) 구분하지 않고 혼동하여 하나로 섞어 버리는 바람에 질의의 도가 끊어지게 되었다.

고금古今에 다르지 않은 것은 천지인이고, 고금에 다른 것은 이런저런 이론들이다. 다르지 않은 것으로 다른 것을 바로잡을 때 다르지 않은 것은 다르지 않게 되고 다른 것은 다르게 된다.

예를 들어보자. 임금이 인재人材를 쓸 때 인재의 적성을 잘 알아서 쓰면 공이 있을 것이고, 인재의 적성을 어겨서 쓰면 공이 없을 것이다. 하나의 물物에 하나의 공이 있을 뿐이지만 쓰임새가 달라지면 공이 달라진다. 생명을 기르는 일[養生]에 쓸 것인가? 질병을 공격하는 일[攻疾]에 쓸 것인가? 생명을 기를 때는 먹는 사람의 호오에 따르고, 질병을 공격할 때는 먹는 사람의 호오를 배려하지 않는다. 그 법을 알지 못하면 어찌 바름을 얻겠는가? 그 법이 똑바로 선 이후에 다르지 않은 것으로 다른 것을 바로잡으면 다르지 않은 것은 다르지 않게 되고 다른 것은 다르게 된다. 《시경詩經》[14]에서 "도낏자룻감을 도끼로 벰이여! 도낏자룻감을 도끼로 벰이여! 그 법칙은 멀지 않다."[15]라고 했다.

요즈음 의사들은 약을 음양오행陰陽五行으로 설명하지만 질의는 약을 오직 약의 공으로 설명한다. 그러므로 다르지 않은 것은 다르지 않고, 다른 것은 다르다. 그렇다면 질병의 치료는 어떻게 할 것인가? 공격법이 아니면 치료할 수 없다.

---

14 | 《시경(詩經)》: 오경(五經)의 하나. 중국에서 가장 오래된 시가집(詩歌集)이다.

15 | 벌가벌가, 기칙불원(伐柯伐柯, 其則不遠): 《시경(詩經)》에 나오는 빈나라 유행가[豳風] 중 하나다. 도낏자룻감을 도끼로 벨 때 그 크기는 가지고 있는 도낏자루를 보면 될 것이라는 뜻에서, 진리는 눈앞에 있는 것이니 먼 데서 구할 것이 아니라는 것을 비유하는 내용이다.

養生如之何. 匪性不得. 吾
黨之小子. 勿眩于論之說.
以失其功實云爾.

明和八年 中秋之月

大日本藝陽

吉益爲則題

생명[生]을 기르는 일은 어떻게 할 것인가? 성性에 따라서 하지 않으면 기를 수 없다. 나의 제자들은 이런저런 이론에 현혹되어서 실질적인 공[功實]을 잊어버리는 일이 없도록 하라.

명화明和 8년[16] 중추월中秋月에

일본日本 예양藝陽[17]에서

吉益爲則[18]이 제題[19]하다.

---

16 | 명화(明和) 8년 : 1771년. 명화는 1764년부터 1772년까지다.

17 | 예양(藝陽) : 일본 지명(地名)인 것 같으나 제반 주석서에도 보이지 않고 인터넷이나 사전 검색에서도 확인할 수 없다. 다만 히로시마 현[廣島縣]과 관련된 회사나 단체에서 예양(藝陽)이라는 이름이 자주 보이고, 吉益東洞의 출생지도 히로시마 현의 서부에 해당했던 안예국(安藝國)이었던 것으로 유추해 보면 현재 히로시마 현의 영역 안에 해당하는 일부 지역의 과거 지역명일 것으로 사료된다.

18 | 吉益爲則(よしますためのり) : 위칙(爲則)은 吉益東洞의 이름[名]이다.

19 | 제(題) : 문체의 하나. 그 책의 내용을 요약하여 권두(卷頭)에 적는 글.

石膏

主治煩渴也. 旁治讝語. 煩躁. 身熱.

● 考徵

白虎湯證曰. 讝語遺尿.

白虎加人蔘湯證曰. 大煩渴.

白虎加桂枝湯證曰. 身無寒但熱.

以上三方. 石膏皆一斤.

越婢湯證曰. 不渴. 續自汗出. 無大熱. (不渴. 非全不渴之謂. 無大熱. 非全無大熱之謂也. 說在外傳中)

석고石膏

석고는 번갈煩渴을 주로 치료한다. 부수적으로 섬어讝語[20], 번조煩躁, 신열身熱을 치료한다.

● 고징考徵

백호탕증白虎湯證[21][22]에 "섬어, 유뇨遺尿."라고 했다.

백호가인삼탕증白虎加人蔘湯證[23]에 "크게 번갈하다."라고 했다.

백호가계지탕증白虎加桂枝湯證[24]에 "몸에 한기가 없이 열만 난다."라고 했다.

이상 3개 처방에는 석고가 각각 1근斤씩 들어간다.

월비탕증越婢湯證[25]에 "갈증이 나지 않고[不渴] 연이어 저절로 땀이 나며[續自汗出][26] 고열이 나지 않는다[無大熱]."라고 했다.

自註 갈증이 나지 않는다는 말은 갈증이 전혀 없다는 말이 아니며, 고열이 나지 않는다는 말은 고열이 전혀 없다는 말이 아니다. 《외전外傳》[27]에 해설이 있다.

---

20 | 섬어(讝語): 섬어(譫語)라고도 한다. 의식이 맑지 못하여 터무니없는 이야기를 마구 지껄이는 것이다. (동양의학대사전, 경희대학교출판국)

21 | 白虎湯: 知母六兩. 石膏一斤. 甘草二兩. 粳米六合. (類聚方, 前揭書, p.29)

22 | 증(證): '증상(症狀)'으로 번역했다. 현대 한국어 중 《藥徵》에 나오는 '증(證)'과 가장 유사한 말은 '증상'이라고 생각한다. 용례(用例)를 통해 살펴보면 《藥徵》의 '증(證)'은 오장변증(五臟辨證), 삼초변증(三焦辨證)이라고 말할 때의 '증(證)'에 비해 훨씬 더 구체적인 증상들을 말할 때 사용되었다. 《藥徵》에서는 '번갈증(煩渴證), 급박증(急迫證), 인통증(引痛證), 분돈증(奔豚證), 현계지증(眩悸之證), 신위진진요요증(身爲振振搖搖之證), 희비상증(喜悲傷證), 혈증(血證), 복령증(茯苓證), 인삼증(人蔘證), 계지탕증(桂枝湯證), 마황탕증(麻黃湯證)'이라는 말에서 보듯이 단일 증상과 복합 증상을 모두 '증(證)'으로 표현했다. 《藥徵》에서 '증(症)'이란 한자는 나오지 않는다.

23 | 白虎加人蔘湯: 知母六兩. 石膏一斤. 甘草二兩. 粳米六合. 加人蔘三兩. (類聚方, 前揭書, p.29)

24 | 白虎加桂枝湯: 知母六兩. 石膏一斤. 甘草二兩. 粳米六合. 加桂枝三兩. (類聚方, 前揭書, p.30)

25 | 越婢湯: 麻黃六兩. 石膏半斤. 生薑三兩. 大棗十五枚. 甘草二兩. (類聚方, 前揭書, p.22)

26 | 자한(自汗): 운동을 하거나 발표제(發表劑)를 쓰거나 열이 있는 경우가 아닌데 저절로 땀이 나는 증상.

27 | 외전(外傳): 大塚敬節은 외전(外傳)이 무엇을 말하는지 확실하지 않다고 했다. (吉益東洞 著, 大塚敬節 校注, 藥徵, 近世科學思想下, 東京, 岩波書店, 1971, p.226)

麻黃杏仁甘草石膏湯證不
其也. (說在類聚方)

以上二方. 石膏皆半斤.

大靑龍湯證曰. 煩躁.

木防己湯證不其也. (說在
類聚方)

以上二方. 石膏皆雞子大
也. 爲則按雞子大. 卽半斤
也. 木防己湯石膏或爲三
枚. 或爲十二枚. 其分量難
得而知焉. 今從傍例. 以爲
雞子大也.

右歷觀此諸方. 石膏主治
煩渴也明矣. 凡病煩躁者.
身熱者. 譫語者. 及發狂者.
齒痛者. 頭痛者. 咽痛者.
其有煩渴之證也. 得石膏
而其效赫焉.

● 互考

傷寒論曰. 傷寒脈浮. 發熱
無汗. 其表不解者. 不可與
白虎湯. 渴欲飮水. 無表證
者. 白虎加人蔘湯主之. 爲
則按上云不可與白虎湯.
下云白虎加人蔘湯主之.
上下恐有錯誤也. 於是考
諸千金方. 揭傷寒論之全

마황행인감초석고탕麻黃杏仁甘草石膏湯[28]에는 해당 증상이 보이지 않는다. 自註《유취방類聚方》에 해설이 있다.[29]

이상 2개 처방에는 석고가 각각 반 근半斤씩 들어간다.

대청룡탕증大靑龍湯證[30]에서는 "번조"라고 했다.

목방기탕木防己湯[31]에는 해당 증상이 보이지 않는다.
自註《유취방》에 해설이 있다.[32]

이상 2개 처방에는 석고가 각각 계란 크기[雞子大]만큼씩 들어간다. 내가 생각하기에 계란 크기란 반 근을 말하는 것이다. 목방기탕에는 석고가 3매枚 들어간다고도 하고 12매가 들어간다고도 하여 실제 분량分量을 알기가 어렵다. 이제 다른 예에 따라서 계란 크기만큼 들어간다고 했다.

위의 모든 처방을 살펴볼 때 석고가 번갈을 주로 치료하는 것은 명백하다. 병에 걸려서 번조하는 사람, 열이 나는 사람, 섬어하는 사람, 발광發狂하는 사람, 치통이 있는 사람, 두통이 있는 사람, 인통咽痛이 있는 사람에게 번갈증煩渴證이 있을 때 석고를 써 보면 그 효과가 증명된다.

● 호고互考

《상한론傷寒論》에 "한寒에 상傷하여 맥부脈浮, 발열發熱, 무한無汗하면 표증表證이 풀리지 않은 것이니 백호탕을 투여할 수 없다. 갈증이 나서 물이 먹고 싶을 때 표증表證이 없으면 백호가인삼탕으로 치료한다."라고 했다. 내가 생각하기에 위의 문장에서는 백호탕을 투여할 수 없다고 하고 아래 문장에서는 백호가인삼탕을 투여한다고 하는 것은 아마도 위아래 문장 간에 착오가 있는 것 같았다. 이 때문에 《천금방

---

28 | 麻黃杏仁甘草石膏湯 : 麻黃四兩. 杏仁五十個. 甘草二兩. 石膏半斤. (類聚方, 前揭書, p.19)

29 | 爲則按. 當有煩渴證. (類聚方, 前揭書, p.20)

30 | 大靑龍湯 : 麻黃六兩. 桂枝二兩. 甘草二兩. 杏仁四十個. 生薑三兩. 大棗十二枚. 石膏雞子大. (類聚方, 前揭書, pp.21~22)

31 | 木防己湯 : 木防己三兩. 石膏雞子大. 桂枝二兩. 人蔘四兩. (類聚方, 前揭書, p.57)

32 | 爲則按. 當有煩渴證. (類聚方, 前揭書, p.57)

文. 而白虎加人蔘湯. 作白虎湯. 是也. 今從之.

傷寒論中. 白虎湯之證不具也. 千金方擧其證也備矣. 今從之.

● 辨誤

名醫別錄. 言石膏性大寒. 自後醫者怖之. 遂至于置而不用焉. 仲景氏擧白虎湯之證曰. 無大熱. 越婢湯之證亦云. 而二方主用石膏. 然則仲景氏之用藥. 不以其性之寒熱也. 可以見已. 余也篤信而好古. 於是乎. 爲渴家而無熱者. 投以石膏之劑. 病已而未見其害也. 方炎暑之時. 有患大渴引飮. 而渴不止者. 則使其服石膏末. 煩渴頓止. 而不復見其害也. 石膏之治渴. 而不足怖也. 斯可以知已.

《천금방(千金方)》[33]을 살펴보니 위의 《상한론》 전문全文이 실려 있는데 백호가인삼탕이 백호탕으로 되어 있었다. 이것이 옳으니 이제 《천금방》의 내용을 따른다.

《상한론》 안의 백호탕증에는 갈증渴證이 보이지 않는데 《천금방》에서는 갈증이 보인다. 《천금방》이 제대로 되어 있다. 이제 《천금방》의 내용을 따른다.

● 변오辨誤

《명의별록名醫別錄》[34]에 "석고의 성질은 매우 차다[大寒]."라고 했다. 그 이후로 의사들이 석고를 두려워하여 마침내 내버려 두고 쓰지 않는 지경에 이르렀다. 장중경張仲景은 백호탕증에서 "고열이 없다[無大熱]."라고 했고 월비탕증越婢湯證에서도 그렇게 말했는데 두 처방에는 석고가 많이 들어간다. 그렇다면 장중경은 약을 쓸 때 약성藥性의 한열寒熱을 기준으로 쓰지 않았음을 알 수가 있다. (장중경은 고법古法에 따라 약을 썼고) 나 또한 고법古法을 독실하게 믿고 좋아한다. 이에 갈증이 있는 사람[渴家]인데 열熱이 없는 경우에 석고가 들어간 처방을 투여했고, 병이 나았으나 환자에게 해는 없었나. 바야흐로 무더운 여름날에 한 환자가 크게 갈증이 나서 물을 벌컥벌컥 마시는데도 갈증이 그치지 않아서 석고 가루를 복용하게 했는데 번갈이 바로 그쳤으며 환자에게 해는 없었다. 석고를 써서 갈증을 치료할 때 두려워할 것

33 | 《천금방(千金方)》: 《비급천금요방(備急千金要方)》의 간칭(簡稱). 중국 당나라 손사막(孫思邈)이 7세기 중엽에 편찬한 의서. 중국 최초의 임상백과전서. 전 30권이며 후대에 93권본도 나왔으나 내용은 같다. 제1권은 의학 총론과 본초, 제약(製藥) 등에 관한 것이고, 제2~4권은 부인과병, 제5권은 소아과병, 제6권은 칠규병(七竅病), 제7~10권은 제풍(諸風), 각기(脚氣), 상한(傷寒), 제11~20권은 장부(臟腑)의 순서에 따라 일부 내과 잡병을 배열했고, 제21권은 소갈(消渴), 임폐(淋閉) 등의 증(證)에 관한 것이며, 제22권은 정종옹저(疔腫癰疽)에 관한 것이고, 제23권은 치루(痔漏), 제24권은 해독(解毒)과 잡치(雜治), 제29, 30권은 침구공혈(鍼灸孔穴)의 주치(主治)로 되어 있다. 총편(總編) 233문(門)에 방론(方論) 5300수(首)를 합했다. 이 책에 실려 있는 의론(醫論)과 의방(醫方)은 《황제내경(黃帝內經)》 이후 당나라 초기 이전까지의 의학 성과를 비교적 체계적으로 반영하고 있어서 과학적 가치가 높은 저작의 하나이다. (동양의학대사전, 경희대학교출판국), (洪元植, 中國醫學史, 서울, 東洋醫學硏究院, 1987, pp.125~129)

34 | 《명의별록(名醫別錄)》: 대략 중국 한나라 말기에 완성된 본초학서. 《별록(別錄)》이라 약칭하며, 편집자는 미상(일설에 陶氏라고도 함). 진한(秦漢) 시대 의학자들이 《신농본초경(神農本草經)》 1권을 기초로 하여, 약성, 효용과 새로운 약물의 품종을 보충 기재하여 만든 책이다. 역대 의학자들이 계속해서 수집했으므로 《명의별록(名醫別錄)》이라고 부른다. 원서는 전하지 않는다. 그러나 양나라 도홍경(陶弘景)이 《본초경집주(本草經集注)》를 찬주할 때, 《신농본초경》의 365종 약물을 수록함과 동시에 이 책의 365종 약물을 함께 편집하여, 기본 내용이 보존·전래되게 했다. 없어진 내용은 주로 《증류본초(證類本草)》, 《본초강목(本草綱目)》 등에서 볼 수 있다. (동양의학대사전, 경희대학교출판국)

이 없음을 여기에서 볼 수 있다.

陶弘景曰. 石膏發汗. 是不
稽之說. 而不可以爲公論.
仲景氏無斯言. 意者陶氏
用石膏. 而汗出卽愈. 夫毒
藥中病. 則必瞑眩也. 瞑眩
也. 則其病從而除. 其毒在
表則汗. 在上則吐. 在下則
下. 於是手. 有非吐劑而吐.
非下劑而下. 非汗劑而汗
者. 是變而非常也. 何法之
爲. 譬有盜於梁上. 室人交
索之. 出於右. 則順而難逃.
踰於左. 則逆而易逃. 然則
雖逆乎. 從其易也. 毒亦然.
仲景曰. 與柴胡湯. 必蒸蒸
而振. 却發熱汗出而解. 陶
氏所謂石膏發汗. 蓋亦此
類也已. 陶氏不知. 而以爲
發汗之劑. 不亦過乎.

도홍경陶弘景[35]이 "석고는 땀을 낸다."라고 했다. 이는 제대로 살피지 않은 말이므로 공론公論으로 볼 수 없다. 장중경은 이런 말을 하지 않았다. 짐작해 보건대, 도홍경이 석고를 써서 치료할 때 땀이 나면서 나은 경우가 있었던 것 같다. 독약이 병에 적중하면 반드시 명현瞑眩한다. 명현하면 병도 따라서 제거된다. 병독이 체표에 있으면 땀이 나고, 상부에 있으면 구토하고, 하부에 있으면 설사한다. 그러므로 토하는 약이 아닌데도 토를 하고, 설사약이 아닌데도 설사를 하고, 땀내는 약이 아닌데도 땀이 난다. (그러나) 이것은 변變이지 상常이 아니다. 어찌 법法으로 삼겠는가? 비유를 해 보자. 도둑이 들보[梁] 위에 있다. 집안사람들이 도둑을 잡으려고 집안을 뒤지는 중이다. (도둑이) 오른쪽으로 나가면 나가기는 쉬우나 도망가기가 어렵고, 왼쪽으로 담을 넘어가면 나가기는 어려우나 도망가기가 쉽다면 나가기 어렵더라도 도망가기 쉬운 쪽을 택할 것이다. 독의 움직임도 이런 식이다. 장중경은 "시호탕柴胡湯을 투여하면 반드시 후끈후끈 열감이 있으면서 몸을 떨다가[蒸蒸而振] 도리어 발열發熱, 한출汗出하며 낫는다."라고 했는데, 도홍경의 "석고가 땀을 낸다."는 말도 아마 이러한 경우에 해당할 것이다. 도홍경이 알지도 못하면서 발한제發汗劑라고 했으니 또한 잘못이 아니겠는가?

後世以石膏爲峻藥. 而怖
之太甚. 是不學之過也. 仲
景氏之用石膏. 其量每多
於他藥. 半斤至一斤. 此蓋
以其氣味之薄故也.

후세 의사들이 석고를 험한 약이라고 생각하여 석고 쓰기를 매우 두려워하는데 이는 제대로 배우지 못한 잘못이다. 장중경은 석고를 쓸 때 그 약량이 매번 다른 약보다 많아서 반 근에서 1근에 이르렀다. 이는 아마도 석고의 기미氣味가 약하기[薄] 때문일 것이다.

余嘗治靑山侯臣蜂大夫之
病. 其證平素毒着脊上. 七
椎至十一椎. 痛不可忍. 發
則胸膈煩悶而渴. 甚則冒

내가 일찍이 청산후靑山侯의 신하인 봉대부蜂大夫의 병을 치료한 적이 있었다. 그는 독이 척상脊上 7추椎에서 11추까지 붙어 있어서 참기 힘든 통증을 호소했다. 통증이 발생하면 흉격胸膈이 번민煩悶하고 갈

---

35 | **도홍경(陶弘景)** : 중국 남북조 시대 송·양나라 때의 의약학자이며 도가(道家). 자(字)는 통명(通明), 자호(自號)는 화양은거(華陽隱居)이며 단양(丹陽) 말릉(秣陵, 지금의 강소성(江蘇省) 진강(鎭江) 부근) 사람. 본초학을 깊이 연구하여 《신농본초경(神農本草經)》과 《명의별록(名醫別錄)》의 약물 730종을 분류 종합해서 주석을 붙여 《본초경집주(本草經集注)》를 만들어 남북조 시대 이전의 약물학 성과를 종합했는데, 이는 《신농본초경》 이후의 중국 고대 본초학의 중요 문헌이다. [456~536] (동양의학대사전, 경희대학교출판국) 吉益東洞은 도홍경을 선가의(仙家醫)로 분류했다.

而. 不省人事. 有年數矣.
一日大發. 衆醫以爲大虛.
爲作獨蔘湯. 貼二錢. 日三
服. 六日未知也. 醫皆以爲
必死. 於是家人召余診之.
脈絶如死狀. 但診其胸. 微
覺有煩悶狀. 乃作石膏黃
連甘草湯與之. 一劑之重
三十五錢. 以水一盞六分
煮取六分. 頓服. 自昏至曉.
令三劑盡. 通計一百有五
錢. 及曉. 其證猶夢而頓覺.
次日余辭而歸京師. 病客
曰. 一旦決別. 吾則不堪.
請與君行. 朝夕於左右. 遂
俱歸京師. 爲用石膏如故.
居七八十許日而告瘳. 石
膏之非峻藥. 而不可怖也.
可以見焉爾.

증이 나며, 심하면 의식이 몽롱[冒]하여 인사人事를 돌보지 못한 것이 벌써 몇 년이나 지난 상태였다. 하루는 증상이 크게 발작發作했는데, 여러 의사들이 크게 허하다[大虛]고 판단하여 독삼탕獨蔘湯을 1첩貼[36]에 2돈[錢]이 되도록 지어서 하루 세 번 복용하도록 했다. 6일이 지나도록 별다른 차도가 없자, 의사들이 모두 곧 죽을 거라고 했다. 이에 집안사람들이 나를 불러 진료하게 했다. 맥이 끊어진 게 마치 죽은 것 같았는데, 진찰할 때 흉부胸部에 번민상煩悶狀이 있음을 약간 느낄 수 있었다. 이에 석고황련감초탕石膏黃連甘草湯을 처방했다. 1제劑[37]의 무게는 35돈[錢]인데 (이것을) 물 1잔盞[38] 6푼[分]에 넣고 달여서 6푼으로 만들어 한 번에 먹었다[頓服][39]. 저녁부터 새벽까지 3제를 달여 먹었다. 합하여 105돈을 달여 먹인 것이다. 새벽이 되니 (환자의 증상이 사라진 것이) 마치 꿈꾸다가 갑자기 깬 것 같았다. 다음 날 내가 사양하고 수도[京師][40]로 돌아오려 하는데, 환자가 "하루아침에 헤어진다니 제가 감당하기가 어렵습니다. 선생님과 함께 가게 해 주십시오."라고 말하여, 하루 종일 나란히 걸어서 마침내 함께 수도로 돌아왔다. 환자를 위하여 같은 양의 석고를 사용했고 70~80일쯤 복용한 뒤 마침내 병이 나았다. 석고는 험한 약[峻藥]이 아니니 두려워할 것이 없음을 어서 볼 수가 있나.

---

36 | 첩(貼) : 한 번 달이는 분량을 싼 것을 1첩이라고 한다. (大塚敬節 校注, 藥徵, 前揭書, p.228) 1첩은 한 번에 달이는 분량을 말한다. 1첩의 분량이 1냥이라면 하루에 3첩을 달이므로 하루 3냥을 복용하게 된다. (吉益東洞 著, 角田睦子 譯注, 藥徵, 東京, 三煌社, 2003, p.273)

37 | 제(劑) : '여러 가지 한약을 조합한 것'이라는 뜻과 '한 번에 달이는 약량(藥量)'이라는 뜻을 동시에 가지고 있다. 《상한론(傷寒論)》에서는 주로 1제(劑)를 한 번에 달여서 3(升)으로 만들어 하루 3회에 걸쳐서 1승씩 나누어 먹는 예가 많이 보인다. 물론 병세에 따라서 한나절[半日] 동안 1제(劑)를 모두 복용시키는 경우도 있었다[其方雖言日三服. 若病劇不解. 當促其間. 可半日中盡三服].

38 | 잔(盞) : 술, 물 등의 액체를 담는 그릇. 한의학 고전에서 약을 달일 때 물의 양을 지시하는 어휘로 자주 쓰임. 명대의 의서 《의학정전(醫學正傳)》에서는 물 1잔(盞)은 반 근(半斤)이라 했는데, 명나라 때의 반 근은 약 245g 정도이므로 잔(盞)은 물 245㎖ 정도를 담을 수 있는 그릇이라고 볼 수 있다. 잔은 또한 대잔(大盞), 중잔(中盞), 소잔(小盞)으로 나누어서 사용했는데 중잔, 소잔의 정확한 용량을 추정하기는 어려우나, 이동원(李東垣)이 대잔(大盞)에는 물 1승(升)이 들어간다고 한 말을 참고하면, 그 시기의 1승은 약 600㎖ 정도였으므로 대잔(大盞)은 물 600㎖ 정도를 담는 그릇으로 볼 수 있다. (동양의학대사전, 경희대학교출판국)

39 | 돈복(頓服) : 많은 양의 약을 단번에 먹는 것. (동양의학대사전, 경희대학교출판국)

40 | 수도[京師] : 여기서는 교토[京都]를 말한다.

石膏 本邦處處出焉. 加州
奧州最多. 而有硬軟二種.
軟者上品也. 別錄曰. 細理
白澤者良. 雷斅曰. 其色瑩
淨如水精. 李時珍曰. 白者
潔淨. 細文短密如束鍼. 爲
則曰. 採石藥之道. 下底爲
佳. 以其久而能化也. 採石
膏. 於其上頭者. 狀如米糕.
於其下底者. 瑩淨如水精.
此其上品也.

用之之法. 唯打碎之已. 近
世火煆用之. 此以其性爲
寒故也. 臆測之爲也. 余則
不取焉. 大凡製藥之法. 製
而倍毒則製之. 去毒則不.
是毒外無能也.

諸藥之下. 其當製者. 詳其
製也. 不製者不. 下皆倣之.

● 품고品考

석고石膏는 일본 곳곳에서 나오는데, 가주加州[41]와 오주奧州[42]에서 가장 많이 나온다. 딱딱한 것과 부드러운 것 두 종류가 있는데 부드러운 것이 상품이다. 《명의별록》에서 "무늬가 가늘고 백색에 윤택이 있는 것이 좋다."라고 했다. 뇌효雷斅[43]는 "그 색이 밝고 맑은 것이 마치 수정水精 같다."라고 했다. 이시진李時珍[44]은 "깨끗하고 맑은 흰색에 짧고 가는 무늬가 치밀한 것이 마치 침鍼을 묶어 놓은 것 같다."라고 했다. 나는 이렇게 말하고 싶다. "석약石藥을 채취할 때는 아래쪽에 있는 것이 좋다. 아래쪽에 있는 것일수록 오랜 시간 속에 잘 변화될 수 있기 때문이다. 위쪽에 있는 것은 모양이 마치 쌀떡과 같고, 아래쪽에 있는 것은 밝고 맑은 것이 마치 수정 같은데, 아래쪽에 있는 것이 상품上品이다."

석고를 약으로 쓰는 방법은 두드려 부수어서 쓰는 것 외에는 없다. 요즈음 석고의 성질이 차기[寒] 때문에 불로 구워서 쓴다고 하는데 이는 억측臆測에서 비롯된 것이다. 나는 이를 따르지 않는다. 약을 법제法製하는 원칙은 법제를 해서 독이 배가된다면 법제를 하고, 독이 제거된다면 법제를 하지 않는 것이다. 이는 독에만 약효가 있기 때문이다.

모든 약 밑에 법제를 해야 할 경우에는 방법을 상세히 밝혀 놓았고 법제하지 않아도 되는 경우에는 방법을 쓰지 않았다. 앞으로 나오는 글은 모두 이 기준에 따른다.

---

41 | 가주(加州, かしゅう) : 과거 일본 지명. 가하국(加賀國, かがのくに)의 다른 이름이다. 현재 석천현(石川縣, いしかわけん) 남부(南部)에 해당한다.

42 | 오주(奧州, おうしゅう) : 과거 일본 지명. 육오국(陸奧國, むつのくに)의 다른 이름이다. 범위는 현재의 복도현(福島縣, ふくしまけん), 궁성현(宮城縣, みやぎけん), 암수현(岩手縣, いわてけん), 청삼현(靑森縣, あおもりけん)과 추전현(秋田縣, あきたけん)의 일부에 해당한다.

43 | 뇌효(雷斅) : 중국 남북조 시대 송나라의 본초학자. 뇌공(雷公)이라고도 함. 약물의 포자(炮炙) 방법에 능통해 포자 과정에서의 의기(宜忌)에 대해서도 상세하게 논술하여 본초학의 발전에 크게 공헌했다. 원서는 남아 있지 않으나 그 내용이 후대의 본초서(本草書) 속에서 발견된다. (동양의학대사전, 경희대학교출판국)

44 | 이시진(李時珍) : 중국 명나라 때의 본초학자. 자(字)는 동벽(東壁)이고 호는 빈호(瀕湖)이며 당시의 기주(蘄州, 지금의 호북성(湖北省) 기춘(蘄春) 사람이다. 이시진은 일찍이 과거를 보았으나, 후에 유학을 버리고 의학을 공부하여 대대로 내려오는 의학을 계승했다. 27년간의 고생 끝에 《본초강목(本草綱目)》을 완성했는데, 모두 1892종의 약물을 수록했으며, 이는 명나라 이전의 본초학을 총결한 저술로 약물의 분류, 감정, 채집, 포제, 저장 등 각 방면에 모두 뛰어난 성과가 있었음은 물론이고, 본초학의 발전에 지대한 공헌을 했다. 《본초강목》은 17세기부터 아시아 및 유럽의 여러 나라에 전해져서, 관련이 있는 의원 및 과학자들에게 매우 높은 평가를 받았으며,

滑石

主治小便不利也. 旁治渴
也.

● 考徵

猪苓湯證曰. 渴欲飮水. 小
便不利.

以上一方. 滑石一兩.

右此一方. 斯可見滑石所
主治也.
滑石白魚散證曰. 小便不
利. 蒲灰散證曰. 小便不利.
余未試二方. 是以不取徵
焉.

● 互考

余嘗治淋家痛不可忍而渴
者. 用滑石礬甘散. 其痛立
息. 屢試屢效. 不可不知也.

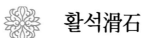

활석滑石

활석은 소변불리小便不利[45]를 주로 치료하며, 갈渴을 부수적으로 치료한다.

● 고징考徵

저령탕증猪苓湯證[46]에서 "갈증이 나서 물을 마시고 싶어하며 소변이 불리不利하다."라고 했다.

이상 1개 처방에는 활석이 1냥兩 들어간다.

위 1개 처방에서 활석의 주치主治를 볼 수 있다.

활석백어산증滑石白魚散證[47]에 "소변小便이 불리하다."라고 했고, 포회산증蒲灰散證[48]에서도 "소변이 불리하다."라고 했으나 내가 두 처방을 시험하여 보지 않았기 때문에 이 두 처방을 활석의 주치에 대한 증거로 보지 않았다.

● 호고互考

내가 일찍이 소변이 불리하면서 참을 수 없는 통증과 갈증이 있는 사람을 치료할 때 활석반감산滑石礬甘散을 썼는데 통증이 바로 그친 적이 있었다. 여러 번 시험해 보았는데 할 때마다 효과가 있었으니 잘 알아두어야 한다.

그중 많은 부분이 세계 각국의 언어로 이미 번역되었다. 기타 저술로는 《빈호맥학(瀕湖脈學)》,《기경팔맥고(奇經八脈考)》 등이 있다.
[1518~1593] (동양의학대사전, 경희대학교출판국)

45 | 소변불리(小便不利) : 소변불리는 소변을 보기 어렵고 소변량도 적은 증상이다. (大塚敬節 校注, 藥徵, 前揭書, p.243), (角田睦子 譯注, 藥徵, 前揭書, p.70)

46 | 猪苓湯 : 猪苓. 茯苓. 阿膠. 滑石. 澤瀉各一兩. (類聚方, 前揭書, p.9)

47 | 滑石白魚散 : 滑石二分. 亂髮二分燒. 白魚二分. (類聚方, 前揭書, p.68)

48 | 蒲灰散 : 蒲灰七分. 滑石二分. (類聚方, 前揭書, p.67)

● 品考

滑石. 和漢共有焉. 處處山谷多出之也. 軟滑而白者. 入藥有效. 宗奭曰. 滑石今謂之畫石. 因其軟滑可寫畫也. 時珍曰. 其質滑膩. 故以名之.

● 품고品考

활석滑石은 일본과 중국에 모두 있다. 전국 각지의 산골짜기에서 많이 나온다. 부드럽고 매끄러우며 흰 것을 약에 넣으면 효과가 있다. 구종석寇宗奭[49]은 "활석은 요즈음 '화석畵石'이라고 부르는데 부드럽고 미끄러워서 그림을 그릴 수 있기 때문이다."라고 했다. 이시진李時珍은 "질감이 매끄럽기[滑膩] 때문에 '매끄러운 돌'이라고 이름을 붙였다."라고 했다.

芒消

망초芒硝

主耎堅也. 故能治心下痞堅. 心下石鞕. 小腹急結. 結胸. 燥屎. 大便鞕. 而旁治宿食. 腹滿. 小腹腫痞之等. 諸般難解之毒也.

망초는 주로 굳은 것을 부드럽게 한다. 그러므로 심하비견心下痞堅, 심하석경心下石硬, 소복급결小腹急結, 결흉結胸, 조시燥屎, 대변경大便硬을 치료할 수 있다. 부수적으로 숙식宿食, 복만腹滿, 소복종비小腹腫痞 등 여러 가지 풀기 어려운 독을 치료한다.

● 考徵

大陷胸湯證曰. 心下痛. 按之石鞕.

以上一方. 芒消一升. 分量可疑. 故從千金方大陷胸丸. 作大黃八兩. 芒消五兩.

大陷胸丸證曰. 結胸項亦

● 고징考徵

대함흉탕증大陷胸湯證[50]에 "심하心下가 아프면서 눌렀을 때 돌처럼 딱딱하다."라고 했다.

이상 1개 처방에는 망초가 1되[升] 들어가는데 1되가 얼마나 되는 양인지 정확히 알 수가 없다. 그러므로 《천금방千金方》 대함흉환大陷胸丸에서 대황 8냥兩, 망초 5냥이라고 한 것을 따른다.

대함흉환증大陷胸丸證[51]에 "결흉하면서 뒷목 또한 뻣뻣하다[强]."라

---

49 | 구종석(寇宗奭) : 12세기 중국 송나라 때의 의학자. 본적은 미상이며, 본래 풍주(灃州, 지금의 호남성(湖南省) 풍현(灃縣))의 지방 관리였다. 약성(藥性)의 연구를 중시하여, 처방 용약에는 약성의 이해가 필수적이라고 강조했다. 《개보본초(開寶本草)》, 《도경본초(圖經本草)》는 일부 약물에 대한 고정(考訂)이 철저하지 못하고, 구설(舊說)을 답습한 것으로 보았다. 그래서 10여 년에 걸쳐 자료를 수집하고, 장기간 식물을 관찰, 실험하고, 여러 학자들의 설(說)을 참고하여 정화(政和) 6년(1116)에 《본초연의(本草衍義)》 전 20권을 써서 상용 약물 460종을 실었다. (동양의학대사전, 경희대학교출판국)

50 | 大陷胸湯 : 大黃六兩. 芒硝一升. 甘遂一錢. (類聚方, 前揭書, p.49)

强.

以上一方. 芒消半升. 分量
亦可疑. 故從千金方作五
兩.

調胃承氣湯證曰. 腹脹滿.
又曰. 大便不通. 又曰. 不
吐不下心煩.

以上一方. 芒消半斤. 分量
亦可疑. 今考千金方外臺
秘要. 此方無有焉. 故姑從
桃核承氣湯. 以定芒消分
量.

柴胡加芒消湯證不審備也.
(說在互考中)

以上一方. 芒消六兩.

大承氣湯證曰. 燥屎. 又曰.
大便鞕. 又曰. 腹滿. 又曰.
宿食.

大黃牡丹湯證曰. 小腹腫
痞.

木防己去石膏加茯苓芒消

고 했다.

이상 1개 처방에는 망초가 반 되[半升] 들어가는데 반 되가 얼마나 되는 양인지 정확히 알 수가 없다. 그러므로 《천금방》에서 망초 5냥이라고 한 것을 따른다.

조위승기탕증調胃承氣湯證[52]에 "복부가 창만脹滿하다."라고 했으며, "대변이 통하지 않는다."라고도 했다. 또 "토하지도 않고 대변이 나오지도 않으면서 심번心煩하다."라고 했다.

이상 1개 처방에는 망초가 반 근半斤이 들어가는데 반 근이 또한 얼마나 되는 양인지 정확히 알 수가 없다. 이제 《천금방》과 《외대비요外臺秘要》[53]를 살펴보니 이 처방이 보이지 않았다. 그러므로 임시방편으로 도핵승기탕桃核承氣湯[54]을 참고하여 망초의 분량을 정했다.

시호가망초탕柴胡加芒硝湯[55]에는 해당 증상이 보이지 않는다.
[自註] 호고互考에 해설이 있다.

이상 1개 처방에는 망초가 6냥 들어간다.

대승기탕증大承氣湯證[56]에서 "조시", "대변경", "복만", "숙식"이라고 했나.

대황목단탕증大黃牡丹湯證[57]에서 "아랫배가 종비腫痞하다."라고 했다.

목방기거석고가복령망초탕증木防己去石膏加茯苓芒硝湯證[58]에서 "심하가

---

51 | 大陷胸丸 : 大黃半斤. 葶藶半升. 芒硝半升. 杏仁半升. (類聚方, 前揭書, p.50)

52 | 調胃承氣湯 : 大黃四兩. 甘草二兩. 芒硝半斤. (類聚方, 前揭書, p.37)

53 | 《외대비요(外臺秘要)》: 중국 당나라 왕도(王燾)가 752년에 편찬한 의서. 전 40권. 이 책은 당나라 초기와 그 이전의 의학서를 수집한 것이다. 자서(自序)에서도 "무릇 고방(古方)에 관해서는 50~60가(家)의 저작(著作)을 모았고, 새로 편찬된 책들도 수백 수천 권에 이른다."라고 했는데, 이를 편집 정리한 것이다. 내용은 모두 1104문(門)으로 되어 있으며, 모두 먼저 의론을 논술하고 다음으로 처방을 나열했는데, 의약 처방 약 6천여 방(方)이 실려 있다. 의론 부분은 《소씨병원(巢氏病源)》을 위주로 했고, 의방부분은 《천금방》에서 뽑은 것이 제일 많다. 내용이 광범위하고 박식하며 책 중에 인용한 참고 서적은 모두 출처를 부기하고 있어서 중국 당나라 이전의 의학을 연구하는 데에 상당한 참고가 된다. 1069년에 북송(北宋) 교정의서국(校正醫書局)에서 교간했으며, 1640년에 또 정연도(程衍道)가 교정했다. (동양의학대사전, 경희대학교출판국)

54 | 桃核承氣湯 : 桃仁五十個. 桂枝二兩. 大黃四兩. 芒硝二兩. 甘草二兩. (類聚方, 前揭書, p.38)

55 | 柴胡加芒硝湯 : 柴胡半斤. 黃芩三兩. 人蔘三兩. 甘草三兩. 半夏半升. 生薑三兩. 大棗十二枚. 芒硝六兩. (類聚方, 前揭書, p.27)

56 | 大承氣湯 : 大黃四兩. 厚朴半斤. 枳實五枚. 芒硝三合. (類聚方, 前揭書, p.32)

57 | 大黃牡丹皮湯 : 大黃四兩. 牡丹皮一兩. 桃仁五十個. 瓜子半升. 芒硝三合. (類聚方, 前揭書, p.36)

58 | 木防己去石膏加茯苓芒硝湯 : 木防己湯方內去石膏加茯苓四兩芒硝三合. (類聚方, 前揭書, p.58)

湯證曰. 心下痞堅(云云).
復與不愈者.
以上三方. 芒消皆三合.

大黃消石湯證曰. 腹滿.

以上一方. 消石四兩.

橘皮大黃朴消湯證曰. 鱠
食之在心胸間不化. 吐復
不出.

桃核承氣湯證曰. 少腹急
結.

以上二方. 朴消芒消皆二
兩.
消礬散證曰. 腹脹.

以上一方. 消石等分.

右歷觀此數方. 芒消主治
堅塊明矣. 有耎堅之功也.
故旁治宿食. 腹滿. 少腹腫
痞之等. 諸般難解者也.

● 互考

柴胡加芒消湯. 是小柴胡
湯而加芒消者也. 而小柴
胡湯. 主治胸脇苦滿. 不能
治其塊. 所以加芒消也. 見
人蔘辨誤中說. 則可以知
矣.

비견痞堅한데…… 다시 투여해도 낫지 않는 경우"라고 했다.

이상 3개 처방에는 망초가 각각 3홉[合][59]씩 들어간다.

대황초석탕증大黃硝石湯證[60]에서 "복부가 만滿하다."라고 했다.

이상 1개 처방에는 초석硝石이 4냥 들어간다.

귤피대황박초탕증橘皮大黃朴硝湯證[61]에서 "생선회를 먹은 것이 심흉간心胸間에서 소화되지 않았는데 토하여도 다시 나오지 않는 경우"라고 했다.

도핵승기탕증桃核承氣湯證[62]에서 "아랫배가 당기면서 뭉쳤다."라고 했다.

이상 2개 처방에는 박초朴硝, 망초가 각각 2냥씩 들어간다.

초반산증硝礬散證[63]에서 "복부가 창脹하다."라고 했다.

이상 1개 처방에는 초석이 다른 약과 같은 양으로 들어간다.

위의 모든 처방을 살펴볼 때 망초가 견고한 덩어리를 치료함이 명백하다. 굳은 것을 부드럽게 하는 능력이 있는 것이다. 그러므로 숙식, 복만, 소복종비 등 여러 풀기 어려운 독을 부수적으로 치료한다.

● **호고互考**

시호가망초탕은 소시호탕小柴胡湯에 망초를 더한 것이다. 소시호탕은 흉협고만胸脇苦滿을 주로 치료하지만 덩어리[塊]를 없애지는 못하기 때문에 망초를 더한 것이다. 인삼부人蔘部 변오辨誤에 있는 설명을 보면 잘 알 수 있을 것이다.

---

59 | 홉[合] : 용량의 단위. 1약(龠)의 10배, 1되[升]의 10분의 1이다. (동양의학대사전, 경희대학교출판국)

60 | 大黃硝石湯 : 大黃. 黃柏. 硝石各四兩. 梔子十五枚. (類聚方, 前揭書, p.36)

61 | 橘皮大黃朴硝湯 : 橘皮一兩. 大黃二兩. 朴硝二兩. (類聚方, 前揭書, p.36)

62 | 桃核承氣湯 : 桃仁五十個. 桂枝二兩. 大黃四兩. 芒硝二兩. 甘草二兩. (類聚方, 前揭書, p.38)

63 | 硝礬散 : 硝石. 礬石等分. (類聚方, 前揭書, p.65)

64 | 芍藥甘草湯 : 芍藥四兩. 甘草四兩. (類聚方, 前揭書, p.39)

● 品考

消石. 和漢無別. 朴消芒消
消石. 本是一物. 而各以形
狀名之也. 其能無異. 而芒
消之功勝矣. 故余家用之.

● 甘草

主治急迫也. 故治裏急急
痛攣急. 而旁治厥冷煩躁
衝逆之等. 諸般急迫之毒
也.

● 考徵

芍藥甘草湯證曰. 脚攣急.

甘草乾薑湯證曰. 厥咽中
乾. 煩燥.

甘草瀉心湯證曰. 心煩不
得安.

生薑甘草湯證曰. 咽燥而
渴.

桂枝人蔘湯證曰. 利下不止.

● 品고品考

초석硝石은 일본에서 나는 것과 중국에서 나는 것의 품질에 차이가 없다. 박초, 망초, 초석은 원래 한 물질인데 각각의 형상에 따라 이름을 지은 것이다. 약의 주치主治는 별다른 차이가 없으나 망초의 효능이 우수하므로 우리 가문에서는 망초를 쓴다.

감초甘草

감초는 급박急迫을 주로 치료한다. 그러므로 이급裏急, 급통急痛, 연급攣急을 치료한다. 부수적으로 궐랭厥冷, 번조煩躁, 충역衝逆 등 여러 급박한 독을 치료한다.

● 고징考徵

작약감초탕증芍藥甘草湯證[64]에서 "다리가 당기면서 긴장된다."라고 했다.

감초건강탕증甘草乾薑湯證[65]에서 "손발이 차가워지고, 목구멍이 마르며[咽中乾], 번조하다."라고 했다.

감초사심탕증甘草瀉心湯證[66]에서 "심心이 번煩하여 편안하지 않다."라고 했다.

생강감초탕증生薑甘草湯證[67]에서 "목구멍이 마르고 갈증이 있다."라고 했다.

계지인삼탕증桂枝人蔘湯證[68]에서 "설사가 그치지 않는다."라고 했다.

---

65 | **甘草乾薑湯** : 甘草四兩. 乾薑二兩. (類聚方, 前揭書, p.41)
66 | **甘草瀉心湯** : 半夏半升. 黃芩. 乾薑. 人蔘各三兩. 黃連一兩. 大棗十二枚. 甘草三兩. 加甘草一兩. (類聚方, 前揭書, p.54)
67 | **生薑甘草湯** : 生薑五兩. 人蔘三兩. 甘草四兩. 大棗十五枚. (類聚方, 前揭書, p.40)
68 | **桂枝人蔘湯** : 桂枝四兩. 甘草四兩. 朮三兩. 人蔘三兩. 乾薑三兩. (類聚方, 前揭書, pp.40~41)

以上五方. 甘草皆四兩.　　　이상 5개 처방에는 감초가 각각 4냥兩씩 들어간다.

芍藥甘草附子湯證不具也.　　　작약감초부자탕芍藥甘草附子湯[69]에는 해당 증상이 보이지 않는다.
(說在互考中)　　　　　　　　自註 호고互考에 해설이 있다.

甘麥大棗湯證曰. 藏躁. 憙　　　감맥대조탕증甘麥大棗湯證[70]에서 "장조藏躁[71]로 감정의 기복이 심해서
悲傷欲哭.　　　　　　　　　격하게 울려고 한다."라고 했다.

以上二方. 甘草皆三兩.　　　이상 2개 처방에는 감초가 각각 3냥씩 들어간다.

甘草湯證曰. 咽痛者.　　　　　감초탕증甘草湯證[72]에서 "목이 아픈 경우"라고 했다.

桔梗湯證不具也. (說在互　　　길경탕桔梗湯[73]에는 해당 증상이 보이지 않는다.
考中)　　　　　　　　　　　自註 호고에 해설이 있다.

桂枝甘草湯證曰. 叉手自　　　계지감초탕증桂枝甘草湯證[74]에서 "양손으로 깍지를 끼고 심장을 누른
冒心.　　　　　　　　　　　다."라고 했다.

桂枝甘草龍骨牡蠣湯證曰.　　　계지감초용골모려탕증桂枝甘草龍骨牡蠣湯證[75]에서 "번조하다."라고 했
煩躁.　　　　　　　　　　　다.

四逆湯證曰. 四肢拘急. 厥　　　사역탕증四逆湯證[76]에서 "사지四肢가 당기고 긴장되면서 차다."라고
逆.　　　　　　　　　　　　했다.

甘草粉蜜湯證曰. 令人吐　　　감초분밀탕증甘草粉蜜湯證[77]에서 "(회충蚘蟲으로 인해) 환자는 거품이
涎. 心痛發作有時. 毒藥不　　　섞인 침을 토하고, 때로 심통心痛을 일으키기도 하는데 독약毒藥으로
止.　　　　　　　　　　　　도 치료할 수 없다."라고 했다.

以上六方. 甘草皆二兩.　　　이상 6개 처방에는 감초가 각각 2냥씩 들어간다.

69｜芍藥甘草附子湯：芍藥三兩. 甘草三兩. 附子一枚. (類聚方, 前揭書, p.40)

70｜甘麥大棗湯：甘草三兩. 小麥一升. 大棗十枚. (類聚方, 前揭書, p.40)

71｜장조(藏躁)：히스테리발작 같은 정신신경장애의 하나. (동양의학대사전, 경희대학교출판국)

72｜甘草湯：甘草二兩. (類聚方, 前揭書, p.39)

73｜桔梗湯：桔梗一兩. 甘草一兩. (類聚方, 前揭書, p.39)

74｜桂枝甘草湯：桂枝四兩. 甘草二兩. (類聚方, 前揭書, p.10)

75｜桂枝甘草龍骨牡蠣湯：桂枝一兩. 甘草二兩. 牡蠣二兩. 龍骨二兩. (類聚方, 前揭書, p.10)

76｜四逆湯：甘草二兩. 乾薑一兩半. 附子一枚. (類聚方, 前揭書, p.41)

77｜甘草粉蜜湯：甘草二兩. 粉一兩. 蜜四兩. (類聚方, 前揭書, p.40)

右八方甘草二兩三兩. 而
亦四兩之例.

위의 8개 처방(작약감초부자탕증~감초분밀탕증)에는 감초가 2냥 또는 3냥 들어간다. 간혹 4냥까지 들어가는 경우도 있다.

苓桂甘棗湯證曰. 臍下悸.

영계감조탕증苓桂甘棗湯證[78]에서 "제하臍下가 계悸[79]하다."라고 했다.

苓桂五味甘草湯證曰. 氣
從小腹上衝胸咽.

영계오미감초탕증苓桂五味甘草湯證[80]에서 "기氣가 아랫배로부터 가슴과 목구멍 쪽으로 상충上衝한다."라고 했다.

小建中湯證曰. 裏急.

소건중탕증小建中湯證[81]에서 "뱃속이 당긴다."라고 했다.

半夏瀉心湯證曰. 心下痞.

반하사심탕증半夏瀉心湯證[82]에서 "심하心下가 비痞하다."라고 했다.

小柴胡湯證曰. 心煩. 又云.
胸中煩.

소시호탕증小柴胡湯證[83]에서 "심이 번하다.", "가슴 속이 번하다."라고 했다.

小青龍湯證曰. 咳逆倚息.

소청룡탕증小青龍湯證[84]에서 "기침이 심해서 눕지 못하고 벽에 기대어 숨 쉰다."라고 했다.

黃連湯證曰. 腹中痛.

황련탕증黃連湯證[85]에서 "배가 아프다."라고 했다.

人蔘湯證曰. 逆搶心.

인삼탕증人蔘湯證[86]에서 "(기가) 거꾸로 심장을 치받는다."라고 했다.

旋覆花代赭石湯證曰. 心
下痞硬. 噫氣不除.

선복화대지석탕증旋覆花代赭石湯證[87]에서 "심하가 비경痞硬하고 트림이 그치지 않는다."라고 했다.

烏頭湯證曰. 疼痛不可屈

오두탕증烏頭湯證[88]에서 "아파서 (몸을) 굽히지도 펴지도 못한다."라

---

78 | 苓桂甘棗湯 : 茯苓半斤. 甘草三兩. 大棗十五枚. 桂枝四兩. (類聚方, 前揭書, p.13)

79 | 계(悸) : 복피(腹皮)를 얕게 누르면 팔짝팔짝 뛰고 손가락 끝에 응(應)하며 깊이 누르면 도리어 소실하는 것이 계(悸)다. 계(悸)에는 불안정(不安定)한 느낌이 있다. 복저(腹底)를 깊게 눌러도 두근두근 움직이며 멈추지 않는 동(動)과 구분된다. (腹證奇覽翼, 前揭書, p.46)

80 | 苓桂五味甘草湯 : 茯苓四兩. 桂枝四兩. 甘草三兩. 五味子半升. (類聚方, 前揭書, p.13)

81 | 小建中湯 : 桂枝三兩. 甘草三兩. 大棗十二枚. 芍藥六兩. 生薑三兩. 膠飴一升. (類聚方, 前揭書, p.13)

82 | 半夏瀉心湯 : 半夏半升. 黃芩. 乾薑. 人蔘各三兩. 黃連一兩. 大棗十二枚. 甘草三兩. (類聚方, 前揭書, p.53)

83 | 小柴胡湯 : 柴胡半斤. 黃芩三兩. 人蔘三兩. 甘草三兩. 半夏半升. 生薑三兩. 大棗十二枚. (類聚方, 前揭書, p.24)

84 | 小青龍湯 : 麻黃三兩. 芍藥三兩. 五味子半升. 乾薑三兩. 甘草三兩. 桂枝三兩. 半夏半升. 細辛三兩. (類聚方, 前揭書, p.21)

85 | 黃連湯 : 黃連. 甘草. 乾薑. 桂枝各三兩. 人蔘二兩. 半夏半升. 大棗十二枚. (類聚方, 前揭書, p.55)

86 | 人蔘湯 : 人蔘. 甘草. 朮. 乾薑各三兩. (類聚方, 前揭書, p.11)

87 | 旋覆花代赭石湯 : 旋覆花三兩. 人蔘二兩. 生薑五兩. 半夏半升. 代赭一兩. 大棗三兩. 甘草三兩. (類聚方, 前揭書, p.61)

88 | 烏頭湯 : 麻黃. 芍藥. 黃耆各三兩. 甘草三兩. 川烏五枚. (類聚方, 前揭書, p.45)

伸. 又云. 拘急不得轉側.

고 했다. 또 "당겨서 옆으로 돌아눕지도 못한다."라고 했다.

以上十方. 甘草皆三兩.

이상 10개 처방에는 감초가 각각 3냥씩 들어간다.

排膿湯證闕. (說在桔梗部)

배농탕排膿湯[89]에는 해당 증상이 보이지 않는다.

自註 길경부桔梗部에 해설이 있다.

調胃承氣湯證曰. 不吐不下. 心煩.

조위승기탕증調胃承氣湯證[90]에서 "구토하지도 설사하지도 않으면서 심心이 번하다."라고 했다.

桃核承氣湯證曰. 其人如狂. 又云. 少腹急結.

도핵승기탕증桃核承氣湯證[91]에서 "사람이 마치 미친 것 같다.", "아랫배가 당기면서 뭉쳤다."라고 했다.

桂枝加桂湯證曰. 奔豚氣從少腹上衝心.

계지가계탕증桂枝加桂湯證[92]에서 "분돈기奔豚氣가 아랫배로부터 위쪽으로 심心을 찌른다."라고 했다.

桂枝去芍藥加蜀漆龍骨牡蠣湯證曰. 驚狂起臥不安.

계지거작약가촉칠용골모려탕증桂枝去芍藥加蜀漆龍骨牡蠣湯證[93]에서 "깜짝 놀라서 발광하고 자나깨나 불안해한다."라고 했다.

以上五方. 甘草皆二兩.

이상 5개 처방에는 감초가 각각 2냥씩 들어간다.

右歷觀此諸方. 無論急迫. 其他曰痛. 曰厥. 曰煩. 曰悸. 曰咳. 曰上逆. 曰驚狂. 曰悲傷. 曰痙鞕. 曰利下. 皆甘草所主. 而有所急迫者也. 仲景用甘草也. 其急迫劇者. 則用甘草亦多. 不劇者. 則用甘草亦少. 由是觀之. 甘草之治急迫也明矣. 古語曰. 病者苦急. 急食甘以緩之. 其斯甘草之謂乎. 仲景用甘草之方甚多. 然其所用者. 不過前證. 故不枚擧焉. 凡徵多而證明

위의 모든 처방을 살펴볼 때 급박이라고 말한 곳은 없으나, "아프다", "손발이 차다", "번하다", "계하다", "기침한다", "상역한다", "놀라서 발광한다", "슬픔에 상하다", "비경하다", "설사한다"는 모두 감초가 치료하는 증상으로 급박한 면이 있다. 장중경이 감초를 쓸 때 급박함이 심하면 감초를 쓰는 양이 많았고, 급박함이 심하지 않으면 감초를 쓰는 양이 적었다. 이런 점에서 보면 감초가 급박을 치료하는 것이 명백하다. 옛말에 "병든 사람이 급박한 증상으로 고통 받으면 급히 단맛을 먹어서 완화시키라."라고 했으니, 이는 감초를 말한 것이다. 장중경은 감초를 쓴 처방이 매우 많았으나, 감초를 썼던 증상이 앞에서 열거한 증상에서 벗어나지 않는다. 그러므로 낱낱이 열거하지

---

89 | 排膿湯: 甘草二兩. 桔梗三兩. 生薑一兩. 大棗十枚. (類聚方, 前揭書, p.39)

90 | 調胃承氣湯: 大黃四兩. 甘草二兩. 芒硝半斤. (類聚方, 前揭書, p.37)

91 | 桃核承氣湯: 桃仁五十個. 桂枝二兩. 大黃四兩. 芒硝二兩. 甘草二兩. (類聚方, 前揭書, p.38)

92 | 桂枝加桂湯: 桂枝三兩. 芍藥三兩. 甘草二兩. 生薑三兩. 大棗十二枚. 加桂枝二兩. (類聚方, 前揭書, p.3)

93 | 桂枝去芍藥加蜀漆龍骨牡蠣湯: 桂枝三兩. 甘草二兩. 生薑三兩. 牡蠣五兩. 大棗十二枚. 蜀漆三兩. 龍骨四兩. (類聚方, 前揭書, p.7)

者. 不枚擧其徵. 下皆倣之.

않는다. 증명하는 글이 많아서 (약의) 증상이 명백한 경우에는 증명하는 글을 모두 열거하지 않았다. 아래의 글에서도 이와 같다.

● 互考

甘草湯證曰. 咽痛者可與甘草湯. 不差者與桔梗湯. 凡其急迫而痛者. 甘草治之. 其有膿者. 桔梗治之. 今以其急迫而痛. 故與甘草湯. 而其不差者已有膿也. 故與桔梗湯. 據此推之. 則甘草主治可得而見也.

芍藥甘草附子湯. 其證不具也. 爲則按其章曰. 發汗病不解. 反惡寒. 是惡寒者附子主之. 而芍藥甘草則無主證也. 故此章之義. 以芍藥甘草湯脚攣急者而隨此惡寒. 則此證始備矣.

爲則按調胃承氣湯. 桃核承氣湯. 俱有甘草. 而大小承氣湯. 厚朴三物湯. 皆無甘草也. 調胃承氣湯證曰. 不吐不下心煩. 又曰. 鬱鬱微煩. 此皆其毒急迫之所致也. 桃核承氣湯證曰. 或如狂. 或少腹急結. 是雖有結實. 然狂與急結. 此皆爲急迫. 故用甘草也. 大小承氣湯. 厚朴三物湯. 大黃黃連瀉心湯. 但解其結毒耳. 故無甘草也. 學者詳諸.

● **호고互考**

감초탕증甘草湯證에서 "목구멍[咽]이 아픈 사람에게는 감초탕을 투여할 수 있다. 낫지 않는 경우에는 길경탕桔梗湯을 투여한다."라고 했다. 급박하게 아픈 경우에는 감초가 그것을 치료하고, 농膿이 있는 경우에는 길경이 그것을 치료한다. 이제 급박하게 아프기 때문에 감초탕을 투여했고, 낫지 않는 경우는 이미 농이 있다는 것이기 때문에 길경탕을 투여했다. 이를 근거로 추론해 보면 감초의 주치主治를 알 수가 있다.

작약감초부자탕芍藥甘草附子湯에는 해당 증상이 보이지 않는다. 내가 살펴보니, 작약감초탕芍藥甘草湯 조문에서 "발한發汗했는데도 병이 낫지 않고 도리어 오한惡寒한다."라고 했다. 여기에서 오한은 부자가 치료하는 것이다. 작약과 감초의 주증主證이 보이지 않는다. 그러므로 이 조문의 의미는 작약감초탕의 다리가 당기고 긴장되는 증상이 (부자의) 오한 증상에 더해진 것이라고 보면 된다. 이렇게 보면 작약감초부자탕증이 비로소 완성된다.

내가 생각하기에 조위승기탕, 도핵승기탕에는 감초가 모두 들어가 있는데 대승기탕, 소승기탕, 후박삼물탕에는 모두 감초가 들어가 있지 않다. 조위승기탕증에서는 "토하지도 않고 대변이 나오지도 않으면서 심心이 번煩하다.", "답답하면서 약간 번하다."라고 했다. 이는 모두 독이 급박하게 만들어 낸 증상이다. 도핵승기탕증에서는 "마치 미친 것 같다. 아랫배가 당기면서 뭉쳤다."라고 했다. 똑같이 뭉치더라도 미친 것 같거나 당기면서 뭉친 경우는 급박한 것이기 때문에 감초를 써야 한다. 대승기탕, 소승기탕, 삼물후박탕, 대황황련사심탕에서는 다만 뭉친 독을 풀어주기만 하면 된다. 그러므로 감초가 없는 것이다. 학자들이여 이 점을 잘 살펴보라.

陶弘景曰. 此草最爲衆藥
之主. 孫思邈曰. 解百藥之
毒. 甄權曰. 諸藥中甘草爲
君. 治七十二種金石毒. 解
一千二百般草木毒. 調和
衆藥有功. 嗚呼此說一出.
而天下無復知甘草之本功.
不亦悲哉. 若從三子之說.
則諸凡解毒. 唯須此一味
而足矣. 今必不能然. 則其
說之非也. 可以知已. 夫欲
知諸藥本功. 則就長沙方
中. 推歷其有無多少. 與其
去加. 引之於其證. 則其本
功可得而知也. 而長沙方
中無甘草者居半. 不可謂
衆藥之主也. 亦可以見已.
古語曰. 攻病以毒藥. 藥皆
毒. 毒卽能. 若解其毒. 何
功之有. 不思之甚矣. 學者
察諸.

● 변오辨誤

　도홍경陶弘景은 "감초가 여러 약 가운데 으뜸이다."라고 했다. 손사막孫思邈[94]은 "모든 약[百藥]의 독을 풀어준다."라고 했다. 진권甄權[95]은 "여러 약 가운데 감초가 왕王이다. 72종류의 금석독金石毒을 치료하고, 1200여 초목독草木毒을 풀어준다. 여러 약을 조화調和시키는 데 공功이 있다."라고 했다. 아! 이런 말이 한번 나오고 나니 천하 사람들이 다시는 감초의 진정한 주치를 알지 못하게 되었다. 또한 슬프지 아니한가? 만약 세 사람의 설명에 따른다면 독을 풀어야 할 여러 상황에 오직 감초 하나만 쓰면 충분할 것이다. 이제 만약 감초 하나로 모든 독을 푸는 것이 불가능하다면 그 설명이 잘못된 것임을 알 수 있다. 여러 약의 진정한 주치를 알고 싶으면 장중경의 처방을 살펴보아야 한다. 처방에 어떤 약이 있는지 없는지, 어떤 약이 많이 들어갔는지 적게 들어갔는지, 어떤 약을 빼고 어떤 약을 넣었는지를 꼼꼼히 살피고 증상에 맞추어 보면 약의 진정한 주치를 알 수 있다. 장중경의 처방 가운데 감초가 들어가지 않은 것이 반半이나 된다. 그러므로 "(감초가) 여러 약 가운데 으뜸"이라고 말할 수 없음을 알 수 있다. 옛말에 "독약으로 병을 공격한다."[96]고 했다. 약은 모두 독이고 독이 곧 효능이다. 만약에 독을 풀어 버리면 무슨 약효가 있겠는가? 제대로 생각지 않음이 심甚하다. 학자들이여 이 점을 잘 살펴보라.

---

94 | 손사막(孫思邈) : 중국 당나라 때의 의학자. 경조(京兆) 화원(華原, 지금의 섬서성(陝西省) 요현(耀縣)) 사람. 그는 태종 등이 국자박사(國子博士)로 임명하겠다는 초빙을 거절하고 오랫동안 민간에 거주했다. 소박한 생활을 하면서 약물을 채집하고 의학을 연구하여 사람들의 질병을 치료하며 저술 활동을 했다. 당나라 이전의 한의학을 체계적으로 정리하고 80년간 자신의 임상 경험을 종합하여 《비급천금요방(備急千金要方)》30권과 《천금익방(千金翼方)》30권을 저술했다. [581~682] (동양의학대사전, 경희대학교출판국). 吉益東洞은 손사막을 질의(疾醫)가 아닌 선가의(仙家醫)로 분류했다.

95 | 진권(甄權) : 중국 당나라 때 의사. 허주(許州) 부구(扶溝, 지금의 하남성(河南省) 부구(扶溝)) 사람. 어머니의 병 때문에 동생 진립언(甄立言)과 함께 의학을 공부하기로 결심하여 의방(醫方)을 열심히 읽었다. 후에 당대의 명의가 되었는데, 특히 침구술(鍼灸術)에 뛰어났다. 수(隋)나라의 노주자사(魯州刺史) 고적금(庫狄欽)이 풍환(風患)으로 활을 당길 수 없게 되었는데, 많은 의사가 고치지 못했다. 그러나 진권이 어깻죽지의 혈(穴)에 침을 놓자 곧 치유되어 활을 쏠 수 있게 되었다. 당나라 태종이 진권의 나이가 103세일 때에 친히 그의 집을 찾아가 장수(長壽)의 음식 약성(藥性)을 살피고, 수장의복(壽杖衣服)을 하사했다. 《맥경(脈經)》1권, 《맥결부(脈訣賦)》1권, 《침경초(鍼經鈔)》3권, 《침방(鍼方)》1권, 《명당인형도(明堂人形圖)》1권을 편찬했다. [540?~643?] (동양의학대사전, 경희대학교출판국)

96 | 독약으로 병을 공격한다[攻病以毒藥] : 역자가 대조한 《정교황제내경소문(精校黃帝內經素問)》(홍원식(洪元植))에서는 이 문장 그대로는 보이지 않았다. 《소문(素問)》《장기법시론편제이십이(藏氣法時論篇第二十二)》의 "독약공사(毒藥攻邪)"와 《소문(素問)》《탕액료례론편제십사(湯液醪醴論篇第十四)》의 "독약공기중(毒藥攻其中)" 등의 문장에서 의미만을 취해서 새롭게 문장을 만들었을 가능성과 吉益東洞이 참조한 《소문》의 판본이 달랐을 가능성이 있다고 사료된다.

夫陶弘景孫思邈者. 醫家
之俊傑. 博洽之君子也. 故
後世尊奉之至矣. 而謂甘
草衆藥之主. 謂解百藥之
毒. 豈得無徵乎. 考之長沙
方中. 半夏瀉心湯本甘草
三兩. 而甘草瀉心湯更加
一兩. 是足前爲四兩. 而誤
藥後用之. 陶孫蓋卒爾見
之. 謂爲解藥毒也. 嗚呼夫
人之過也. 各於其黨. 故觀
二子之過. 斯知尊信仲景
之至矣. 向使陶孫知仲景
誤藥後. 所以用甘草與不.
必改其過. 何也. 陶孫誠俊
傑也. 俊傑何爲文其過乎.
由是觀之. 陶孫實不知甘
草之本功也. 亦後世之不
幸哉.

도홍경과 손사막은 역대 의사 중 큰 인물이며 인격이 높은 군자君子
라서 후세 사람들이 받들고 높임이 지극하다. (그분들이) "감초가 여
러 약의 으뜸"이라고 했고, "모든 약의 독을 풀어준다."라고 했다면
어찌 증거 없이 말했겠는가? 장중경의 처방 가운데서 살펴보자. 반하
사심탕半夏瀉心湯[97]에 원래 감초가 3냥兩이 들어가는데 감초사심탕甘草
瀉心湯[98]에는 감초를 1냥 더 넣었다. 약을 잘못 쓴 이후에 감초를 4냥으
로 만들어 사용한 것이다[99]. 도홍경, 손사막이 돌연히 이 조문을 보고
"약의 독을 풀어주는 작용을 한다."라고 말했던 것 같다. 아! 사람의
허물을 보면 그 사람이 어떤 사람인지를 알 수 있다고 했다. 그러므로
두 사람의 허물을 보면 (두 사람이) 장중경을 숭상하고 믿는 정도가
지극했음을 알 수가 있다. 만약 도홍경과 손사막이 장중경이 약을 잘
못 투여한 이후에 감초를 쓰거나 쓰지 않았던 이유를 알았다면 반드
시 그 허물을 고쳤을 것이다. 어찌하여 그런가? 도홍경과 손사막은
진실로 큰 인물이다. 큰 인물이 어찌 자신의 잘못을 꾸미겠는가? 이
러한 점에서 보면 도홍경과 손사막은 참으로 감초의 진정한 주치를
알지 못했으니 이 또한 후세의 불행이다.

東垣李氏曰. 生用則補脾
胃不足. 而大瀉心火. 炙之
則補三焦元氣. 而散表寒.
是仲景所不言也. 五藏浮
說. 戰國以降. 今欲爲疾醫
乎. 則不可言五藏也. 五藏
浮說. 戰國以降. 不可從也.

이동원李東垣[100]은 "날것으로 쓰면 비위脾胃의 부족不足을 보하고 심
화心火를 크게 사瀉한다. 구워서 쓰면 삼초三焦의 원기元氣를 보하고 표
한表寒을 흩어 버린다."라고 했다. 이는 장중경이 말하지 않은 것이다.
오장五藏이라는 헛된 이론은 (중국의) 전국戰國시대부터 내려왔으나
이제 질의疾醫가 되고 싶다면 오장을 말해선 안 될 것이다.

---

97 | **半夏瀉心湯** : 半夏半升. 黃芩. 乾薑. 人蔘各三兩. 黃連一兩. 大棗十二枚. 甘草三兩. (類聚方, 前揭書, p.53)

98 | **甘草瀉心湯** : 半夏半升. 黃芩. 乾薑. 人蔘各三兩. 黃連一兩. 大棗十二枚. 甘草三兩. 加甘草一兩. (類聚方, 前揭書, p.54)

99 | 아래의 문장에 대해서 말한 것이다. 〈傷寒中風〉. 醫反下之. 其人下利. 日數十行. 穀不化. 腹中雷鳴. 心下痞硬而滿. 乾嘔. 心煩不得安. 醫見心下痞. 謂病不盡. 復下之. 其痞益甚. 《此非結熱. 但以胃中虛. 客氣上逆. 故使鞕也.》 甘草瀉心湯. 主之. (類聚方, 前揭書, p.54)

100 | **이동원(李東垣)** : 중국 금나라 때의 의학자. 명은 고(杲), 자(字)는 명지(明之), 자호(自號)는 동원노인(東垣老人)이며 당시의 진정(眞定,
지금의 하북성(河北省) 정정(正定)) 사람. 금원사대가(金元四大家)의 한 사람이다. 명의(名醫) 장원소(張元素)를 스승으로 섬겼으므로
학술상 그의 영향을 많이 받았다. '내상학설(內傷學說)'을 제시하여 "비위(脾胃)를 내상(內傷)하면 백병이 이로부터 생긴다[內傷脾胃,
百病由生]."라고 주장했으며, 아울러 《황제내경(黃帝內經)》에서 사시(四時)에 모두 위(胃)의 원기(元氣)를 돋우는 것을 근본으로 삼는
이론에 근거하여 치료상 비위를 조리(調理)하고, 중기(中氣)를 끌어올리는 것을 강조하여, 스스로 보중익기탕(補中益氣湯) 등의 새로
운 방제를 만들었다. 신체를 온보(溫補)하는 방법으로 비위를 잘 조섭했기 때문에, 후대에 그를 대표로 하는 학술 유파를 '보토파(補
土派)'라 불렀다. 만년에 그는 나천익(羅天益), 왕호고(王好古) 등에게 학술을 전수시켰으며, 한의학 발전에 깊은 영향을 미쳤다. 저
서로는 《비위론(脾胃論)》, 《내외상변혹론(內外傷辨惑論)》, 《난실비장(蘭室秘藏)》, 《의학발명(醫學發明)》, 《약상론(藥象論)》 등이 있다.
[1180~1251] (동양의학대사전, 경희대학교출판국)

甘草 華産上品. 本邦所産
者. 不堪用也. 余家唯剉用
之也.

　감초甘草는 중국산이 상품上品이다. 일본산은 쓰기에 적합하지 않다. 우리 가문에서는 꼭 썰어서 쓴다.

 黃耆

황기黃耆

主治肌表之水也. 故能治
黃汗. 盜汗. 皮水. 又旁治
身體腫. 或不仁者.

　황기는 기표肌表의 수水를 주로 치료한다. 그러므로 황한黃汗, 도한盜汗, 피수皮水를 치료할 수 있다. 또한 몸이 붓거나 불인不仁[101]한 것을 부수적으로 치료한다.

● 考徵

耆芍桂枝苦酒湯證曰. 身
體腫. 發熱. 汗出而渴. 又
云. 汗沾衣. 色正黃如藥汁.

防己黃耆湯證曰. 身重. 汗
出惡風.

以上二方. 黃耆皆五兩.

防己茯苓湯證曰. 四肢腫.
水氣在皮膚中.

黃耆桂枝五物湯證曰. 身
體不仁.

● 고징考徵

　기작계지고주탕증耆芍桂枝苦酒湯證[102]에서 "신체종身體腫, 발열發熱, 한출汗出, 갈갈渴"이라고 했다. 또 "땀이 옷을 적시는데 색이 약즙藥汁과 같이 정황색正黃色이다."라고 했다.

　방기황기탕증防己黃耆湯證[103]에서 "신중身重, 한출, 오풍惡風"이라고 했다.

　이상 2개 처방에는 황기가 각각 5냥兩씩 들어간다.

　방기복령탕증防己茯苓湯證[104]에서 "사지四肢가 붓고, 수기水氣가 피부 속에 있다."라고 했다.

　황기계지오물탕증黃耆桂枝五物湯證[105]에서 "신체身體가 불인不仁하다."라고 했다.

---

101 | 불인(不仁) : 마비(麻痹). (大塚敬節 校注, 藥徵, 前揭書, p.261)

102 | 耆芍桂枝苦酒湯 : 黃耆五兩. 芍藥三兩. 桂枝三兩. 苦酒一升. (類聚方, 前揭書, p.9)

103 | 防己黃耆湯 : 防己四兩. 黃耆五兩. 朮三兩. 甘草二兩. 生薑三兩. 大棗十二枚. (類聚方, 前揭書, p.58)

104 | 防己茯苓湯 : 防己三兩. 黃耆三兩. 桂枝三兩. 茯苓六兩. 甘草二兩. (類聚方, 前揭書, p.58)

105 | 黃耆桂枝五物湯 : 黃耆三兩. 芍藥三兩. 桂枝三兩. 生薑六兩. 大棗十二枚. (類聚方, 前揭書, p.9)

以上二方. 黃耆皆三兩.

桂枝加黃耆湯證曰. 身常暮盜汗出者. 又云. 從腰以上必汗出. 下無汗. 腰髖弛痛. 如有物在皮中狀.

以上一方. 黃耆二兩.

黃耆建中湯證不具也.

以上一方. 黃耆一兩半.

右歷觀此諸方. 黃耆主治肌表之水也. 故能治黃汗盜汗皮水. 又能治身體腫或不仁者. 是腫與不仁. 亦皆肌表之水也.

● 互考

耆芍桂枝苦酒湯. 桂枝加黃耆湯. 同治黃汗也. 而耆芍桂枝苦酒湯證曰. 汗沾衣. 是汗甚多也. 桂枝加黃耆湯證曰. 腰已上必汗出. 下無汗. 是汗少也. 以此考之. 汗之多少. 卽用黃耆多少. 則其功的然可知矣.

防己黃耆湯. 防己茯苓湯. 同治肌膚水腫也. 而黃耆有多少. 防己黃耆湯證曰. 身重汗出. 防己茯苓湯證曰. 水氣在皮膚中. 此隨水氣多少而黃耆亦有多少. 則黃耆治肌表之水也明矣.

이상 2개 처방에는 황기가 각각 3냥씩 들어간다.

계지가황기탕증桂枝加黃耆湯證[106]에서 "항상 날이 저물 때 몸에 도한이 나는 사람"이라고 했다. 또 "허리 위쪽으로 반드시 땀이 나며, 아래로는 땀이 나지 않는다. 허리와 엉덩이 쪽으로 완만한 통증이 있는 것이 마치 무엇인가 피부 속에 있는 것 같은 느낌이다."라고 했다.

이상 1개 처방에는 황기가 2냥 들어간다.

황기건중탕黃耆建中湯[107]에는 해당 증상이 보이지 않는다.

이상 1개 처방에는 황기가 1냥 반이 들어간다.

위의 모든 처방을 살펴볼 때 황기는 기표의 수를 치료한다. 그러므로 황한, 도한, 피수를 치료할 수 있다. 또한 몸이 붓거나 불인한 것을 치료할 수 있다. 이는 붓는 것과 불인한 것이 모두 기표의 수이기 때문이다.

● 호고互考

기작계지고주탕耆芍桂枝苦酒湯, 계지가황기탕桂枝加黃耆湯은 둘 다 황한을 치료한다. 기작계지고주탕증에서 "땀이 옷을 적신다."라고 했는데 이는 땀이 매우 많이 나는 것이다. 계지가황기탕증에서 "허리 위쪽으로 반드시 땀이 나며 아래로는 땀이 나지 않는다."라고 했는데 이는 땀이 적게 나는 것이다. 이 내용으로 살펴보면 땀의 많고 적음이 바로 황기 사용량의 많고 적음이므로 황기의 공功을 뚜렷이 알 수 있다.

방기황기탕, 방기복령탕은 둘 다 기부肌膚의 수종水腫을 치료하는데 황기의 양에 많고 적음이 있다. (황기가 많이 들어간) 방기황기탕증에서는 "신중, 한출"이라 했고, (황기가 적게 들어간) 방기복령탕증에서는 "수기가 피부 속에 있다."라고 했다. 이는 수기가 많고 적음에 따라 황기 또한 많고 적음이 있는 것이니, 황기가 기표의 수를 치료하는

---

106 | 桂枝加黃耆湯: 桂枝三兩. 芍藥三兩. 甘草二兩. 生薑三兩. 大棗十二枚. 加黃耆二兩. (類聚方, 前揭書, p.4)
107 | 黃耆建中湯: 桂枝三兩. 甘草三兩. 大棗十二枚. 芍藥六兩. 生薑三兩. 膠飴一升. 加黃耆一兩半. (類聚方, 前揭書, p.9)

故者芍桂枝苦酒湯. 桂枝加黃耆湯. 隨汗之多少. 而用黃耆亦有多少也.

黃耆桂枝五物湯證曰. 身體不仁. 爲則按仲景之治不仁. 雖隨其所在. 處方不同. 而歷觀其藥. 皆是治水也. 然則不仁是水病也. 故小腹不仁. 小便不利者. 用八味丸以利小便. 則不仁自治. 是不仁者水也. 學者思諸.

防己黃耆湯. 金匱要略載其分量. 與外臺秘要異. 爲則夷攷其得失. 外臺秘要古. 而金匱要略不古矣. 故今從其古者也.

● 辨誤

余嘗讀本草載黃耆之功. 陶弘景曰. 補丈夫虛損. 五勞. 羸瘦. 益氣. 甄權曰. 主虛喘. 腎衰. 耳聾. 內補. 嘉謨曰. 人蔘補中. 黃耆實表也. 余亦嘗讀金匱要略. 審仲景之處方. 皆以黃耆治皮膚水氣. 未嘗言補虛實表也.

爲則嘗聞之. 周公置醫職

것이 명백하다. 그러므로 기작계지고주탕과 계지가황기탕에서도 땀의 많고 적음에 따라 황기를 쓰는 양도 많고 적음이 있었던 것이다.

황기계지오물탕증에서 "신체가 불인하다."라고 했다. 내가 생각하기에 장중경이 불인을 치료할 때 병의 위치에 따라 썼던 처방處方이 달랐으나 그 약을 살펴보면 모두 수를 치료하는 약이었다. 그렇다면 불인은 수병水病이다. 그러므로 아랫배가 불인하고 소변이 불리不利한 사람에게 팔미환八味丸[108]을 써서 소변을 잘 보게 하면 불인이 저절로 낫는다. 불인은 수다. 학자들이여 이것을 잘 생각하라.

방기황기탕은 《금궤요략金匱要略》에 약의 용량이 기재되어 있으나 《외대비요外臺秘要》와 다르다. 내가 어느 책을 따르는 것이 더 나을지 공평히 따져보니 《외대비요》는 옛 법도[古法]에 맞고, 《금궤요략》은 옛 법도에 맞지 않았다. 그러므로 이제 옛 법도를 따를 것이다.

● 변오辨誤

내가 일찍이 본초本草 서적에 실려 있는 황기의 공功을 읽어 보았다. 도홍경陶弘景은 "남자의 허손虛損을 보한다. 오로五勞[109]로 인하여 파리하고 수척해진 경우에 기氣를 더한다."라고 했다. 진권甄權은 "허천虛喘, 신쇠腎衰, 이롱耳聾을 주로 치료하며, 몸을 보한다."라고 했다. 가모嘉謨[110]는 "인삼은 중中을 보하고, 황기는 표表를 실하게 한다."라고 했다. 나 또한 일찍이 《금궤요략》을 읽고 장중경의 처방을 살펴보았는데 모두 '황기가 피부의 수기水氣를 치료한다.'고 했지 '허虛를 보하고 표를 실하게 한다.'고 말하지 않았다.

나는 일찍이 다음과 같이 들었다. 주공周公[111]은 의사의 직분을 4가

---

108 │ 八味丸: 乾地黃八兩. 山茱萸. 薯蕷(山藥)各四兩. 澤瀉三兩. 茯苓三兩. 牡丹皮三兩. 桂枝. 附子各一兩. (類聚方, 前揭書, p.17)

109 │ 오로(五勞): 《소문(素問)》〈선명오기편(宣明五氣篇)〉에서는 오로(五勞)를 구시(久視), 구와(久臥), 구좌(久坐), 구립(久立), 구행(久行)이라고 했다. 이 말이 적합한 것 같다. 《제병원후론(諸病源候論)》〈허로후(虛勞候)〉에서는 간로(肝勞), 심로(心勞), 비로(脾勞), 폐로(肺勞), 신로(腎勞)라고 했는데 이 말도 의미는 통한다.

110 │ 진가모(陳嘉謨): 중국 명나라 때 의학자. 성(姓)은 진(陳)이고 이름[名]은 가모(嘉謨)이며, 자(字)는 정채(廷采)다. 기문(祁門, 지금의 안휘성(安徽省) 기문(祁門) 사람이다. 본초학(本草學)에 능했다. 만년에 7년 동안 5차례나 원고를 고쳐 《본초몽전(本草蒙荃)》을 저술했다. 대구체(對句體)로 약물의 산지, 성미(性味), 채집, 저장, 변별(辨別), 사용 방법 등에 대하여 간명하게 설명하여 초학자(初學者)가 보기에 편리하다. [1486~1570] (동양의학대사전, 경희대학교출판국)

四焉. 曰食醫. 曰疾醫. 曰瘍醫. 曰獸醫. 夫張仲景者. 蓋古疾醫之流也. 夫陶弘景尊信仙方之人也. 故仲景動言疾病. 而弘景動論養氣. 談延命. 未嘗論疾病. 後世之喜醫方者. 皆眩其俊傑. 而不知其有害於疾醫也. 彼所尊信而我尊信之. 滔滔者天下皆是也. 豈不亦悲哉. 夫逐奔獸者. 不見大山. 嗜欲在外. 則聰明所蔽. 故其見物同. 而用物之異. 仲景主疾病者也. 弘景主延命者也. 仲景以黃耆治水氣. 弘景以之補虛. 夫藥者毒也. 毒藥何補之爲. 是以不補而爲補. 以不補而爲補. 是其聰明爲延命之欲所蔽也. 古語曰. 邪氣盛則實. 精氣奪則虛. 夫古所謂虛實者. 以其常而言之也. 昔者常無者. 今則有之. 則是實也. 昔者常有者. 今則無之. 則是虛也. 邪者常無者也. 精者常有者也. 故古所謂實者病也. 而虛者精也. 因病而虛. 則毒藥以解其病毒. 而復其故也. 非病而虛. 則非毒藥之所治也. 以穀肉養之. 故曰. 攻病以毒藥. 養精以穀肉果菜. 今試論之. 天寒肌膚粟起. 當此時. 服黃耆而不已也. 以衣衾則已. 以衣衾而不已也. 歠粥而已. 無他. 是非病而精虛也. 若乃手足拘急惡寒. 是與衣衾而不已也. 歠粥不已也. 與毒藥而已也. 無他. 是邪實也. 嗚呼仲景氏哉. 信而

지로 두어서 "식의食醫", "질의疾醫", "양의瘍醫", "수의獸醫"라고 했다. 장중경은 옛 질의에 해당한다. 도홍경은 신선이 되는 처방을 숭상하고 믿었던 사람이다. 그러므로 장중경은 말만 하면 '질병疾病'을 말했고, 도홍경은 말만 하면 '기를 기르는 방법[養氣]'과 '생명 연장[延命]'을 말했지 '질병'을 논하지는 않았다. 후세에 의방醫方을 좋아하는 사람들이 도홍경이란 이름에 현혹되어 질의에게 해가 되는 점이 있음을 알지 못했다. 도홍경이 숭상하고 믿었다는 이유로, 후세 사람 역시 (아무런 의심 없이) 숭상하고 믿었다. (그리고) 시간이 흐르면서 천하 사람 모두가 옳다고 여기게 되었으니, 이 어찌 슬프지 아니하겠는가? 짐승을 쫓아서 사냥하는 자는 큰 산을 보지 못하고, 좋아하고 바라는 것이 바깥에 있으면 눈과 귀의 밝음이 가려진다. 그러므로 같은 사물[物]을 보더라도 그 사용이 다르게 된다. 장중경은 '질병'을 주로 연구했고, 도홍경은 '생명 연장'을 주로 연구했다. 장중경은 황기로 수기를 치료했고, 도홍경은 황기로 허를 보했다. 독약이 어떻게 보를 할 수 있는가? 이는 보하지 못하는 것으로 보한다고 한 것이다. 보하지 못하는 것으로 보한다고 하게 된 것은 생명연장의 욕심이 눈과 귀의 밝음을 가려 버렸기 때문이다. 옛말에 "사기邪氣가 성성하면 실實이고, 정기精氣가 부족하면 허이다."112라고 했다. 옛말에 "허실虛實"이라고 한 것은 이전에 지속되던 상태를 기준으로 말한 것이다. 이전엔 항상 없던 것이 이제 있으면 실이고, 이전에 항상 있던 것이 이제 없으면 허이다. 사邪는 항상 없던 것이고, 정精은 항상 있던 것이다. 그러므로 옛말의 "실"은 병病이고, "허"는 정이다. 병 때문에 허해진 경우는 독약으로 병독을 풀어서 건강을 회복하지만, 병이 아니면서 허해진 경우는 독약으로 치료할 수 없다. 곡식과 고기로 길러야 한다. 그러므로 (옛말에) "독약으로 병을 치고, 곡식·고기·과일·채소로 정을 기른다."라고 했다. 예를 들면, 날씨가 추워서 피부에 좁쌀 같은 것이 일어나는 경우에 황기를 먹어도 그치지 않으면 옷을 껴입거나 이불을 덮으면 그친다. 옷을 껴입거나 이불을 덮어도 그치지 않으

---

111 | 주공(周公) : 중국 고대 주(周)나라 문왕(文王)의 아들. 무왕(武王)의 동생이며 이름은 단(旦)이다.

112 | 邪氣盛則實. 精氣奪則虛 :《소문(素問)》〈통평허실론편(通評虛實論篇)〉에 나오는 내용이다.

有徵. 此孔子所以非法言
不敢道也.

면 따뜻한 죽을 먹으면 그친다. 이것은 병이 아니면서 정이 허하기 때문이다. 손발이 당기면서 긴장되고 추위를 느낄 경우[手足拘急惡寒]에 옷을 껴입거나 이불을 덮어도 그치지 않고 따뜻한 죽을 먹어도 그치지 않다가 독약毒藥을 주면 그칠 때가 있다. 이것은 사가 실하기 때문이다. 아! 장중경이여! 믿을 수 있으며 근거가 있구나. 이는 공자孔子가 법언法言이 아니면 감히 말하지 않는다고 한 것에 해당한다.

甄權嘉謨不言疾醫之法言
也. 抑亦弘景禍之矣. 言必
以仙方. 必以陰陽. 此耆功
之所以不著也.

진권과 가모는 질의의 법언을 말하지 않았다. 도홍경도 황기를 아는 데 방해되는 말만 하여서 말마다 선방仙方과 음양陰陽을 일삼았다. 이것이 바로 황기의 공功이 드러나지 않게 된 이유다.

● 品考

● 품고品考

黃耆 漢土朝鮮本邦皆産
也. 漢土出綿上者. 以爲上
品. 其他皆下品也. 其出朝
鮮本邦者. 亦皆下品也. 今
華舶之所載而來者. 多是
下品不可不擇也. 凡黃耆
之品. 柔軟. 肉中白. 色潤
澤. 味甘. 是爲上品也. 剉
用.

황기黃耆는 중국, 조선朝鮮, 일본에서 모두 산출된다. 중국 면상綿上[113]에서 산출되는 것이 상품上品이며, 중국의 다른 땅에서 나는 것은 모두 하품下品이다. 조선과 일본에서 나는 것 또한 모두 하품이다. 요즈음 중국 선박에 실려 오는 것 중 하품이 많기 때문에 잘 가려야 한다. 황기는 부드럽고[柔] 무르며[軟] 육질 중간[肉中]이 흰색[白]으로 윤택潤澤이 있으며 단맛이 나는 게 상품이다. 썰어서 쓴다.

 人蔘

 인삼人蔘

人蔘主治心下痞堅痞鞕支
結也. 旁治不食. 嘔吐. 喜
唾. 心痛. 腹痛. 煩悸.

인삼은 심하心下의 비견痞堅·비경痞鞕·지결支結을 주로 치료한다. 먹지 않는 증상, 구토嘔吐, 침을 자주 뱉는 증상, 심통心痛, 복통腹痛, 번계煩悸를 부수적으로 치료한다.

113 | 면상(綿上) : 땅이름. 현재 중국 산서성(山西省) 개휴현(介休縣) 남쪽에 있는 땅을 말한다.
114 | 木防己湯 : 木防己三兩. 石膏鷄子大. 桂枝二兩. 人蔘四兩. (類聚方, 前揭書, p.57)
115 | 人蔘湯 : 人蔘. 甘草. 朮. 乾薑各三兩. (類聚方, 前揭書, p.11)

木防己湯證曰. 心下痞堅.

以上一方. 人蔘四兩.

人蔘湯證曰. 心中痞. 又曰.
喜唾. 久不了了.

桂枝人蔘湯證曰. 心下痞
鞕.

半夏瀉心湯證曰. 嘔而腸
鳴. 心下痞.

生薑瀉心湯證曰. 心下痞
鞕. 乾噫食臭.

甘草瀉心湯證曰. 心下痞
鞕而滿. 乾嘔心煩. 又曰.
不欲飲食. 惡聞食臭.

小柴胡湯證曰. 默默不欲
飲食. 心煩喜嘔. 又云. 胸
中煩. 又云心下悸. 又云腹
中痛.

吳茱萸湯證曰. 食穀欲嘔.
又曰. 乾嘔吐涎沫.

大半夏湯證曰. 嘔而心下
痞鞕.

● 고징考徵

목방기탕증木防己湯證[114]에서 "심하가 비견하다."라고 했다.

이상 1개 처방에는 인삼이 4냥兩 들어간다.

인삼탕증人蔘湯證[115]에서 "심중心中이 비痞하다."라고 했고, 또 "침을 자주 뱉는 증상이 오래도록 낫지 않는다."라고 했다.

계지인삼탕증桂枝人蔘湯證[116]에서 "심하가 비경하다."라고 했다.

반하사심탕증半夏瀉心湯證[117]에서 "구토하면서 장腸에서 소리가 나고 심하가 비하다."라고 했다.

생강사심탕증生薑瀉心湯證[118]에서 "심하가 비경하다. 음식 냄새가 나는 트림을 한다."라고 했다.

감초사심탕증甘草瀉心湯證[119]에서 "심하가 비경하면서 만滿하고, 헛구역질하며, 심心이 번煩하다.", 또 "먹고 마시려 하지 않으며 음식 냄새 맡기를 싫어한다."라고 했다.

소시호탕증小柴胡湯證[120]에서 "묵묵默默히 음식을 먹으려 하지 않으며, 심이 번하고 자주 구역질한다.", 또 "가슴속이 번하다.", 또 "심하가 계悸하다.", 또 "배가 아프다."고 했다.

오수유탕증吳茱萸湯證[121]에서 "밥을 먹으면 토할 것 같다."라고 했다. 또 "헛구역질하고, 거품이 섞인 침을 토한다."라고 했다.

대반하탕증大半夏湯證[122]에서 "구嘔하면서 심하가 비경하다."라고 했다.

---

116 | 桂枝人蔘湯 : 桂枝四兩. 甘草四兩. 朮三兩. 人蔘三兩. 乾薑三兩. (類聚方, 前揭書, pp.40~41)
117 | 半夏瀉心湯 : 半夏半升. 黃芩. 乾薑. 人蔘各三兩. 黃連一兩. 大棗十二枚. 甘草三兩. (類聚方, 前揭書, p.53)
118 | 生薑瀉心湯 : 半夏半升. 黃芩. 乾薑. 人蔘各三兩. 黃連一兩. 大棗十二枚. 甘草三兩. 減乾薑二兩. 加生薑四兩. (類聚方, 前揭書, p.54)
119 | 甘草瀉心湯 : 半夏半升. 黃芩. 乾薑. 人蔘各三兩. 黃連一兩. 大棗十二枚. 甘草三兩. 加甘草一兩. (類聚方, 前揭書, p.54)
120 | 小柴胡湯 : 柴胡半斤. 黃芩三兩. 人蔘三兩. 甘草三兩. 半夏半升. 生薑三兩. 大棗十二枚. (類聚方, 前揭書, p.24)
121 | 吳茱萸湯 : 吳茱萸一升. 人蔘三兩. 生薑六兩. 大棗十二枚. (類聚方, 前揭書, p.54)
122 | 大半夏湯 : 半夏二升. 人蔘三兩. 白蜜一升. (類聚方, 前揭書, p.51)

茯苓飲證曰. 氣滿不能食.

복령음증茯苓飲證[123]에서 "기氣가 만滿하여 먹을 수 없다."라고 했다.

乾薑黃連黃芩人蔘湯證曰. 食入口卽吐.

건강황련황금인삼탕증乾薑黃連黃芩人蔘湯證[124]에서 "음식이 입에만 들어가면 바로 토한다."라고 했다.

桂枝加芍藥生薑人蔘新加湯證不具也. (說在互考中)

계지가작약생강인삼신가탕桂枝加芍藥生薑人蔘新加湯[125]에는 해당 증상이 보이지 않는다. 自註 호고互考에 해설이 있다.

六物黃芩湯證曰. 乾嘔.

육물황금탕증六物黃芩湯證[126]에서 "헛구역질한다."라고 했다.

白虎加人蔘湯證不具也. (說在互考中)

백호가인삼탕白虎加人蔘湯[127]에는 해당 증상이 보이지 않는다. 自註 호고에 해설이 있다.

生薑甘草湯證曰. 咳唾涎沫不止.

생강감초탕증生薑甘草湯證[128]에서 "기침하면서 거품이 섞인 침을 뱉는 것을 그치지 않는다."라고 했다.

以上十四方. 人蔘皆三兩.

이상 14개 처방에는 인삼이 각각 3냥씩 들어간다.

柴胡桂枝湯證曰. 心下支結.
乾薑人蔘半夏丸證曰. 嘔吐不止.

시호계지탕증柴胡桂枝湯證[129]에서 "심하가 지결하다."라고 했다.

건강인삼반하환증乾薑人蔘半夏丸證[130]에서 "구토가 그치지 않는다."라고 했다.

四逆加人蔘湯證不具也. (說在互考中)

사역가인삼탕四逆加人蔘湯[131]에는 해당 증상이 보이지 않는다. 自註 호고에 해설이 있다.

以上三方. 其用人蔘者. 或一兩半. 或一兩. 而亦三兩之例.

이상 3개 처방에서 인삼을 1냥 반 또는 1냥 또는 3냥을 쓴 예가 있다.

123 | 茯苓飲 : 茯苓. 人蔘. 朮各三兩. 枳實二兩. 橘皮二兩半. 生薑四兩. (類聚方, 前揭書, p.60)
124 | 乾薑黃連黃芩人蔘湯 : 乾薑三兩. 黃連三兩. 黃芩三兩. 人蔘三兩. (類聚方, 前揭書, p.55)
125 | 桂枝加芍藥生薑人蔘新加湯 : 桂枝三兩. 芍藥三兩. 甘草二兩. 生薑三兩. 大棗十二枚. 加芍藥生薑各一兩. 人蔘三兩. (類聚方, 前揭書, p.7)
126 | 六物黃芩湯 : 黃芩. 人蔘各三兩. 乾薑三兩. 桂枝一兩. 大棗十二枚. 半夏半升. (類聚方, 前揭書, p.56)
127 | 白虎加人蔘湯 : 知母六兩. 石膏一斤. 甘草二兩. 粳米六合. 加人蔘三兩. (類聚方, 前揭書, p.29)
128 | 生薑甘草湯 : 生薑五兩. 人蔘三兩. 甘草四兩. 大棗十五枚. (類聚方, 前揭書, p.40)
129 | 柴胡桂枝湯 : 桂枝. 黃芩. 人蔘各一兩. 甘草一兩. 半夏各二合半. 芍藥一兩半. 大棗六枚. 生薑一兩半. 柴胡四兩. (類聚方, 前揭書, p.27)
130 | 乾薑人蔘半夏丸 : 乾薑. 人蔘各一兩. 半夏二兩. (類聚方, 前揭書, p.53)
131 | 四逆加人蔘湯 : 甘草二兩. 乾薑一兩半. 附子一枚. 加人蔘一兩. (類聚方, 前揭書, p.53)

附子湯證不具也. (說在互考中)

부자탕附子湯[132]에는 해당 증상이 보이지 않는다.

自註 호고에 해설이 있다.

黃連湯證曰. 腹中痛. 欲嘔吐.

황련탕증黃連湯證[133]에서 "배가 아프면서 구토가 날 것 같다."라고 했다.

旋覆花代赭石湯證曰. 心下痞鞕. 噫氣不除.

선복화대자석탕증旋覆花代赭石湯證[134]에서 "심하가 비경하면서 트림이 그치지 않는다."라고 했다.

大建中湯證曰. 心胸中大寒痛. 嘔不能飲食.

대건중탕증大建中湯證[135]에서 "심흉心胸 가운데가 매우 차면서 아프고, 구역질이 나서 음식을 먹을 수 없다."라고 했다.

以上四方. 人蔘皆二兩.

이상 4개 처방에는 인삼이 각각 2냥씩 들어간다.

右歷觀此諸方. 人蔘主治心下結實之病也. 故能治心下痞堅痞鞕支結. 而旁治不食. 嘔吐. 喜唾. 心痛. 腹痛. 煩悸. 亦皆結實而所致者. 人蔘主之也.

위의 모든 처방을 살펴볼 때 인삼은 심하가 뭉친 병을 주로 치료한다. 그러므로 심하의 비견, 비경, 지결을 치료할 수 있다. 먹지 않는 증상, 구토, 침을 자주 뱉는 증상, 심통, 복통, 번계를 부수적으로 치료하는데, 이는 모두 뭉침[結實] 때문에 생긴 증상이므로 인삼으로 치료하는 것이다.

爲則按人蔘黃連茯苓三味. 其功大同而小異也. 人蔘治心下痞鞕而悸也. 黃連治心中煩而悸也. 茯苓治肉瞤筋惕而悸也. 不可不知矣.

나는 다음과 같이 생각한다. 인삼, 황련, 복령 3가지 약은 그 공功이 대동소이大同小異하다. 인삼은 심하가 비경하면서 계하는 것을 다스리고, 황련은 심중이 번하면서 계하는 것을 다스리고, 복령茯苓은 근육이 부들부들 떨리면서 계하는 것을 다스린다. 꼭 알고 있어야만 한다.

● 互考

● 호고互考

木防己湯條曰. 心下痞堅. 愈復發者. 去石膏加茯苓

목방기탕木防己湯 조문에서 "심하心下가 비견한 증상이 나았다가 재발하는 경우에는 목방기거석고가복령망초탕木防己去石膏加茯苓芒硝湯으

132 | 附子湯 : 附子二枚. 茯苓三兩. 人蔘二兩. 朮四兩. 芍藥三兩. (類聚方, 前揭書, p.46)
133 | 黃連湯 : 黃連. 甘草. 乾薑. 桂枝各三兩. 人蔘二兩. 半夏半升. 大棗十二枚. (類聚方, 前揭書, p.55)
134 | 旋覆花代赭石湯 : 旋覆花三兩. 人蔘二兩. 生薑五兩. 半夏半升. 代赭一兩. 大棗三兩. 甘草三兩. (類聚方, 前揭書, p.61)
135 | 大建中湯 : 蜀椒二合. 乾薑四兩. 人蔘二兩. (類聚方, 前揭書, p.61)

芒消湯主之. 是人蔘芒消
分治心下痞鞕之與痞堅也.
於是乎可見古人用藥不苟
也. 蓋其初心下痞堅猶緩.
謂之痞鞕亦可. 故投以人
蔘也. 復發不愈. 而痞之堅
必矣. 故投以芒消也.

半夏瀉心湯脫鞕字也. 甘
草瀉心湯. 此方中倍甘草.
生薑瀉心湯. 加生薑之湯
也. 而共云治心下痞鞕. 則
此方脫鞕字也明矣.

吳茱萸湯. 茯苓飮. 乾薑黃
連黃芩人蔘湯. 六物黃芩
湯. 生薑甘草湯. 皆人蔘三
兩. 而云治欬唾涎沫. 嘔吐
下利不云治心下痞鞕. 於
是綜考仲景治欬唾涎沫嘔
吐下利方中. 其無人蔘者.
十居七八. 今依人蔘之本
例. 用此五湯施之於心下
痞鞕. 而欬唾涎沫嘔吐下
利者. 其應如響也. 由是觀
之. 五湯之證. 壹是皆心下
痞鞕之毒也矣.

桂枝加芍藥生薑人蔘新加
湯. 其證不具也. 其云發汗
後身疼痛. 是桂枝湯證也.
然則芍藥生薑人蔘之證闕

로 그것을 다스린다."라고 했다. 이는 인삼은 심하의 비경을 치료하고, 망초는 심하의 비견을 치료하기 때문이다. 여기에서 고인古人이 약을 쓰는 것에 구차하지 않았음을 볼 수가 있다. 초기에는 심하의 비견이 아직 부드러워서 '비경'이라고 말할 수 있는 상황이므로 인삼을 투여했다. 재발하여 낫지 않은 경우에는 비痞가 견堅해졌기 때문에 망초를 투여한 것이다.

반하사심탕半夏瀉心湯 조문에는 '경鞕' 자字가 빠져 있다. 감초사심탕甘草瀉心湯은 반하사심탕에 감초를 더한 것이고, 생강사심탕은 반하사심탕에 생강을 더한 것인데 두 처방 모두 조문에서 "심하가 비경하다."라고 했으니, 반하사심탕 조문에 '경鞕' 자가 빠진 것이 명백하다.

오수유탕吳茱萸湯, 복령음茯苓飮, 건강황련황금인삼탕乾薑黃連黃芩人蔘湯, 육물황금탕六物黃芩湯, 생강감초탕生薑甘草湯에는 모두 인삼이 3냥兩 들어가는데 "기침하면서 거품이 섞인 침을 뱉는 증상, 구토, 설사를 치료한다."라고 말했으나 "심하의 비경을 치료한다."라고 말하지 않았다. 이에 종합적으로 살펴보니, 장중경이 기침하면서 거품이 섞인 침을 뱉는 증상, 구토, 설사를 치료했던 처방 가운데 인삼이 없는 것이 10개 중에 7, 8개는 되었다. 이제 인삼의 본래 용례[本例]에 의거하여 이 5개 처방을 심하가 비경하면서 기침을 하고 거품 섞인 침을 뱉거나 구토하거나 설사하는 경우에 사용해 보니 바로 치료 효과를 얻을 수 있었다. 이를 근거로 보면, 이 5개 처방의 증상은 한결같이 모두 심하가 비경한 독毒이라 할 수 있다.

계지가작약생강인삼신가탕桂枝加芍藥生薑人蔘新加湯에는 해당 증상이 보이지 않는다. "발한發汗 후에 몸이 아프다."라고 한 것은 계지탕증桂枝湯證이다. 그렇다면 작약, 생강, 인삼의 증상은 빠져 있는 것이다.

---

136 | 爲則按. 當有心下痞硬. 或拘急. 或嘔證. (類聚方, 前揭書, p.7)

137 | 《상한론》, 《금궤요략》에서 백호가인삼탕(白虎加人蔘湯) 관련 조문은 아래와 같이 6개가 있다. ①服桂枝湯. 大汗出後. 大煩渴不解. 脈洪大者. 白虎加人蔘湯主之. ②傷寒若吐若下後. 七八日不解. 熱結在裏. 表裏俱熱. 時時惡風. 大渴. 舌上乾燥而煩. 欲飮水數升者. 白虎加人蔘湯主之. ③傷寒無大熱. 口燥渴. 心煩. 背微惡寒者. 白虎加人蔘湯主之. ④傷寒脈浮. 發熱無汗. 其表不解者. 不可與白虎湯. 渴欲飮水. 無表證者. 白虎加人蔘湯主之. ⑤若渴欲飮水. 口乾舌燥者. 白虎加人蔘湯主之. ⑥太陽中熱者. 暍是也. 汗出惡寒. 身熱而渴. 白虎加人蔘湯主之. 吉益東洞 본인의 저서 《유취방(類聚方)》에도 ①에서 ⑤까지 5개 조문이 나와 있는데도 吉益東洞은 여기에서 4개의 조문이라고 말했다. 아마도 조문의 숫자를 헤아리는 데 착오가 있었던 것 같다.

也. 說在類聚方.

白虎加人蔘湯四條之下.
俱是無有人蔘之證. 蓋張
仲景之用人蔘三兩. 必有
心下痞鞭之證. 此方獨否.
因此考覈千金方. 外臺秘
要. 共作白虎湯主之. 故今
盡從之.

乾薑人蔘半夏丸. 依本治
之例. 試推其功. 心下有結
實之毒. 而嘔吐不止者. 實
是主之. 大抵與大半夏湯
之所主治也. 大同小異. 而
有緩急之別.

四逆加人蔘湯. 其證不具
也. 惡寒脈微而復利. 是四
逆湯之所主. 而不見人蔘
之證也. 此方雖加人蔘. 僅
一兩. 無見證則何以加之.
是脫心下之病證也明矣.

附子湯證不具也. 此方之
與眞武湯. 獨差一味. 而其
於方意也. 大有逕庭. 附子
湯朮附君藥. 而主身體疼
痛. 或小便不利或心下痞
鞭者. 眞武湯茯苓芍藥君
藥. 而主肉瞤筋惕. 拘攣嘔
逆. 四肢沈重疼痛者.

旋覆花代赭石湯. 其用人
蔘二兩. 而有心下痞鞭之
證. 此小半夏湯加減之方
也. 二兩疑當作三兩也.

自註《유취방類聚方》에 해설이 있다.[136]

백호가인삼탕白虎加人蔘湯에 관한 4개의 조문[137]에는 모두 인삼증人蔘證이 없다. 장중경이 인삼을 3냥 쓸 때는 반드시 심하가 비경痞硬한 증상이 있어야 할 터인데 이들 처방에서는 유독 그렇지 않다. 이러한 연유로 《천금방千金方》과 《외대비요外臺秘要》를 살펴보니 두 책 모두에서 "백호탕白虎湯으로 치료한다."라고 쓰여 있었다. 그러므로 이제 '백호가인삼탕' 이 아니라 '백호탕' 이 되어야 한다고 생각한다.

건강인삼반하환乾薑人蔘半夏丸은 《금궤요략金匱要略》에 나오는 조문[138]을 근거로 시험삼아 그 공功을 유추해 보면 '심하에 뭉친 독이 있으면서 구토가 그치지 않는 경우'를 실제로 치료할 수 있다. 대반하탕大半夏湯[139]과 주치主治가 대동소이大同小異한데 증상의 완만하고 급박한 차이가 있다.

사역가인삼탕四逆加人蔘湯에는 해당 증상이 보이지 않는다. 오한惡寒하고 맥이 미약하면서 다시 설사하는 것은 사역탕이 주로 치료하는 것이지만 인삼의 증상이 보이지 않는다. 이 처방에 인삼이 겨우 1냥 정도 더해졌지만 증상이 보이지 않았다면 무엇 때문에 더했겠는가? 심하의 병증病證이 빠진 게 명백하다.

부자탕附子湯에는 해당 증상이 보이지 않는다. 부자탕과 진무탕은 단지 약藥 하나가 다를 뿐이지만, 처방의 의미에는 큰 차이가 있다. 부자탕에서는 출朮과 부자가 군약이므로 신체의 동통, 소변불리小便不利, 심하의 비경을 치료한다. 진무탕에서는 복령茯苓과 작약芍藥이 군약이므로 근육이 부들부들 떨리는 증상, 뱃속이 당기고 구역질이 나는 증상, 사지가 무겁고 아픈 증상을 치료한다.

선복화대자석탕旋覆花代赭石湯에서는 인삼을 2냥 사용했고 심하가 비경한 증상이 있다. 이는 소반하탕小半夏湯[140]에 가감한 처방이다. (인삼 사용량은) 2냥이 아니라 3냥이 되어야 맞는 것 같다.

---

138 | 姙娠嘔吐不止, 乾薑人蔘半夏丸主之. (楊宏仁 編, 金匱要略重編, 台南, 世一書局, 1983, p.256)

139 | 大半夏湯：半夏二升. 人蔘三兩. 白蜜一升. (類聚方, 前揭書, p.51)

140 | 小半夏湯：半夏一升. 生薑半斤. (類聚方, 前揭書, p.52)

甄權曰. 蔘補虛. 誤矣. 此
言一出. 流毒千載. 昔者張
仲景之用蔘也. 防己湯莫
多焉. 其證曰. 支飮喘滿.
心下痞堅. 面色黧黑. 未嘗
見言補虛者也. 又曰. 虛者
卽愈. 實者三日復發. 復與.
而不愈者. 去石膏加茯苓
芒消湯主之. 此其所由誤
者乎. 則有大不然. 蓋漢以
降. 字詁不古者多矣. 則難
其解. 古語曰. 有爲實也.
無爲虛也. 故用防己湯. 而
心下痞堅已虛而無者. 則
卽愈也. 雖則卽愈也. 心下
痞堅猶實而有者. 三日復
發. 復與防己湯. 而不愈者.
非特痞鞕卽是堅也. 非蔘
之所主. 而芒消主之. 故蔘
如故. 而加芒消茯苓. 由是
觀之. 不可謂蔘補虛也.

孫思邈曰. 無蔘則以茯苓
代之. 此說雖誤. 然蔘不補
虛而治心下疾也. 亦足以
徵耳.

蓋蔘補虛之說. 昉于甄權.
滔滔者天下皆是. 本草終

진권甄權은 "인삼은 허虛를 보補한다."라고 했는데, (이는) 잘못이다. 이 말이 한번 나온 후 천 년이 넘도록 심각한 폐해를 남겼다. 옛날에 장중경이 사용한 인삼 양 중에 목방기탕木防己湯[141]보다 더 많이 쓴 처방은 없었는데, 그 증상에서 "지음支飮, 천만喘滿, 심하心下의 비견痞堅, 면색面色이 검다."라고 했지만 허를 보한다는 말은 보지 못했다. 또 (목방기탕 조문에서) "허한 경우는 바로 낫고, 실實한 경우는 3일째에 재발하는데, (목방기탕을) 다시 투여해도 낫지 않으면 석고를 빼고 복령과 망초를 더한 탕[去石膏加茯苓芒硝湯]으로 치료한다."라고 했으니, 이것이 잘못된 해석이 나오게 된 시발점이다. (해석에 따라) 크게 달라지는 점이 있다. 한漢나라 이후로 글자[字]와 뜻[詁]이 고법古法에 맞지 않는 것이 많아져서 해석을 어렵게 만들었다. 옛말에 "있는 것은 실, 없는 것은 허"라고 했다. 그러므로 목방기탕을 쓸 때 심하의 비견이 이미 허해서 없는 경우는 바로 낫는다. 비록 바로 나았더라도 심하의 비견이 다시 실해져서 있는 경우는 3일째에 재발한다. 다시 목방기탕을 투여해도 낫지 않으면 (이는) 비경痞硬이 아니라 비견이다. 인삼이 아니라 망초가 비견을 치료한다. 그러므로 인삼은 그대로 쓰면서 망초와 복령을 더한 것이다. 이를 근거로 보면 '인삼이 허를 보한다.'라고 말하지 못할 것이다.

손사막은 "인삼이 없으면 복령으로 대체하라."라고 말했다. 이 말은 비록 틀렸지만 인삼이 허를 보하는 것이 아니라 심하의 병을 치료한다는 사실을 증명하기에는 충분하다.

인삼이 허를 보한다는 말은 진권에서 시작되어 전해지고 전해져서 세상 사람들이 모두 옳다고 여겼고, 《본초강목本草綱目》에서는 마침내

---

141 | 木防己湯 : 木防己三兩. 石膏鷄子大. 桂枝二兩. 人蔘四兩. (類聚方, 前揭書, p.57)

142 | 《광아(廣雅)》 : 중국 위(魏)나라의 장읍(張揖)이 찬술한 자전(字典). 《박아(博雅)》라고도 부른다. 주(周)의 주공(周公)이 B.C. 2세기경에 지은 《이아(爾雅)》를 증보한 것으로, 《이아》와 같은 형식으로 고서(古書)의 자구를 해석하고 경서(經書)를 고증하여 주석을 달았다. 그러나 내용은 《이아》와 중복되지 않는 독자적인 것이다. 훈화 형식을 띠며, 상·중·하 3권이었으나 수(隋)의 조헌(曺憲)이 10권으로 나누었다. 《박아》라고 불린 까닭은 수 양제(煬帝)의 시호가 광(廣)이어서 황제의 시호를 쓸 수 없었기 때문이다.

143 | 〈오행기(五行記)〉에서는 수(隋)나라 문제(文帝) 때 인체와 똑같이 생긴 사지(四肢)가 완전히 갖추어진 인삼을 발견한 이야기가 나온다. (大塚敬節 校注, 藥徵, 前揭書, p.240)

引廣雅五行記. 是蔘之名義. 而豈蔘之實乎. 學者詳諸.

《광아廣雅》[142] 〈오행기五行記〉[143]를 인용하는 지경에 이르렀다. (사람과 똑같이 생겼다는 것이) 인삼의 이름[名]과 뜻[義]은 될 수 있지만 어찌 인삼의 진면목[實]일 수 있겠는가? 학자들이여! 이 점을 잘 살펴보라.

余讀本草至蔘養元氣. 未嘗廢書而不嘆也. 曰鳴呼可悲哉人之惑也. 所謂元氣者. 天地根元之一氣也. 動爲陽. 靜爲陰. 陰陽妙合. 斯生萬物. 命其主宰曰造化之神也. 而人也者非造化之神也. 故人生於人. 而人不能生人. 況於元氣乎.

내가 본초서를 읽다가 인삼이 원기元氣를 기른다는 데에 이르러서는 책을 덮어버리고 탄식하지 않을 수 없었다. "아아! 정말 슬프구나. 사람들이 현혹됨이여!" '원기'란 천지天地의 뿌리가 되며 으뜸이 되는 한 기운이다. 움직이면 양이 되고 멈추면 음이 된다. 음과 양이 묘하게 합해지면 이에 만물을 낳게 된다. 이를 주재하는 것을 '조화지신造化之神'이라고 말한다. 사람은 조화지신이 아니다. 그러므로 사람이 사람의 몸에서 나올 수는 있지만, 사람이 사람을 만들 수는 없는 것이다. 하물며 사람이 어찌 원기를 만들 수 있겠는가?

夫人之元氣也. 免身之初. 所資以生. 醫家所謂先天之氣也. 養之以穀肉果菜. 所謂後天之氣也. 雖然元氣之說. 聖人不言. 故經典不載焉.

사람의 원기는 분만되는 순간 타고 나는 것이다. 의학계에서 말하는 '선천지기先天之氣'다. 곡식·고기·과일·채소로 기르는 것은 '후천지기後天之氣'다. 그렇지만 원기에 대해서는 성인이 언급하지 않았으므로 (성인의) 경전經典에 실려 있지 않다.

戰國以降. 始有斯言. 鶡冠子曰. 天地成於元氣. 董仲舒春秋繁露曰. 王正則元氣和順. 揚雄解嘲曰. 大氣

전국戰國시대 이후 처음으로 원기라는 말이 나왔다. 할관자鶡冠子[144]는 "천지天地가 원기로 이루어졌다."[145]라고 했다. 동중서董仲舒[146]는 《춘추번로春秋繁露》[147]에서 "임금이 바르면 원기가 조화롭고 순하다."

---

144 | 할관자(鶡冠子) : 중국 전국시대 초나라 사람. 이름[姓名]은 밝혀져 있지 않다. 할(鶡)이라는 새의 깃털로 장식한 관(冠)을 쓰고 다녀서 사람들이 그를 '할관자(鶡冠子)'라 불렀다고 한다. 그의 저서 《할관자(鶡冠子)》는 3권 19편으로 되어 있는데, 《한서(漢書)》 《예문지(藝文志)》에 "할관자일편(鶡冠子一篇)"이라고 기록되어 있는 것으로 보아 후인의 가탁(假託)일 가능성이 있다. (http://www.shtvu.edu.cn/ccwindows/)

145 | 천지성어원기(天地成於元氣) : 《할관자》 태록제십일(泰錄第十一)에 나온다.

146 | 동중서(董仲舒) : 중국 서한(西漢)의 철학가. 광천(廣川, 지금의 하북성(河北省) 조강동(棗强東)) 사람이다. 일찍부터 《춘추공양전(春秋公羊傳)》을 주로 연구했으며 경제(景帝) 때는 박사가 되었다. 무제(武帝)가 즉위하여 크게 인재를 구하므로 현량대책(賢良對策)을 올려 인정을 받고, 전한의 새로운 문교정책에 참여하게 되었다. 오경박사(五經博士)를 두게 되고, 국가 문교의 중심이 유가(儒家)로 통일된 것은 그의 헌책(獻策)에 힘입은 바가 크다. 그러나 뒤에 자신의 학설로 말미암아 투옥되는 등 파란 많은 생애였다. 저서로는 《춘추번로(春秋繁露)》와 《동자문집(董子文集)》 등이 있다. [B.C.179~B.C.104](http://100.naver.com/), (http://www.phil.pku.edu.cn/)

147 | 《춘추번로(春秋繁露)》 : 중국 한대(漢代)에 저작된 정치(政治)·도덕(道德) 등에 관한 논문집. 17권 82편. 전한(前漢)의 학자 동중서(董仲書)가 저술한 것으로 전하나 그 서명(書名)이 《수서(隋書)》 《경적지(經籍志)》에 처음 기록된 것으로 보아 위작(僞作)으로 보는 학자가 많다.(http://100.naver.com/)

含元氣. 孔安國虞書註曰. 昊天謂元氣廣大. 漢書律曆志曰. 大極元氣函爲一. 班固東都賦曰. 降烟熅. 調元氣. 此數者皆言天地之元氣. 而非人之元氣也.

素問曰. 天之大氣擧之. 言繫地於中而不墜也. 又曰. 三焦者原氣之別使. 言皮膚毫毛之末. 溫綏之氣也. 此猶可言也. 然論說之言也. 於疾醫何益之有.

又曰. 養精以穀肉果菜. 是古之道也. 未聞以草根木皮. 而養人之元氣. 蓋其說

라고 말했다. 양웅楊雄[148]은 〈해조解嘲〉[149]에서 "대기가 원기를 머금고 있다."라고 말했다. 공안국孔安國[150]은 〈우서虞書〉[151]의 주석에서 "호천昊天은 원기가 광대廣大함을 이른다."라고 말했다. 《한서漢書》[152] 〈율력지律曆志〉에서 "태극과 원기는 모두 하나다."라고 했다. 반고班固[153]는 〈동도부東都賦〉에서 "자욱한 기운[烟熅]을 내려 원기를 조화롭게 한다."라고 했다. 이들 문장은 모두 '천지의 원기'를 말한 것이지 '사람의 원기'를 말한 것이 아니다.

《소문素問》에서는 "하늘의 대기大氣가 그것을 든다."라고 했으니, 땅을 중간에 매달아서 떨어지지 않게 한다는 말이다. 또 "삼초三焦는 원기原氣의 별사別使"라고 했으니, 피부와 털끝으로 전해지는 따뜻한 기운을 말한다. 이런 말들은 오히려 그럴듯하게 들리지만 말뿐인 이론에 불과하다. 질의疾醫에게 무슨 도움이 되겠는가?

또 (《소문》에서) "곡식·고기·과일·채소로 정精을 기른다."[154]고 했는데 이는 옛 법도이다. 풀뿌리와 나무껍질로 사람의 원기元氣를 기

148 | 양웅(楊雄) : 전한말의 학자·문인. 자(字)는 자운(子雲). 서천성(四川省) 성도(成都) 출생. 청년시절에 동향의 선배인 사마상여(司馬相如)의 작품을 통하여 배운 문장력을 인정받아, 성제(成帝) 때 궁정문인의 한 사람이 되었다. 성제의 여행을 수행하며 쓴 감천부(甘泉賦), 하동부(河東賦), 우렵부(羽獵賦), 장양부(長楊賦) 등은 화려한 문장이면서도 성제의 사치를 꼬집는 풍자도 잊지 않았다. 시대에 적응하지 못한 자신의 불우한 원인을 묘사한 해조(解嘲), 해난(解難)도 독특한 여운을 주는 산문이다. 학자로서 각 지방의 언어를 집성한 《방언(方言)》, 《역경(易經)》에 기본을 둔 철학서 《태현경(太玄經)》과 《논어(論語)》의 문체를 모방한 수상록 《법언(法言)》 등을 저술했다. 왕망(王莽)이 정권을 찬탈한 뒤 새 정권을 찬미하는 문장을 썼고 괴뢰정권에 협조했기 때문에, 송학(宋學) 이후에는 지조가 없는 사람이라는 비난의 대상이 되기도 했으나, 그의 식견은 한(漢)나라를 대표한다 할 수 있다. [B.C.53~A.D.18] (http://100.naver.com/)

149 | 〈해조(解嘲)〉 : 양웅(楊雄)이 저술한 시대 풍자적인 산문.

150 | 공안국(孔安國) : 중국 전한(前漢) 무제 때의 학자. 자(字)는 자국(子國)이다. 산동성(山東省) 곡부(曲阜) 출생. 《상서(尚書)》 고문학의 시조, 공자의 11대손. 박사(博士)·간대부(諫大夫)를 지내고, 임회(臨淮) 태수에 이르렀다. 《시(詩)》는 신공(申公)에게서 배우고, 《상서》는 복생(伏生)에게서 받았다. 노(魯)나라의 공왕(共王)이 공자의 옛 집을 헐었을 때 과두문자(蝌蚪文字)로 된 《고문상서(古文尚書)》, 《예기(禮記)》, 《논어(論語)》, 《효경(孝經)》이 나왔다. 당시 아무도 이 글을 읽지 못한 것을 금문(今文)과 대조·고증, 해독하여 주석을 붙였다. 이것에서 고문학(古文學)이 비롯되었다고 한다. (http://100.naver.com/)

151 | 〈우서(虞書)〉 : 《서경(書經)》의 일부(一部).

152 | 《한서(漢書)》 : 중국 후한(後漢)시대의 역사가 반고(班固)가 저술한 기전체(紀傳體)의 역사서. 전 120권.

153 | 반고(班固) : 중국 후한 초기의 역사가. 자(字)는 맹견(孟堅). 산서성(山西省) 함양(咸陽) 출생. 표(彪)의 아들. 서역도호(西域都護) 초(超)의 형. 소(昭)의 오빠. 아버지의 유지(遺志)를 이어 고향에서 《한서(漢書)》 편집에 종사했으나, 62년경 국사를 개작(改作)한다는 중상모략으로 투옥되었다. 초의 노력으로 명제(明帝)의 용서를 받아, 20여 년 동안 《한서》를 완성했다. 79년 여러 학자들이 백호관(白虎觀)에서 오경(五經)의 이동(異同)을 토론할 때, 황제의 명을 받아 《백호통의(白虎通義)》를 편집했다. 화제(和帝) 때 두헌(竇憲)의 중호군(中護軍)이 되어 흉노 원정에 수행하고, 92년 두헌의 반란사건에 연좌되어 옥사했다. 문학 작품에 〈양도부(兩都賦)〉 등이 있다. [A.D.32~92]

出于道家. 道家所雅言延
命長壽. 故立元氣以爲極
也. 秦漢以降. 道家隆盛.
而陰陽五行元氣之說. 蔓
延不可芟. 醫道湮晦. 職此
之由. 豈可不歎哉. 夫醫術
人事也. 元氣天事也. 故仲
景不言矣. 養精以穀肉果
菜. 而人蔘養元氣. 未嘗有
言之. 由此觀之其言養元
氣者. 後世之說也. 不可從
矣.

東垣李氏曰. 張仲景云. 病
人汗後身熱亡血. 脈沈遲
者. 下利身涼. 脈微血虛者.
竝加人蔘也. 古人之治血
脫者益氣也. 血不自生. 須
生陽氣. 蓋陽氣生. 則陰長
而血乃旺也. 今歷考傷寒
論中. 曰利止亡血也. 四逆
加人蔘湯主之. 李氏其據
此言乎. 然而加人蔘者. 僅
僅 一兩也. 四逆加人蔘湯.
更加茯苓. 此爲茯苓四逆
湯. 而不擧血證. 則人蔘之
非爲亡血也. 可以見已. 且
也仲景治吐血衄血産後亡
血方中. 無有人蔘則益足
證也. 李氏之說妄哉. 自後
苟有血脫者. 則不審其證.
槪用人蔘. 亦益妄哉.

른다는 말은 들어본 적이 없다. 이러한 이론은 도가道家에서 나왔다. 도가에서 항상 말하는 것은 수명을 연장하는 일이다. 그러므로 원기를 기준[極]으로 삼았다. 진秦·한漢 이후로 도가가 융성하여 음양·오행·원기에 관한 이론이 만연蔓延하여 없앨 수가 없었다. 의도醫道가 망해서 자취를 감춘 것은 바로 도가의 융성 때문이니, 어찌 탄식하지 않을 수 있겠는가? 의술醫術은 사람이 하는 일이고, 원기는 하늘이 하는 일이다. 그러므로 장중경은 원기를 말하지 않았다. 정을 기를 때는 곡식·고기·과일·채소를 쓴다. 하지만 인삼이 원기를 기른다고 말한 적이 없다. 이를 근거로 보면 "원기를 기른다."는 말은 후세의 설이므로 따를 수 없다.

이동원李東垣이 말했다. "장중경은 '환자가 땀이 난 후에 몸에서 열이 나며 망혈亡血이 되어 맥脈이 가라앉고 느린 경우와 설사하고 몸이 서늘하며 맥이 미약하고 피가 부족한 경우에 모두 인삼을 더한다.' 라고 했다. 고인古人은 혈이 크게 손실된 사람을 치료할 때 기氣를 더해 주었다. 피는 저절로 만들어지지 않으며, 양기陽氣가 발생하기를 기다려야 한다. 양기가 발생하면 음기陰氣가 자라나서 피가 왕성해지게 된다." 이제 일일이 살펴보니, 상한론 가운데 "설사가 그치고 망혈 증상이 있을 때 사역가인삼탕四逆加人蔘湯[155]으로 치료한다."는 말이 있다. 이동원은 이 조문을 근거로 삼았을 것이다. 그러나 인삼을 더한 양이 겨우 1냥兩에 불과하다. (또) 사역가인삼탕에 다시 복령茯苓을 더하면 복령사역탕茯苓四逆湯이 되는데, 복령사역탕 조문에는 혈증血證이 보이지 않는다. 인삼이 망혈을 위해 사용된 것이 아님을 알 수 있다. 또 장중경이 토혈吐血, 육혈衄血, 산후産後의 망혈을 치료한 처방 가운데 인삼이 들어간 것이 없으니, 인삼이 혈증에 쓰이지 않음을 증명하기에 충분하다. 이동원의 이론은 잘못된 것이다. 이동원 이후로 피가 부족한 사람이 있으면 그 증상을 살피지 않고 무조건 인삼을 사용하게 되

---

154 | 곡식·고기·과일·채소로 정을 기른다[養精以穀肉果菜] : 역자가 대조한 《정교황제내경소문(精校黃帝内經素問)》(홍원식(洪元植))에서는 이 문장 그대로는 보이지 않았다. 《소문(素問)》《오상정대론편제칠십(五常政大論篇第七十)》의 "곡육과채. 식양진지(穀肉果菜. 食養盡之)"나 《소문(素問)》《장기법시론편제이십이(藏氣法時論篇第二十二)》의 "독약공사. 오곡위양(毒藥攻邪. 五穀爲養)" 등의 문장에서 의미만을 취해서 새롭게 문장을 만들었을 가능성과 길익동동(吉益東洞)이 참조한 《소문》의 판본이 달랐을 가능성이 있다고 사료된다.

155 | 四逆加人蔘湯 : 甘草二兩. 乾薑一兩半. 附子一枚. 加人蔘一兩. (類聚方, 前揭書, p.53)

었으니 더욱 잘못되어 버린 것이다.

어떤 사람이 물었다. "선생께서는 '장중경이 인삼을 써서 심하의 비경을 치료했다.' 라고 말씀하셨는데, 대황황련사심탕大黃黃連瀉心湯[156]에는 인삼이 없습니다. 아마도 인삼이 없는 것에 대한 또 다른 설명이 있겠지요?" (내가 답했다.) "있다. 어찌 그대는 책을 읽은 것이 그리도 조악한가? 대황황련사심탕에서 '심하가 비痞한데 눌러보면 부드럽다[按之濡].' 라고 말했고, 인삼에 관련된 여러 처방에서는 모두 '심하가 비하고 단단하다[硬].' 라고 말했다. 경硬·유濡 두 글자의 차이를 여기에서 볼 수가 있다."

或問曰. 吾子言仲景用人蔘治心下痞鞕. 而大黃黃連瀉心湯之屬. 無有人蔘. 豈亦有說乎. 曰. 有之. 何子讀書之粗也. 大黃黃連瀉心湯曰. 心下痞. 按之濡. 其於人蔘. 則諸方皆曰. 心下痞鞕. 鞕濡二字. 斯可以見其異矣.

● 品考

人蔘 出上黨者. 古爲上品. 朝鮮次之. 今也上黨不出. 而朝鮮亦少也. 其有自朝鮮來者. 味甘. 非其眞性. 故試諸仲景所謂心下痞鞕. 而無效也. 不可用矣. 源順和名抄云. 人蔘此言久末乃伊. 蓋本邦之俗謂熊膽爲久末乃伊. 而亦號人蔘也. 則以其味名之也. 由是觀之. 本邦古昔所用者. 其味苦也亦明矣. 今試取朝鮮之苗. 而樹藝諸本邦者. 其味亦苦也. 然則其苦也者. 是人蔘之正味. 而桐君雷公之所同試也. 乃今余取産于本邦諸國者用之. 大有效於心下痞鞕. 其産于本邦諸國者. 五葉三椏. 其

● 품고品考

인삼人蔘은 상당上黨[157]에서 나는 것이 옛날부터 상품上品이다. 조선에서 나는 것은 그 다음이다. 이제 상당에서는 나지 않고 조선에서도 적게 나온다. 조선으로부터 수입된 것은 단맛이므로 원래의 성질이 아니다. 그러므로 장중경이 말한 "심하비경心下痞硬"에 시험해보면 효과가 없어서 쓸 수 없었다. 원순源順[158]의 《화명초和名抄》[159]에서 "인삼, 이것을 '구말내이久末乃伊'라고 부른다."라고 했다. 일본의 풍속에서 웅담熊膽을 '구말내이'라고 부르는데, 이 말을 인삼을 부르는 데도 사용하니, 그 맛으로 이름을 지은 것이다. 이것을 근거로 보면 일본에서 옛날에 사용한 인삼은 쓴맛이었음이 또한 명백하다. 이제 시험 삼아 조선에서 채취한 인삼의 싹을 일본에다 심었더니 그 맛이 또한 썼다. 그렇다면 쓴맛이 인삼의 올바른 맛이니, 동군桐君·뇌공雷公[160]이 다 시험한 것이다. 이에 이제 일본 각지에서 산출된 것을 써 보니, 심하心下의 비경痞硬에 크게 효과가 있었다. 일본 각지에서 산출된 것은 5개

---

156 | 大黃黃連瀉心湯: 大黃二兩. 黃連一兩. (類聚方, 前揭書, p.34)

157 | 상당(上黨): 중국 진(秦)나라 군명(郡名). 전국(戰國)시대에는 한(韓)나라 땅이었다. 지금의 산서성(山西省) 동남부에 해당한다.

158 | 원순(源順): 일본 평안(平安) 시대 중기의 시인이자 학자다.

159 | 《화명초(和名抄)》: 원순(源順)이 저술한 《화명류취초(和名類聚抄)》의 약칭(略稱)이다. 《화명류취초》는 현존하는 서적 중 일본에서 가장 오래된 중일사전[漢和辭典]이다.

160 | 동군(桐君)·뇌공(雷公): 둘 다 전설로 전해지는 사람들로, 황제(黃帝) 시대 때의 약(藥) 연구가들이다.

於形狀也. 亦與所産于朝
鮮同矣. 産于本邦諸國者.
出于和州金峯者最良. 去
土氣而剉用. 謹勿殺苦也.

의 잎[五葉]과 3개의 가장귀[三椏][161]가 있어서 형상形狀이 조선에서 산출되는 것과 같다. 일본 각지에서 산출되는 것 중에 화주和州[162] 금봉金峯[163]에서 나는 것이 가장 좋다. 흙을 제거하고 썰어서 쓴다. 쓴맛을 죽이지 않도록 조심해야 한다.

❀ 桔梗

❀ 길경桔梗

主治濁唾腫膿也. 旁治咽
喉痛.

길경은 탁한 가래와 부기, 농膿을 주로 치료한다. 부수적으로 인후통咽喉痛을 치료한다.

● 考徵

● 고징考徵

排膿湯證闕.

배농탕排膿湯[164]에는 해당 증상이 보이지 않는다.

桔梗白散證曰. 出濁唾腥
臭. 久久吐膿.

길경백산증桔梗白散證[165]에서 "탁한 가래를 뱉고, 비린 냄새가 나며, 오래도록 농을 토한다."라고 했다.

桔梗湯證曰. 出濁唾腥臭.
久久吐膿.

길경탕증桔梗湯證[166]에서 "탁한 가래를 뱉고, 비린 냄새가 나며, 오래도록 농을 토한다."라고 했다.

排膿散證闕.

배농산排膿散[167]에는 해당 증상이 보이지 않는다.

以上四方. 其用桔梗者. 或三
兩. 或一兩. 或三分. 或二分.
右四方者. 皆仲景之方也.

이상 4개 처방에서 길경의 사용량은 3냥兩, 1냥, 3푼[分], 2푼이다.

위 4개의 처방은 모두 장중경의 처방이다. 배농탕에서는 길경이 군

---

161 | 가장귀[椏] : 나뭇가지의 갈라진 부분 또는 갈라진 모양의 나뭇가지를 뜻한다.
162 | 화주(和州) : 과거 일본 지명. 대화국(大和國, やまとのくに)의 다른 이름이다. 기내(畿內) 5국(國)에 포함된다. 현재의 내량현(奈良縣, ならけん)에 해당한다.
163 | 금봉(金峯) : 금봉산(金峯山). 대화국(大和國)에 있는 산 이름이다.
164 | 排膿湯 : 甘草二兩. 桔梗三兩. 生薑一兩. 大棗十枚. (類聚方, 前揭書, p.39)
165 | 桔梗白散 : 桔梗. 貝母各三分. 巴豆一分. (類聚方, 前揭書, p.64)
166 | 桔梗湯 : 桔梗一兩. 甘草二兩. (類聚方, 前揭書, p.39)
167 | 排膿散 : 枳實十六枚. 芍藥六分. 桔梗二分. (類聚方, 前揭書, p.59)

而排膿湯以桔梗爲君藥也.
不載其證. 今乃歷觀其用
桔梗諸方. 或肺癰. 或濁唾
腥臭. 或吐膿也. 而以桔梗
爲君藥者. 名爲排膿. 則其
排膿也明矣.

약인데도 길경의 주치主治가 보이지 않는다. 이제 길경을 쓴 여러 처방을 일일이 살펴보니, 폐옹肺癰, 탁한 가래, 비린 냄새, 농을 토하는 증상이라고 쓰여 있으며, 길경을 군약으로 쓰는 처방이 '농을 배출하는 탕[排膿湯]'이라고 이름 지어져 있으므로 (길경이) 농을 배출하는 효능이 있는 게 확실하다.

● 互考

排膿湯之證雖闕. 而桔梗
湯觀之. 則其主治明矣. 桔
梗湯證曰. 出濁唾腥臭. 久
久吐膿. 仲景曰. 咽痛者可
與甘草湯. 不差者與桔梗
湯也. 是乃甘草者. 緩其毒
之急迫也. 而濁唾吐膿非
甘草之所主. 故其不差者.
乃加桔梗也. 由是觀之. 腫
痛急迫則桔梗湯. 濁唾吐
膿多則排膿湯.

● 호고互考

배농탕에는 주치가 보이지 않지만 길경탕에 비추어 보면 그 주치를 밝힐 수 있다. 길경탕증에서 "탁한 가래를 뱉고, 비린 냄새가 나며, 오래도록 농을 토한다."라고 했고, 장중경은 "인통咽痛에 감초탕을 투여할 수 있는데, 낫지 않으면 길경탕을 투여한다."라고 했다. 여기에서 감초는 독의 급박急迫함을 완화시키는 것이므로 탁한 가래를 뱉고 농을 토하는 것은 감초의 주치가 아니다. 그러므로 낫지 않으면 길경을 더하는 것이다. 이러한 관점에서 보면 붓고 아픈 증상이 급박하면 길경탕이고, 탁한 가래를 뱉고 농을 토하면 배농탕이다.[168]

● 辨誤

排膿湯及散. 載在金匱腸
癰部. 桔梗湯及白散亦有
肺癰之言. 蓋腸癰肺癰之
論. 自古而紛如也. 無有明
辨. 欲極之而不能也. 人之
體中不可見也. 故謂無肺
癰腸癰者妄也. 謂有肺癰
腸癰者亦妄也. 凡吐下臭
膿者. 其病在胸也. 而爲肺
癰. 其病在腹也. 而爲腸癰.
其亦可也. 治之法. 不爲
名所拘. 而隨其證. 是爲仲
景也.

● 변오辨誤

배농탕과 배농산은 《금궤요략金匱要略》〈장옹부腸癰部〉에 실려 있다. 길경탕과 길경백산에도 또한 폐옹이라는 말이 보인다. 장옹과 폐옹에 관한 학설들이 예로부터 분분했는데 제대로 밝혀 준 학설이 없었다. 끝까지 파헤쳐 밝히고 싶어도 밝힐 수가 없었다. 인체의 내부를 볼 수가 없기 때문에 '폐옹과 장옹이 없다.'고 하는 것도 잘못된 것이고, '폐옹과 장옹이 있다.'고 하는 것 또한 잘못된 것이다. 냄새나는 농[臭膿]을 토하거나 설사하는 경우에 병이 가슴에 있으면 폐옹이 되고, 병이 복부에 있으면 장옹이 된다는 것은 그럴듯하다고 할 수도 있으나 장옹과 폐옹을 실제로 치료할 때는 (장옹과 폐옹이라는) 병명에 구애되지 않고 그 증상만을 따랐던 것이 장중경의 법도였다.

---

168 | 길경탕보다 배농탕에 길경이 더 많이 들어간다. 길경탕에는 길경이 1냥(兩) 들어가고, 배농탕에는 길경이 3냥 들어간다.

● 品考

桔梗 處處出焉. 藥鋪所鬻
者. 淅而白潔. 脫其氣味也.
不可不擇焉. 唯去其土泥.
而不殺其眞性. 是爲良也.
剉用.

● 품고品考

길경桔梗은 곳곳에서 산출된다. 약재상들이 파는 것 중에 씻어서 하얗고 깨끗한 것은 기미氣味가 빠진 것이므로 가려서 써야 한다. 오직 흙먼지만을 제거하고 그 본래 성질을 죽이지 않는 것, 이것이 좋은 것이다. 썰어서 쓴다.

 朮

出朮

主利水也. 故能治小便自
利不利. 旁治身煩疼. 痰飮.
失精. 眩冒. 下利. 喜唾.

출은 주로 물을 다스린다. 그러므로 소변자리小便自利[169], 소변불리小便不利를 치료할 수 있다. 몸이 화끈거리고 아픈 증상, 담음痰飮, 실정失精, 어지러움과 몽롱함, 설사, 침을 자주 뱉는 증상을 부수적으로 치료한다.

● 考徵

天雄散證闕.(說在互考中)

● 고징考徵

천웅산天雄散[170]에는 해당 증상이 보이지 않는다.
自註 호고互考에 해설이 있다.

以上一方朮八兩.

이상 1개 처방에는 출이 8냥兩 들어간다.

桂枝附子去桂加朮湯證曰.
小便自利.

계지부자거계가출탕증桂枝附子去桂加朮湯證[171]에서 "소변小便이 자리自利하다."라고 했다.

麻黃加朮湯證曰. 身煩疼.

마황가출탕증麻黃加朮湯證[172]에서 "몸이 화끈거리고 아프다."라고 했다.

---

169 | 소변자리(小便自利) : 소변자리는 지나치게 나온다고 할 정도로 소변이 잘 나오고 소변량이 많은 증상이다. (大塚敬節 校注, 藥徵, 前揭書, p.243), (角田睦子 譯注, 藥徵, 前揭書, p.70)
170 | 天雄散 : 天雄三兩(當作三枚) 朮八兩. 桂枝六兩. 龍骨三兩. (類聚方, 前揭書, p.46) 《금궤요략》 처방이다.
171 | 桂枝附子去桂加朮湯 : 朮四兩. 附子三枚. 生薑三兩. 甘草二兩. 大棗十二枚. (類聚方, 前揭書, pp.5~6)
172 | 麻黃加朮湯 : 麻黃三兩. 桂枝二兩. 甘草一兩. 杏仁七十個. 加朮四兩. (類聚方, 前揭書, p.18)

越婢加朮湯證曰. 一身面目黃腫. 其脈沈. 小便不利.

附子湯證不具也.(說在互考中)

以上四方朮皆四兩.

桂枝去桂加苓朮湯證曰. 小便不利.

人蔘湯證曰. 喜唾.

桂枝人蔘湯證曰. 利下不止.

茯苓澤瀉湯證不具也.(說在類聚方)

茯苓飲證曰. 心胸中有停痰宿水. 自吐出水.

以上五方. 朮皆三兩.

甘草附子湯證曰. 小便不利.
眞武湯證曰. 小便不利. 四肢沈重疼痛. 自下利.

월비가출탕증越婢加朮湯證[173]에서 "온몸, 얼굴, 눈이 누렇게 되고 붓는다. 맥이 침沈하고. 소변이 불리不利하다."라고 했다.

부자탕附子湯[174]에는 해당 증상이 보이지 않는다.
自註 호고에 해설이 있다.

이상 4개 처방에는 출이 각각 4냥씩 들어간다.

계지거계가영출탕증桂枝去桂加苓朮湯證[175]에서 "소변이 불리하다."라고 했다.

인삼탕증人蔘湯證[176]에서 "침을 자주 뱉는다."라고 했다.

계지인삼탕증桂枝人蔘湯證[177]에서 "설사가 그치지 않는다."라고 했다.

복령택사탕茯苓澤瀉湯[178]에는 해당 증상이 보이지 않는다.
自註《유취방類聚方》에 해설이 있다.[179]

복령음증茯苓飲證[180]에서 "심흉心胸 가운데 정체된 담과 오래된 물이 있어서 저절로 물을 토하게 된다."라고 했다.

이상 5개 처방에는 출朮이 각각 3냥씩 들어간다.

감초부자탕증甘草附子湯證[181]에서 "소변이 불리하다."라고 했다.

진무탕증眞武湯證[182]에서 "소변이 불리하고, 팔다리가 무겁고 아프며, 설사를 한다."라고 했다.

---

173 | 越婢加朮湯：麻黃六兩. 石膏半斤. 生薑三兩. 大棗十五枚. 甘草二兩. 加朮四兩. (類聚方, 前揭書, p.23)
174 | 附子湯：附子二枚. 茯苓三兩. 人蔘二兩. 朮四兩. 芍藥三兩. (類聚方, 前揭書, p.46)
175 | 桂枝去桂加苓朮湯：芍藥三兩. 甘草二兩. 生薑三兩. 大棗十二枚. 加苓朮各三兩. (類聚方, 前揭書, p.6)
176 | 人蔘湯：人蔘. 甘草. 朮. 乾薑各三兩. (類聚方, 前揭書, p.11)
177 | 桂枝人蔘湯：桂枝四兩. 甘草四兩. 朮三兩. 人蔘三兩. 乾薑三兩. (類聚方, 前揭書, pp.40~41)
178 | 茯苓澤瀉湯：茯苓半斤. 澤瀉四兩. 甘草二兩. 桂枝二兩. 朮三兩. 生薑四兩. (類聚方, 前揭書, p.15)
179 | 爲則按. 當有心下悸. 或小便不利證. (類聚方, 前揭書, p.15)
180 | 茯苓飲：茯苓. 人蔘. 朮各三兩. 枳實二兩半. 橘皮二兩半. 生薑四兩. (類聚方, 前揭書, p.60)
181 | 甘草附子湯：甘草二兩. 附子二枚. 白朮二兩. 桂枝四兩.《상한론》처방이다.《유취방》에는 나오지 않는다.
182 | 眞武湯：茯苓三兩. 芍藥三兩. 生薑三兩. 朮二兩. 附子一枚. (類聚方, 前揭書, p.46)
183 | 苓薑朮甘湯：甘草. 朮各二兩. 乾薑. 茯苓各四兩. (類聚方, 前揭書, p.12)

苓薑朮甘湯證曰. 小便自利.	영강출감탕증苓薑朮甘湯證[183]에서 "소변이 자리하다."라고 했다.
苓桂朮甘湯證曰. 心下有痰飮. 又云. 頭眩.	영계출감탕증苓桂朮甘湯證[184]에서 "심하心下에 담음이 있다.", "머리가 어지럽다[頭眩]."라고 했다.
澤瀉湯證曰. 其人苦冒眩.	택사탕증澤瀉湯證[185]에서 "환자가 몽롱하고 어지러워한다."라고 했다.
枳朮湯證不具也.(說在互考中)	지출탕枳朮湯[186]에는 해당 증상이 보이지 않는다. 自註 호고에 해설이 있다.
茯苓戎鹽湯證曰. 小便不利.	복령융염탕증茯苓戎鹽湯證[187]에서 "소변이 불리하다."라고 했다.
以上七方. 朮皆二兩.	이상 7개 처방에는 출이 각각 2냥씩 들어간다.
五苓散證曰. 小便不利.	오령산증五苓散證[188]에서 "소변이 불리하다."라고 했다.
以上一方. 朮十八銖. 而三兩之例.	이상 1개 처방에는 출이 18수銖[189] 들어가는데, 3냥이 들어가는 예例도 있다.
右歷觀此諸方. 無論小便之變. 其他曰飮. 曰痰. 曰身煩疼. 曰喜唾. 曰冒眩. 亦皆水病也. 凡小便不利而兼若證者. 用朮而小便通則諸證乃治. 由是觀之. 朮之利水也明矣.	위의 여러 처방을 일일이 살펴보면 소변의 변화[小便之變]뿐만 아니라 '음飮', '담痰', '몸이 화끈거리고 아픔', '침을 자주 뱉음', '몽롱하고 어지러움' 도 모두 수병水病이다. 소변이 불리하면서 이러한 증상을 겸하고 있는 경우에 출을 써서 소변이 시원하게 통通하면 여러 증상이 낫게 된다. 이러한 점에서 보면 출이 물을 다스리는 게 확실하다.

184 | 苓桂朮甘湯 : 茯苓四兩. 桂枝三兩. 朮二兩. 甘草二兩. (類聚方, 前揭書, p.13)

185 | 澤瀉湯 : 澤瀉五兩. 朮二兩. (類聚方, 前揭書, p.15)

186 | 枳朮湯 : 枳實七枚. 朮二兩. (類聚方, 前揭書, p.59)

187 | 茯苓戎鹽湯 : 茯苓半斤. 朮二兩. 戎鹽彈丸大一枚. (類聚方, 前揭書, p.12)

188 | 五苓散 : 猪苓十八銖. 澤瀉一兩六銖半. 茯苓十八銖. 桂枝半兩. 朮十八銖. (類聚方, 前揭書, p.15)

189 | 수(銖) : 중국 고대의 중량 단위. 여러 가지 설이 있으나 《한서(漢書)》《율력지(律曆志)》 상권을 참고해 보면 다음과 같다. "1약(龠)은 부피가 1200서(黍)이고, 무게가 12수(銖)이며, 2약은 1냥(兩)이 된다. 24수가 1냥이고, 16냥은 1근(斤)이 된다(一龠容一千二百黍, 重十二銖, 兩之爲兩. 二十四銖爲兩, 十六兩爲斤)."라고 했고, 응소(應邵)는 "10서가 1루(絫)가 되고, 10루가 1수가 된다(十黍爲絫, 十絫爲一銖)."라고 말했다. 1수의 무게는 100서였으나, 당나라 이후에 냥 이하는 돈[錢], 푼[分], 리(厘) 등의 단위로 고쳤다. 1돈은 2수 4루와 같다. (동양의학대사전, 경희대학교출판국)

天雄散. 金匱要略載在桂枝加龍骨牡蠣湯條後. 而不載其證. 而李時珍作本草綱目曰. 此仲景治男子失精之方也. 然則舊有此證. 而今或脫也. 男子失精. 女子夢交. 桂枝加龍骨牡蠣湯主之下. 當云天雄散亦主之. 以余觀之. 時珍之見. 而豈以朮附爲治失精夢交乎. 此則觀於本草. 可以知耳. 夫失精夢交. 水氣之變也. 故以朮爲主藥也.

천웅산은 《금궤요략金匱要略》에서 계지가용골모려탕桂枝加龍骨牡蠣湯 조문의 뒤에 등장하는데 증상이 나오지 않는다. 이시진李時珍은 《본초강목本草綱目》에서 "천웅산은 장중경이 남자의 실정失精을 치료했던 처방이다. 옛날에는 이 증상이 기록되어 있었을 텐데 지금은 소실되어 보이지 않는다. '남자의 실정과 여자의 몽교夢交[190]를 계지가용골모려탕으로 치료한다.' 라는 조문 아래에 마땅히 '천웅산 또한 같은 증상을 치료한다.' 라고 쓰여 있었을 것이다."라고 했다. 나는 이렇게 생각한다. 이시진과 같은 높은 견해를 가진 사람이 어찌 출과 부자附子로 실정과 몽교를 치료한다고 생각했겠는가? 이는 《본초강목》의 다른 내용에 비추어 보면 알 수 있다. 실정과 몽교는 수기水氣가 변한 것이다. 그러므로 출을 주약主藥으로 본 것이다.

金匱要略白朮附子湯. 卽傷寒論中桂枝附子去桂加朮湯. 而分量減其半也. 蓋朮別蒼白非古也. 故今稱方名從傷寒論焉. 外臺秘要朮附湯亦同方. 而分量非古也. 皆不可從焉.

《금궤요략》의 백출부자탕白朮附子湯[191]은 《상한론》 중 계지부자거계가출탕과 들어가는 약은 같은데 양이 반으로 준 것이다. 출을 창출蒼朮과 백출白朮로 나누는 것은 고법古法이 아니다. 그러므로 이제 처방의 이름[方名]은 《상한론》에 따라서 계지부자거계가출탕이라고 부른다. 《외대비요外臺秘要》의 출부탕朮附湯 또한 들어가는 약은 같은데 분량分量이 고법古法이 아니라 따를 수 없다.

附子湯證不具也. 此方之於眞武湯. 倍加朮附. 以蔘代薑者也. 而眞武湯證有小便不利. 或疼痛. 或下利. 此方倍加朮附. 則豈可無若證乎. 其證闕也明矣.

부자탕에는 해당 증상이 보이지 않는다. 이 처방은 진무탕眞武湯에서 출과 부자를 배가倍加하고 생강을 인삼으로 바꾼 것이다. 진무탕증에는 소변불리가 있고 동통이나 설사가 있을 때도 있다. 진무탕에 출과 부자를 배가했다면 어찌 이러한 증상이 없을 수 있겠는가? 이러한 증상이 빠진 게 명백하다.

枳朮湯桂薑棗草黃辛附湯二方. 金匱要略所載. 同其因與證. 而不可別焉. 今審

지출탕과 계강조초황신부탕桂薑棗草黃辛附湯[192] 2개의 처방은 《금궤요략》에 실려 있는데 병인과 병증이 같아서 어떻게 다른지 구분할 수 없

---

190 | 몽교(夢交) : 꿈속에서 성교하는 병증. (동양의학대사전, 경희대학교출판국)
191 | 白朮附子湯 : 白朮一兩. 附子一枚. 甘草二兩. 生薑一兩半. 大棗六枚. 《금궤요략》 처방이다. 《유취방》에는 수록되어 있지 않다.
192 | 桂薑棗草黃辛附湯 : 桂枝三兩. 生薑三兩. 甘草二兩. 大棗十二枚. 麻黃. 細辛各二兩. 附子一枚. (類聚方, 前揭書, p.6)
193 | 桂枝去芍藥湯 : 桂枝三兩. 甘草二兩. 生薑三兩. 大棗十二枚. (類聚方, 前揭書, p.1)

其方劑. 桂薑棗草黃辛附
湯. 其方合桂枝去芍藥及
麻黃附子細辛湯也. 而桂
枝去芍藥湯. 主頭痛發熱
惡風有汗等證. 而腹中無
結實者也. 麻黃附子細辛
湯證曰. 少陰病發熱. 爲則
按所謂少陰病者. 惡寒甚
者也. 故用附子. 附子主惡
寒也. 依二湯之證推之. 心
下堅大. 而惡寒發熱上逆
者. 桂薑棗草黃辛附湯主
之. 朮主利水也. 是以心下
堅大. 而小便不利者. 枳朮
湯主之. 夫秦張之治疾也.
從其證而不取因矣. 因者
想像也. 以冥冥決事. 秦張
所不取也. 故其能治疾也.
在方中其證矣. 斯不知其
方意. 則未能中其證. 其
知其方意. 在知藥能也. 能
知藥能而後始可與言方已.

다. 이제 이들 처방을 살펴보니 계강조초황신부탕은 계지거작약탕桂枝去芍藥湯[193]과 마황부자세신탕麻黃附子細辛湯[194]을 합친 처방이다. 계지거작약탕은 두통, 발열發熱, 오풍惡風, 유한有汗 등의 증상이 있는데 뱃속에 뭉침[結實]이 없는 경우를 치료한다. 마황부자세신탕증은 '소음병少陰病의 발열'을 치료한다. 내가 생각하기에 '소음병'은 오한惡寒이 심한 것이다. 그러므로 부자를 쓴다. 부자는 오한을 치료한다. 계지거작약탕증과 마황부자세신탕증을 근거로 추론하면 심하心下가 견대堅大하고 오한, 발열, 상역上逆하는 경우에 계강조초황신부탕을 쓴다. 출은 주로 물을 다스리므로 심하가 견대하면서 소변이 불리한 경우에는 지출탕으로 치료한다. 장중경은 질병을 치료할 때 증상에 따라 치료했지 병인病因을 보고 치료하지 않았다. 병인은 상상이다. 막연한 상상을 근거로 치료 방향을 결정하는 것은 장중경도 하지 않은 일이다. 그러므로 질병 치료에 능하려면 처방을 (병인이 아니라) 증상에 적중시켜야 한다. 처방의 뜻을 알지 못하면 증상에 적중시킬 수 없는데, 처방의 뜻을 아는 것은 약의 효능을 아는 데 있다. 약의 효능을 알 수 있게 된 다음에야 비로소 처방을 더불어 이야기할 수 있다.

● 辨誤

本事方. 許叔微曰. 微患飮

● 변오辨誤

《본사방本事方》[195]에서 허숙미許叔微[196]가 말했다. "(나는) 30년간 음

---

194 | 麻黃附子細辛湯 : 麻黃二兩. 細辛二兩. 附子一枚. (類聚方, 前揭書, p.19)

195 | 《본사방(本事方)》 : 《유증보제본사방(類證普濟本事方)》의 약칭. 중국 송나라 허숙미(許叔微)의 편찬으로 약 12세기 중엽에 간행된 방서. 《보제본사방(普濟本事方)》이라고도 함. 전 10권. 내용은 병의 종류에 따라, 중풍간담근골제풍(中風肝膽筋骨諸風), 심소장비골병(心小腸脾骨病), 폐신경병(肺腎經病), 두통두훈방(頭痛頭暈方) 등 23류(類)로 나뉜다. 치료 방제와 침구법을 수재(收載)했는데, 선집된 방제가 약 300여 방이며 대개 당시 시용(試用)하여 유효한 것이다. 방제 끝에 작자의 험안(驗案)과 논술이 부기되었다. 현재 인쇄본이 있다. (동양의학대사전, 경희대학교출판국)

196 | 허숙미(許叔微) : 중국 송나라 때의 의학자. 자(字)는 지가(知可)이며 진주(眞州) 백사(白沙, 지금의 강소성(江蘇省) 의미(儀微)) 사람. 어려서 집안이 가난하고 부모가 잇달아 병사하여 성년이 된 후에 의학연구에 전념했다. 환자가 치료를 원하면 빈부를 불문하고 정성껏 많은 사람을 치료했다. 소흥(紹興) 2년(1132)에 과거를 보아 진사에 합격하여 집현원(集賢院) 학사로 임명되어 후대들이 허학사(許學士)라고도 불렀다. 그는 《상한론(傷寒論)》에 대하여 많은 연구를 하여 《상한백증가(傷寒百證歌)》, 《상한발미론(傷寒發微論)》, 《상한구십론(傷寒九十論)》 등을 저작하여, 장중경(張仲景)의 변증논치 이론을 한층 발전시키고 보충했다. 고방(古方)을 잘 활용하고 신방(新方)을 창제했으며, 만년에는 평생 동안 응용한 경험방과 의안을 정리하여 《유증보제본사방(類證普濟本事方)》을 편성했다. 이 밖에 《치법(治法)》, 《변법(辨法)》, 《익상한론(翼傷寒論)》, 《중경맥법삼십육도(仲景脈法三十六圖)》 등의 저술이 있는데 현재 전하지 않는다. [1079~1154] (동양의학대사전, 경희대학교출판국)

辟三十年. 從左下有聲.
脇痛. 食減. 嘈雜. 飮酒半
杯卽止. 十數日必嘔酸水
數升. 暑月止右邊有汗. 左
邊絶無. 自揣必有澼囊. 如
水之有科臼. 不盈科不行.
但淸者可行. 而濁者停滯.
無路以決之. 故積至五六
日. 必嘔而去. 脾土惡濕.
而水則流濕莫若燥脾以去
濕. 崇土以塡科臼. 乃悉屛
諸藥. 只以蒼朮麻油大棗
丸服. 三月而疾除. 自此常
服. 不嘔不痛. 胸膈寬利.
飮啖如故.

為則按仲景用朮治水. 而
不云去濕補脾也. 許氏則
以朮爲去濕補脾. 而不云
其治水. 何其妄哉. 許氏之
病水變. 故得朮能治也. 人
云. 許氏能治其濕痰. 余戲
之曰. 非許自能治其病. 而
朮能治許病也. 何則許氏
之所說. 以不可見爲見. 而
以不可知爲知也. 空理惟
依. 古人則不然. 有水聲吐
水. 則爲水治之. 是可知而
知之. 可見而見之. 實事惟
爲. 此謂知見之道也.

벽飮澼[197]을 가볍게 앓으면서 살았다. 좌하복左下腹으로부터 소리가 나고, 옆구리가 아프며, 식사량이 줄고, 명치 아래가 쌀쌀하게 아픈[嘈雜] 경우에 술을 반 잔만 마시면 증상이 그쳤다. 그렇게 십수 일이 지나면 반드시 신물을 몇 되 토하게 되었다. 여름에는 우측 복부에만 땀이 나고 왼쪽 복부에서는 땀이 전혀 나지 않는데 (왼쪽 복부를) 만져 보면 반드시 물주머니가 있었다. 마치 물이 구덩이에 있을 때 구덩이를 채우지 않으면 흐르지 못하는 것과 같았다. 맑은 물은 지나갈 수 있었으나, 탁한 물은 정체되어 뚫고 나갈 길이 없었으므로 쌓이다가 5~6일 정도 되면 반드시 구토를 통해 (몸 밖으로) 나갔던 것이다. 비토脾土는 습濕을 싫어하나니, 물이 있을 때 습을 흘려보내는 것이 비脾를 말려서 습을 제거하고 흙을 채워서 구덩이를 메우는 것만 한 것이 없다. 이에 여러 약을 내치고 다만 창출蒼朮, 마유麻油, 대조大棗를 환으로 만들어 먹어서 3개월 만에 병이 나았다. 이로부터 이 약을 항상 복용했더니 구역질도 나지 않고, 아프지도 않았으며, 가슴속이 편안하고, 먹고 마시는 것이 예전과 같아졌다."

내가 살펴보니 장중경은 출朮을 써서 물을 다스렸을 뿐 '습을 제거하고 비를 보한다.' 라고 말한 적이 없다. (그런데) 허숙미는 출이 습을 제거하고 비를 보한다고만 하고 '물을 다스린다.' 라고 하지 않았으니 어찌 그리도 이치에 안 맞을 수 있는가? 허숙미의 병은 물이 변해서 생긴 것이었기 때문에 출로 치료할 수 있었다. 사람들은 "허숙미가 자신의 습담濕痰을 치료할 수 있었다."라고 말하지만, 나는 비웃으면서 말한다. "허숙미가 스스로 그 병을 치료할 수 있었던 것이 아니라 출이 허숙미의 병을 치료할 수 있었던 것이다." 어찌하여 그러한가? 허숙미의 말은 볼 수 없는 것을 본다고 하고, 알 수 없는 것을 안다고 하여 오직 허황된 이론에만 의지한 것이다. 고인古人들은 그렇게 하지 않았다. 물소리가 나고 물을 토하면 물로 보고 치료했다.

197 | 음벽(飮澼) : 수음(水飮)이 옆구리 아래에 오랫동안 정체되어 발생된 병증. 《제병원후론(諸病源候論)》〈벽병제후(澼病諸候)〉에서 "물을 지나치게 많이 마셔 옆구리 아래에 물이 정체되어 흩어지지 못한 데다가 찬 기운을 접촉함으로써 아픈 것을 음벽(飮澼)이라고 한다. 증상은 옆구리 아래가 악기의 줄처럼 팽팽하게 당기고 때때로 물소리가 난다[飮澼者. 由飮水過多. 在於脇下不散. 又遇冷氣相觸而痛. 卽呼爲飮澼也. 其狀脇下弦急. 時有水聲.]."라고 했다. (동양의학대사전, 경희대학교출판국)

이는 알 수 있는 것을 안다고 하고 볼 수 있는 것을 본다고 하여 오직 실질적인 일만을 행한 것이다. 이것을 '알 수 있고 볼 수 있는 길'이라고 한다.

그러므로 허숙미와 같은 병이 있는 사람에게 출과 부자附子를 써서 물을 몰아내면 그 효과가 신묘한 것이다. 아! 장중경의 처방은 믿을 수 있고 근거가 있다. 이를 근거로 보면 허숙미의 병이 나은 것은 허숙미의 공功이 아니라 출의 공이다.

故有許氏之病者. 用朮附以逐其水. 其效如神. 鳴呼仲景之爲方也. 信而有徵. 由是觀之. 許之病已也. 非許之功. 而朮之功也.

● 品考

● 품고品考

朮 宗奭曰. 古方及本經止單言朮. 而未別蒼白也. 陶隱居言有兩種. 而後人往往貴白朮. 而賤蒼朮也. 爲則曰. 華産兩種. 其利水也. 蒼勝於白. 故余取蒼朮也. 本邦所出. 其品下而功劣也. 剉用.

구종석寇宗奭은 "고방古方과 《신농본초경神農本草經》[198]에서 다만 '출朮'이라고 말했지 창출蒼朮, 백출白朮을 나누지 않았다. 도은거陶隱居[199]가 '두 종류가 있다.'라고 말하여 후세 사람들이 종종 백출을 귀하게 여기고 창출을 천하게 여기게 되었다."라고 했다. 나는 "중국산 두 종류 중에 물을 다스리는 능력은 창출이 백출보다 낫다."라고 생각한다. 그러므로 나는 창출을 쓴다. 일본에서 산출되는 것은 품질이 떨어지고 효능이 열등하다. 썰어서 쓴다.

 白頭翁

백두옹白頭翁

主治熱利下重也.

백두옹은 열이 나면서 설사를 하고 항문 쪽에 묵직한 느낌이 있는 증상[熱利下重]을 주로 치료한다.

---

198 | 《신농본초경(神農本草經)》: 최초의 본초학(本草學) 전문서적. 《본초경(本草經)》, 《본경(本經)》, 《신농본초(神農本草)》라고도 한다. 대략 진한(秦漢)시대(일설로는 전국시대)에 이루어졌다. 이 책은 진나라 이전 고대 본초학의 성과를 총정리한 것이다. 원서는 전하지 않고 내용은 도홍경의 《본초경집주(本草經集注)》에 보존되어 있다. (동양의학대사전, 경희대학교출판국)
199 | 도은거(陶隱居): 도홍경(陶弘景).

白頭翁湯證曰. 熱利下重.
又曰. 下利欲飮水.

白頭翁加甘草阿膠湯證曰.
下利.
以上二方. 白頭翁皆三兩.

夫仲景用白頭翁者. 特治
熱利. 而他無所見矣. 爲則
按若熱利渴而心悸. 則用
白頭翁湯也. 加之血證及
急迫之證. 則可用加甘草
阿膠湯也.

● 品考

白頭翁 和漢無別.

● 고징考徵

백두옹탕증白頭翁湯證[200]에서 "열이 나면서 설사를 하고 항문 쪽에 묵직한 느낌이 있다.", "설사하면서 물을 먹고 싶어한다."라고 했다.

백두옹가감초아교탕증白頭翁加甘草阿膠湯證[201]에서 "설사"라고 했다.

이상 2개 처방에는 백두옹이 각각 3냥兩씩 들어간다.

장중경이 백두옹을 쓴 것은 다만 열리熱利를 치료하려고 했던 것이지 다른 쪽으로 효과를 기대했던 것이 아니다. 나는 이렇게 생각한다. 만약 열리, 갈증, 심계心悸 증상이 있으면 백두옹탕을 쓰고, 혈증血證과 급박증急迫證이 있으면 백두옹가감초아교탕을 쓸 수 있다.

● 품고品考

백두옹白頭翁은 일본산과 중국산이 다르지 않다.

藥徵卷之上終

---

200 | 白頭翁湯 : 白頭翁二兩. 黃連. 黃柏. 秦皮各三兩. (類聚方, 前揭書, p.57)
201 | 白頭翁加甘草阿膠湯 : 白頭翁二兩. 黃連. 黃柏. 秦皮各三兩. 加甘草阿膠各二兩. (類聚方, 前揭書, p.57)

藥徵

中卷

藥徵卷之中
東洞古益先生著

門人
安藝 田中殖卿玄蕃
石見 中邨貞治子亨
平安 加藤白圭子復
同校

吉益東洞 선생 저.

문인門人 안예安藝의 田中殖卿玄蕃, 석견石見의 中村貞治子亨, 평안平安의 加藤白圭子復이 함께 교정함.

黃連

 황련黃連

主治心中煩悸也. 旁治心下痞. 吐下. 腹中痛.

황련은 심중心中의 번계煩悸를 주로 치료한다. 부수적으로 심하心下의 비痞, 구토, 설사, 뱃속의 통증을 다스린다.

● 考徵

● 고징考徵

黃連阿膠湯證曰. 心中煩不得臥.

황련아교탕증黃連阿膠湯證[1]에서 "심중이 번煩하여 잠들지 못한다."라고 했다.

以上一方. 黃連四兩.

이상 1개 처방에는 황련이 4냥 들어간다.

黃連湯證曰. 胸中有熱. 腹中痛. 欲嘔吐.

황련탕증黃連湯證[2]에서 "가슴속에 열이 있고 뱃속이 아프면서 구토가 날 것 같다."라고 했다.

乾薑黃連黃芩人蔘湯證曰. 吐下.

건강황련황금인삼탕증乾薑黃連黃芩人蔘湯證[3]에서 "구토와 설사"라고 했다.

葛根黃連黃芩湯證曰. 利遂不止.

갈근황련황금탕증葛根黃連黃芩湯證[4]에서 "설사가 그치지 않는다."라고 했다.

白頭翁湯證曰. 下利欲飲水.

백두옹탕증白頭翁湯證[5]에서 "설사하면서 물을 마시고 싶어한다."라고 했다.

以上四方. 黃連皆三兩.

이상 4개 처방에는 황련이 각각 3냥兩씩 들어간다.

大黃黃連瀉心湯證曰. 心下痞. 按之濡.

대황황련사심탕증大黃黃連瀉心湯證[6]에서 "심하가 비한데 눌러보면 부드럽다."라고 했다.

---

1 │ 黃連阿膠湯：黃連四兩. 黃芩一兩. 芍藥二兩. 鷄子黃二枚. 阿膠三兩. (類聚方, 前揭書, p.56)

2 │ 黃連湯：黃連. 甘草. 乾薑. 桂枝各三兩. 人蔘二兩. 半夏半升. 大棗十二枚. (類聚方, 前揭書, p.55)

3 │ 乾薑黃連黃芩人蔘湯：乾薑三兩. 黃連三兩. 黃芩三兩. 人蔘三兩. (類聚方, 前揭書, p.55)

4 │ 葛根黃連黃芩湯：葛根半斤. 甘草二兩. 黃芩二兩. 黃連三兩. (類聚方, 前揭書, p.24)

5 │ 白頭翁湯：白頭翁二兩. 黃連. 黃柏. 秦皮各三兩. (類聚方, 前揭書, p.57)

6 │ 大黃黃連瀉心湯：大黃二兩. 黃連一兩. (類聚方, 前揭書, p.34)

瀉心湯證曰. 心氣不足.

附子瀉心湯證曰. 心下痞.

以上三方. 黃連皆一兩. 而亦三兩之例.

右歷觀此諸方. 黃連治心中煩悸也明矣. 故心中煩悸而痞者. 吐者. 利者. 腹痛者. 用此皆治也.

此外用黃連一兩方多. 其比餘藥分量差少. 但擧心胸之微疾. 不足取而徵焉. 故不枚擧也.

● 互考

張仲景用黃連. 其證與人蔘茯苓. 大同而小異. 說在人蔘部.

黃連阿膠湯證曰. 心中煩. 此方黃連爲君. 而有心中煩之證. 斯可以見其主治矣.

瀉心湯證曰. 心氣不足. 而吐血衄血者. 瀉心湯主之. 旣云不足. 又云瀉心. 此後世論說之所由起也. 然千金方不足作不定. 斯仲景之古也. 而不定者. 煩悸之謂也. 凡病心中煩悸. 心下痞. 按之濡者. 用此湯皆治也. 由是觀之. 所謂不定者. 煩悸之謂也.

사심탕증瀉心湯證[7]에서 "심기心氣가 부족하다."라고 했다.

부자사심탕증附子瀉心湯證[8]에서 "심하의 비"라고 했다.

이상 3개 처방에 황련이 각각 1냥씩 들어가는데 3냥이 들어가는 예도 있다.

위의 여러 처방을 일일이 살펴보면 황련은 심중의 번계를 치료함이 명백하다. 그러므로 심중이 번계하면서 비한 사람, 심중이 번계하면서 토하는 사람, 심중이 번계하면서 설사하는 사람, 심중이 번계하면서 복통이 있는 사람에게 황련을 쓰면 모두 낫는다.

이외에 황련 1냥을 쓴 처방들이 꽤 많지만, 황련의 양이 다른 약의 분량分量에 비해서 다소 적고 단지 심흉心胸의 미약한 증상만을 거론하고 있어 근거로 삼기에는 충분하지 않기 때문에 일일이 거론하지 않는다.

● 호고互考

장중경張仲景이 황련을 쓸 때 그 증상이 인삼, 복령과 대동소이大同小異하다. 인삼부人蔘部에 해설이 있다.

황련아교탕증에서 "심중이 번하다."라고 했다. 이 처방은 황련이 군약인데 심중이 번한 증상이 있으니, 여기서 황련의 주치主治를 볼 수 있다.

사심탕증에서 "심기가 부족不足하면서 토혈吐血·육혈衄血하는 사람은 사심탕으로 치료한다."라고 했다. 이미 '부족'하다고 말하고 나서 또 '심기를 덜어낸다[瀉心]'라고 했으니, 이것이 후세에 번잡한 이론이 일어나게 된 이유다. 그러나 《천금방千金方》에서는 '부족'이 '부정不定'으로 되어 있으니, 이것이 장중경의 고법[古]이다. '부정'은 번계를 뜻한다. 심중이 번계하면서 심하가 비하고 눌러보면 부드러운 병의 경우에 사심탕을 쓰면 모두 낫는다. 이를 근거로 보면 '부정'은 번계를 뜻한다.

---

7 | 瀉心湯 : 大黃二兩. 黃連. 黃芩各一兩. (類聚方, 前揭書, p.34). 《금궤요략》 처방이다.

8 | 附子瀉心湯 : 大黃二兩. 黃連. 黃芩各一兩. 加附子一枚. (類聚方, 前揭書, p.35) 《상한론》 처방이다.

● 辨誤

夫萬物生于天也. 故天命
之謂性. 性唯一也. 其能亦
唯一也. 謂之良能. 然其有
多能者. 性之所枝而岐也.
非性之本也. 謂之贏能. 人
之眩贏能. 而謂性多能者
多矣. 余嘗讀本草. 擧其主
治甚多. 夫主治也者. 性之
能也. 一物之性. 豈有此多
能哉.

今近取譬於人之多能乎.
夫人之性也. 有任焉者. 有
清焉者. 有和焉者. 有直焉
者. 雖聖人不可移易也. 而
有多能焉. 有無能焉. 多能
非求於天性之外而成焉.
無能非求於天性之中而無
焉. 從其性而用之. 則多能
也. 是善於用其性者也. 非
由天性而多能也. 故天性
任焉者. 用而多能. 則盡其
性之任而已. 任之外. 無有
其能也. 清則清. 和則和.
直則直. 從性之一而貫之.
不可移易也. 亦有學而脩
之. 以成其多能者. 若天性
然. 然非去性而然. 亦與性
成者也. 此所以論於人之
道. 而非所以論於草根木
皮也. 夫善於用人性之能
者若彼. 而况於草根木皮
乎. 性之外. 無有多能. 而
一草何多能之有.

● 변오辨誤

만물萬物은 하늘[天]에서 나온다. 그러므로 하늘의 명령을 '성性'이라고 한다. 성은 오직 하나다. (성에 따른) 능력도 오직 하나다. 이를 '양능良能'[9]이라고 한다. 그러한즉 많은 능력이 있는 경우는 성의 가지가 갈라진 것이지 성의 뿌리가 아니다. 이를 '영능贏能'[10]이라고 한다. 사람들이 영능에 현혹되어 '성은 많은 능력을 가진다.'라고 말하는 경우가 많다. 내가 일찍이 본초서本草書를 읽으니 하나의 약물에 대한 주치가 너무 많이 거론되고 있었다. 주치는 성이 가진 능력인데 한 사물의 성이 어찌 많은 능력을 가질 수 있겠는가?

이제 가까이 사람의 많은 능력에서 비유를 들어보겠다. 사람의 성은 책임감이 강한 경우가 있고, 맑은 경우가 있으며, 조화로운 경우가 있고, 곧은 경우가 있다. 비록 성인이라 할지라도 (성을) 바꿀 수는 없다. 그런데 어떤 사람은 많은 능력이 있고, 어떤 사람은 능력이 없다. 많은 능력은 천성의 바깥에서 얻어져 만들어진 것이 아니고, 능력이 없는 것도 천성 안에서 구했는데 없는 것이 아니다. 자신에게 주어진 성에 따라서 성을 쓰면 능력이 많아지게 된다. 이는 자신에게 주어진 성을 잘 사용해서 그렇게 된 것이지, 하늘이 내린 성[天性]이 많아서 능력이 많은 게 아니다. 그러므로 책임감이 강한 천성의 경우에 그 성을 써서 능력이 많아진 것은 책임감 강한 성을 다한 것일 따름이지, 책임감이 강한 성을 벗어난 능력이 있는 건 아니다. (성이) 맑으면 맑게, 조화로우면 조화롭게, 곧으면 곧게 한 성을 따라서 일관되는 것이므로 바꿀 수가 없다. 배우고 닦아서 많은 능력을 이룬 사람은 마치 하늘이 내린 성이 많아서 그런 것 같지만, 하나의 성에서 벗어나 이룬 것이 아니라, 하나의 성으로 많은 능력을 이룬 것이다. 이러한 내용은 사람의 도리에서나 논할 만한 것이지 풀뿌리와 나무껍질 수준에서 논할 것이 아니다. 인성人性을 잘 써서 얻은 능력도 저와 같거늘 하물며

---

9 | **양능(良能)**: 타고난 재능. 《맹자(孟子)》 〈진심장(盡心章)〉에서 "맹자께서 말씀하시기를 사람이 배우지 않고서도 능한 것이 양능이고, 생각하지 아니하고서도 아는 것이 양지(良知)다."라고 했다.

10 | **영능(贏能)**: 남아서 넘치는 재능, 충만한 재능.

풀뿌리와 나무껍질에 있어서야 무슨 말이 필요하겠는가? 성을 벗어나서는 많은 능력이 있을 수 없거늘 하나의 풀에 어찌 많은 능력[多能]이 있겠는가?

황련의 쓴맛은 심번心煩을 치료한다. 이는 황련의 성이 가진 능력이다. 장중경이 황련을 써서 심하비心下痞, 구토, 설사 증상을 치료했던 것은 황련의 성에서 파생된 부수적인 효능이었다. 그러므로 심번이 없으면 약을 써도 효과가 없고 심번이 있으면 즉시 효과가 난다. 장중경이 심하비, 구토, 설사를 치료할 때 사용했던 처방 가운데 황련을 쓰지 않은 경우가 매우 많았던 것도 이를 증명한다. 이러한 점에서 보면 황련의 주치는 심번이다. 기존 본초서의 오류는 명백하다. 황련의 능력이 많다고 볼 수 있을까? 많지 않다.

夫黃連之苦. 治心煩也. 是性之爲能也. 張仲景用焉. 而治心下痞嘔吐下利之證也. 是性之所枝而岐也. 故無心煩之狀者. 試之無效. 加心煩者. 其應如響. 仲景治心下痞嘔吐下利. 其方不用黃連者甚多. 斯亦可以徵也. 由是觀之. 黃連主治心煩也. 本草之謬也明矣. 黃連之能多乎哉. 不多也.

● 品考

黃連 處處出焉. 出於本邦越中者. 爲上品. 世所謂加賀黃連是也. 貪利之賈. 或以鬱金色之. 不可不擇也. 剉用.

● 품고品考

황련黃連은 전국 각지에서 산출된다. 일본 월중越中[11]에서 나는 것이 상품上品이다. 세상 사람들이 "가하황련加賀黃連"이라고 부르는 것이 이것이다. 이득을 탐하는 약재상들이 울금鬱金으로 색을 입힌 경우가 있으므로 잘 선별하라. 썰어서 쓴다.

黃芩

主治心下痞也. 旁治胸脇滿. 嘔吐. 下利也.

황금黃芩

황금은 심하비心下痞를 주로 치료한다. 부수적으로 흉협만胸脇滿, 구토, 설사를 치료한다.

11 | 월중(越中) : 과거 일본 지명(地名). 과거 일본 지방행정 구역이었던 국(國) 가운데 하나인 월중국(越中國, えっちゅうのくに)을 말한다. 북륙도(北陸道)에 속했었다. 현재 부산현(富山縣, とやまけん)에 해당하지만 과거의 지역 범위와는 조금 다르다(http://ja.wikipedia.org/wiki/).

黃芩湯證曰. 自下利.

六物黃芩湯證不具也.(說在互考中)

乾薑黃連黃芩人蔘湯證曰. 吐下.

小柴胡湯證曰. 胸脇苦滿.

大柴胡湯證曰. 心下痞鞕. 嘔吐而下利.

柴胡薑桂湯證曰. 胸脇滿微結. 心煩.

葛根黃連黃芩湯證曰. 利遂不止.

半夏瀉心湯證曰. 嘔而腸鳴. 心下痞.

以上八方. 黃芩皆三兩.

柴胡桂枝湯證曰. 微嘔. 心下支結.

● 고징考徵

황금탕증黃芩湯證[12]에서 "자하리自下利"[13]라고 했다.

육물황금탕六物黃芩湯[14]에는 해당 증상이 보이지 않는다.
自註 호고에 해설이 있다.

건강황련황금인삼탕증乾薑黃連黃芩人蔘湯證[15]에서 "토吐, 설사"라고 했다.

소시호탕증小柴胡湯證[16]에서 "흉협胸脇이 고만苦滿하다."라고 했다.

대시호탕증大柴胡湯證[17]에서 "심하心下의 비경痞硬, 구토嘔吐, 설사"라고 했다.

시호강계탕증柴胡薑桂湯證[18]에서 "흉협이 만滿하여 약간 울결하고 심心이 번煩하다."라고 했다.

갈근황련황금탕증葛根黃連黃芩湯證[19]에서 "설사가 계속 되어 그치지 않는다."라고 했다.

반하사심탕증半夏瀉心湯證[20]에서 "구토하면서 장腸에서 소리가 나고 심하가 비痞하다."라고 했다.

이상 8개 처방에는 황금이 각각 3냥兩씩 들어간다.

시호계지탕증柴胡桂枝湯證[21]에서 "경미한 구역감이 있으면서, 심하가 지결支結하다."라고 했다.

---

12 │ 黃芩湯 : 黃芩三兩. 甘草二兩. 芍藥二兩. 大棗十二枚. (類聚方, 前揭書, p.56)

13 │ 자하리(自下利) : 하제(下劑) 등을 써서 인위적으로 설사하는 것이 아니라 자연적으로 설사하는 증상을 말한다. (大塚敬節 校注, 藥徵, 前揭書, p.249)

14 │ 六物黃芩湯 : 黃芩. 人蔘各三兩. 乾薑三兩. 桂枝一兩. 大棗十二枚. 半夏半升. (類聚方, 前揭書, p.56)

15 │ 乾薑黃連黃芩人蔘湯 : 乾薑三兩. 黃連三兩. 黃芩三兩. 人蔘三兩. (類聚方, 前揭書, p.55)

16 │ 小柴胡湯 : 柴胡半斤. 黃芩三兩. 人蔘三兩. 甘草三兩. 半夏半升. 生薑三兩. 大棗十二枚. (類聚方, 前揭書, p.24)

17 │ 大柴胡湯 : 柴胡半斤. 黃芩三兩. 芍藥三兩. 半夏半升. 生薑五兩. 枳實四枚. 大棗十二枚. (類聚方, 前揭書, p.28)

18 │ 柴胡薑桂湯 : 柴胡半斤. 桂枝三兩. 乾薑三兩. 括蔞根四兩. 黃芩三兩. 牡蠣三兩. 甘草二兩. (類聚方, 前揭書, p.27)

19 │ 葛根黃連黃芩湯 : 葛根半斤. 甘草二兩. 黃芩二兩. 黃連三兩. (類聚方, 前揭書, p.24)

20 │ 半夏瀉心湯 : 半夏半升. 黃芩. 乾薑. 人蔘各三兩. 黃連一兩. 大棗十二枚. 甘草三兩. (類聚方, 前揭書, p.53)

21 │ 柴胡桂枝湯 : 桂枝. 黃芩. 人蔘各一兩. 甘草一兩. 半夏各二合半. 芍藥一兩半. 大棗六枚. 生薑一兩半. 柴胡四兩. (類聚方, 前揭書, p.27)

瀉心湯證曰. 心下痞.

附子瀉心湯證曰. 心下痞.

以上三方. 黃芩或一兩. 或一兩半. 而亦三兩之例.

右歷觀此諸方. 黃芩主治心下之病也. 若嘔吐者. 若下利者. 而有心下痞之證也. 則得黃芩卽治矣. 其無此證者. 終無效焉. 無他. 治心下痞也.

● 互考

黃芩湯條曰. 太陽與少陽合病. 自下利者. 主之. 蓋六經也者. 疾醫之所不言也. 而其有六經之言. 則後人所攙入焉. 故不取焉. 以他例推之. 心下痞. 腹強急而下利者. 此湯主之. 爲則每對若證. 卽用此湯. 其應如響. 學者審諸.

六物黃芩湯. 其證不具也. 此方半夏瀉心湯. 而去黃連甘草加桂枝者也. 張仲景用人蔘黃芩也. 於心下痞而鞕者也. 然則心下痞鞕. 乾嘔下利者. 此湯主之. 其無此證. 則終無效也. 學者審諸.

● 辨誤

世醫篤信本草. 以芩連爲

사심탕증瀉心湯證[22]에서 "심하의 비"라고 했다.

부자사심탕증附子瀉心湯證[23]에서 "심하의 비"라고 했다.

이상 3개 처방에는 황금이 1냥 또는 1냥 반이 들어가는데, 간혹 3냥이 들어가는 예도 있다.

위의 여러 처방을 일일이 살펴보면 황금은 심하의 병을 주로 치료한다. 구토나 설사를 하는 사람에게 심하비 증상이 있을 때 황금을 쓰면 바로 낫지만 심하비 증상이 없을 때는 아무리 먹어도 효과가 없다. (황금이) 심하비를 치료하는 약이기 때문이다.

● 호고互考

황금탕 조문에서 "태양太陽과 소양少陽이 합병合病하여 설사하는 경우에 쓴다."라고 했다. '육경六經'은 질의疾醫가 말한 게 아니다. '육경'이란 말은 후세 사람들이 끼워 넣은 것이므로 받아들이지 않는다. 다른 예를 근거로 미루어 보면 심하가 비하면서 복부가 뻣뻣하게 긴장되고[強急] 설사하는 경우에 이 탕약[黃芩湯]으로 치료한다. 나는 이러한 증상을 대할 때마다 바로 이 탕약을 썼고, 쓰자마자 신속히 치료되었다. 학자들이여! 이 점을 잘 살펴라.

육물황금탕에는 해당 증상이 보이지 않는다. 이 처방은 반하사심탕에서 황련, 감초를 빼고 계지를 더한 것이다. 장중경은 인삼과 황금을 심하가 비경한 경우에 썼다. 따라서 심하가 비경하면서 헛구역질하고 설사하는 경우에 이 탕약[六物黃芩湯]으로 치료한다. 심하가 비경한 증상이 없으면 아무리 먹어도 효과가 없다. 학자들이여! 이 점을 잘 살펴라.

● 변오辨誤

세상 의사들이 본초서를 독실히 믿어 황금·황련을 차가운 약[寒

---

22 | 瀉心湯 : 大黃二兩. 黃連. 黃芩各一兩. (類聚方, 前揭書, p.34)
23 | 附子瀉心湯 : 大黃二兩. 黃連. 黃芩各一兩. 加附子一枚. (類聚方, 前揭書, p.35)

寒藥. 其畏之也如虎狼焉.
不思之甚矣. 夫本草論藥
之寒熱溫凉. 終不一定. 彼
以爲溫. 則是以爲熱. 甲以
爲寒. 則乙以爲凉. 果孰是
而孰非乎.

蓋醫者之於用藥也. 譬猶
武夫用兵. 武夫而畏兵. 不
可以爲武夫也. 醫亦然. 毒
藥各有其能. 各主一病. 苟
有其證者. 而不用之. 則終
不治也. 所以不畏焉. 此而
畏之. 則何以醫爲也. 張仲
景用黃芩也. 治心下痞而
已. 無有他能. 故心下痞.
而嘔吐下利. 則用之卽治矣.
世醫不深察. 妄以爲嘔吐
下利之主藥. 可悲也夫.

● 品考

黃芩 處處出焉. 出漢土者.
此爲上品也. 出朝鮮者次
之. 出本邦者. 下品也. 剉
用.

藥]이라 여기고 황금·황련 무서워하기를 범이나 이리를 무서워하는 것처럼 한다. 사려 깊지 못함이 심한 것이다. 본초서에서 약의 온열량한溫熱凉寒을 논한 것이 한결같지 않다. 어떤 책에서는 따뜻하다 하고, 다른 책에서는 뜨겁다고 하며, 어떤 사람은 차다고 하고, 다른 사람은 서늘하다고 한다. 진실로 누가 옳고 누가 그른 것인가?

의사가 약을 쓰는 것은 비유하자면 무인이 무기를 쓰는 것과 같다. 무인이 무기를 무서워하면 무인이라고 할 수 없다. 의사도 또한 그러하다. 독약毒藥에는 각각 고유한 효능이 있어서 하나의 병을 주치主治한다. 정말로 그 증상이 있는데 그 약을 쓰지 않으면 끝내 낫지 않는다. 그러므로 약을 두려워하면 안 된다. 이러한 데도 두려워한다면 어찌 의사라 할 수 있겠는가? 장중경이 황금을 쓸 때는 심하의 비를 치료했을 뿐이었다. (황금에) 다른 능력은 없다. 그러므로 심하가 비하면서 구토하고 설사하는 경우에 쓰면 바로 낫는다. 세상 의사들이 깊이 살피지 않고 이치에 맞지 않게 (황금이) 구토하고 설사하는 데 주로 쓰는 약이라고 말하니 슬프다.

● **품고品考**

황금黃芩은 도처에서 산출된다. 중국에서 나는 것이 상품이다. 조선에서 나는 것이 다음이고, 일본에서 나는 것은 하품下品이다. 썰어서 쓴다.

 柴胡

 시호柴胡

主治胸脇苦滿也. 旁治寒
熱往來. 腹中痛. 脇下痞鞕.

시호는 흉협胸脇의 고만苦滿을 주로 치료한다. 부수적으로 한열寒熱의 왕래往來, 복중통腹中痛, 협하脇下의 비경痞硬을 치료한다.

小柴胡湯證曰. 胸脇苦滿.
往來寒熱. 又云. 腹中痛.
又云. 脇下痞鞕.

柴胡加芒消湯證曰. 胸脇
滿.
柴胡去半夏加瓜蔞湯證不
具也.(說在互考中)

柴胡薑桂湯證曰. 胸脇滿.
微結. 又云往來寒熱.

大柴胡湯證曰. 心下急.
鬱鬱微煩. 又曰. 往來寒熱.
又曰. 心下滿痛.

以上五方. 柴胡皆八兩.

柴胡桂枝湯證曰. 心下支
結.
以上一方. 柴胡四兩. 而八
兩之例.
右歷觀此諸方. 柴胡主治
胸脇苦滿也. 其他治往來
寒熱. 或腹中痛. 或嘔吐.
或小便不利. 此一方之所
主治. 而非一味之所主治
也. 爲則按傷寒論中. 寒熱.
腹痛. 嘔吐. 小便不利. 而
不用柴胡者多矣. 胸脇苦
滿. 而有前證. 則柴胡主焉.
此可以見柴胡之所主治也.

● 고징考徵

소시호탕증小柴胡湯證[24]에서 "흉협이 고만하고 한열이 왕래한다."라
고 했고, 또 "배가 아프다", "협하가 비경하다."고 했다.

시호가망초탕증柴胡加芒硝湯證[25]에서 "흉협이 만滿하다."라고 했다.

시호거반하가과루탕柴胡去半夏加瓜蔞湯[26]에는 해당 증상이 보이지 않
는다. (自主) 호고互考에 해설이 있다.

시호강계탕증柴胡薑桂湯證[27]에서 "흉협이 만하고 미결微結하다.", "왕
래한열往來寒熱"이라고 했다.

대시호탕증大柴胡湯證[28]에서 "심하心下가 긴장되고 답답하면서 약간
번煩하다.", "왕래한열", "심하가 만하고 아프다."라고 했다.

이상 5개 처방에는 시호가 각각 8냥兩씩 들어간다.

시호계지탕증柴胡桂枝湯證[29]에서 "심하가 지결支結하다."라고 했다.

이상 1개 처방에는 시호가 4냥 또는 8냥 들어간다.

위의 여러 처방을 일일이 살펴보면 시호는 흉협의 고만을 주로 치
료한다. 그 외에 왕래하는 한열이나 복통, 구토나 소변불리小便不利를
치료하는 것은 소시호탕의 주치主治이지 시호만의 주치가 아니다. 내
가 살펴보니, 《상한론傷寒論》 가운데 한열, 복통, 구토, 소변불리에 시
호를 쓰지 않은 경우가 많았다. 흉협이 고만하면서 이런 증상이 있다
면 시호가 이런 증상을 치료할 수 있다. 이에 시호의 주치를 알 수 있
다.

---

24 | 小柴胡湯: 柴胡半斤. 黃芩三兩. 人蔘三兩. 甘草三兩. 半夏半升. 生薑三兩. 大棗十二枚. (類聚方, 前揭書, p.24)

25 | 柴胡加芒硝湯: 柴胡半斤. 黃芩三兩. 人蔘三兩. 甘草三兩. 半夏半升. 生薑三兩. 大棗十二枚. 芒硝六兩. (類聚方, 前揭書, p.27)

26 | 柴胡去半夏加瓜蔞湯: 柴胡半斤. 黃芩三兩. 人蔘三兩. 甘草三兩. 生薑三兩. 大棗十二枚. 加括蔞根四兩. (類聚方, 前揭書, p.27)

27 | 柴胡薑桂湯: 柴胡半斤. 桂枝三兩. 乾薑三兩. 括蔞根四兩. 黃芩三兩. 牡蠣二兩. 甘草二兩. (類聚方, 前揭書, p.27)

28 | 大柴胡湯: 柴胡半斤. 黃芩三兩. 芍藥三兩. 半夏半升. 生薑五兩. 枳實四枚. 大棗十二枚. (類聚方, 前揭書, p.28)

29 | 柴胡桂枝湯: 桂枝. 黃芩. 人蔘各一兩. 甘草一兩. 半夏各二合半. 芍藥一兩半. 大棗六枚. 生薑一兩半. 柴胡四兩. (類聚方, 前揭書, p.27)

30 | 은주(銀州) 은현(銀縣) : 과거 중국 지명. 大塚敬節은 중국 섬서성(陝西省) 미지현(米脂縣)의 북쪽, 신목현(神木縣)의 남쪽에 있는 은성
　　(銀城) 지역인 것 같다고 했다. (大塚敬節 校注, 藥徵 前揭書, p.252)

31 | 겸창시호(鎌倉柴胡) : 겸창(鎌倉)에서 준하(駿河)에 걸쳐서 산출되는 시호. 요즈음에는 삼도시호(三島柴胡)라고 불린다. (大塚敬節 校注,
　　藥徵, 前揭書, p.252)

互考

柴胡去半夏加瓜蔞湯. 其證不具也. 以渴故代半夏以瓜蔞也. 今試諸世所謂瘧疾. 胸脇苦滿而渴者. 甚有效焉. 其無有胸脇苦滿證. 則終不知也. 然則胸脇苦滿證. 其脫也明矣.

辨誤

本草綱目柴胡部中. 往往以往來寒熱. 爲其主治也. 夫世所謂瘧疾. 其寒熱往來也劇矣. 而有用柴胡而治也者. 亦有不治也者. 於是質之仲景氏之書. 其用柴胡也無不有胸脇苦滿之證. 今乃施諸胸脇苦滿. 而寒熱往來者. 其應猶響之於聲. 非直也瘧. 百疾皆然. 無胸脇苦滿證者. 則用之無效焉. 然則柴胡之所主治也. 不在彼而在此.

品考

柴胡 處處出焉. 本草以産于銀州銀縣者. 爲上品也. 本邦藥鋪所鬻者. 有二品. 曰鎌倉柴胡. 曰河原柴胡也. 蓋河原柴胡者. 非柴胡之種也. 不可用焉. 鎌倉柴胡者尤佳. 去鬚及頭. 以粗布拂拭之. 剉而用焉. 雷斅陳子承. 稱柴胡香氣甚矣. 而本邦之産. 比諸産漢土

● 호고互考

시호거반하가과루탕에는 해당 증상이 보이지 않는다. 갈증이 있기 때문에 반하半夏를 과루瓜蔞로 대체했다. 세상 사람들이 말하는 '학질瘧疾'에 써 보니 흉협이 고만하면서 갈증 나는 경우에 효과가 아주 좋았으나, 흉협이 고만한 증상이 없으면 아무리 써도 효과가 나지 않았다. 그렇다면 (조문에서) 흉협고만증胸脇苦滿證이 빠진 게 명백하다.

● 변오辨誤

《본초강목本草綱目》〈시호부柴胡部〉에서 왕왕 '왕래한열'이 시호의 주치主治라고 했다. 세상 사람들이 말하는 '학질'에서 왕래한열이 극심한 경우에 시호를 써서 낫는 경우도 있지만 낫지 않는 경우도 있었다. 이에 장중경의 책에서 질정해 보니, 시호를 쓸 때 흉협고만증이 없는 경우가 없었다. 실제로 흉협이 고만하면서 한열이 왕래하는 경우에 시호를 써보면 순식간에 효과가 나타났다. 비단 학질뿐 아니라 모든 질병에 다 해당한다. 흉협고만증이 없으면 시호를 써도 효과가 없다. 그러므로 시호의 주치는 왕래한열이 아니라 흉협고만이다.

● 품고品考

시호柴胡는 도처에서 산출된다. 본초서에서는 은주銀州 은현銀縣[30]에서 난 것을 상품上品이라고 했다. 일본 약재상들이 파는 것에는 2종류가 있는데 '겸창시호鎌倉柴胡'[31]와 '하원시호河原柴胡'다. 하원시호는 시호의 종자가 아니므로 쓸 수 없다. 겸창시호는 매우 좋다. 잔뿌리와 머리를 떼고 거친 베로 털고 닦은 뒤 썰어서 쓴다. 뇌효雷斅와 진자승陳子承[32]은 시호의 향기가 강하다[甚]고 설명했는데, 일본에서 산출되는 것은 중국에서 산출되는 것과 비교할 때 모양은 같으나 향기와 맛이

---

32 | 진자승(陳子承): 진승(陳承). 중국 북송(北宋) 때 의학자. 무림(武林, 지금의 안휘성(安徽省) 귀지(貴池)) 사람. 어려서 아버지를 여의고 어머니와 회음간(淮陰間)에 살면서 의학을 공부했는데, 치병(治病)에 신기한 효과가 있을 때가 많았다. 《신농본초경(神農本草經)》과 《본초도경(本草圖經)》이 널리 보급되지 않은 것을 보고, 두 책을 합편(合編)하고, 여기에 고금의 논설과 자신의 견해를 붙여, 원우(元祐) 7년(1092)에 《중광보주신농본초병도경(重廣補註神農本草并圖經)》을 편성했다. 후에 장사랑(將仕郎)이 되어 약국에서 방서(方書)를 검열했으며, 대관(大觀) 연간(1107~1110)에는 진사문(陳師文), 배종문(裴宗文) 등과 공동으로 《화제국방(和劑局方)》(후에 여러 번 증보하여 《태평혜민화제국방(太平惠民和劑局方)》이라 개명)을 교정했다.

者. 形狀則同. 氣味則薄.
因稽諸說. 嫩則香美也. 老
則不也. 張元素曰. 氣味俱
輕. 故今用鎌倉柴胡也.

약하다. 이 때문에 여러 학설들을 살펴보니, 어린[嫩] 시호는 향이 아름답지만 오래된[老] 시호는 그렇지 않다고 했다. 장원소張元素[33]는 "향기와 맛이 모두 가볍다[輕]."라고 했다. 그러므로 현재에는 겸창시호를 쓴다.

貝母

主治胸膈鬱結痰飲也.

● 考徵

桔梗白散證曰. 時出濁唾
腥臭. 久久吐膿.

以上一方. 貝母三分.

仲景氏用貝母也. 特此一
方已. 然考之本草. 古人用
貝母. 主治鬱結痰飲. 旁治
咳嗽乳汁不下也. 乃與仲
景氏治濁唾腥臭. 其歸一
也已. 其功於桔梗. 大同而
小異也.

● 品考

貝母用自漢土來者也. 剉

패모貝母

패모는 흉격胸膈에 울결鬱結된 담음痰飲을 주로 치료한다.

● 고징考徵

길경백산증桔梗白散證[34]에서 "때로 탁한 가래가 나오고, 비린 냄새가 나며, 오래도록 농膿을 토한다."라고 했다.

이상 1개 처방에는 패모가 3푼[分] 들어간다.

장중경이 패모를 사용한 것은 단지 이 1개의 처방뿐이다. 그러나 본초서에서 살펴보면 고인古人들은 패모를 써서 울결된 담음을 주로 치료했고, 부수적으로 해수咳嗽와 유즙乳汁이 나오지 않는 증상을 치료했다. 이는 중경이 탁한 가래를 뱉고 비린내가 나는 병증을 치료했던 것과 같다. 패모의 효능은 길경과 대동소이하다.

● 품고品考

패모貝母는 중국에서 수입된 것을 쓴다. 썰어서 쓴다. 요즈음 일본

---

33 | 장원소(張元素) : 12세기 중국 금나라 때의 저명한 의학자. 자(字)는 결고(潔古)이며 이주(易州, 지금의 하북성(河北省) 역현(易縣)) 사람. 당시의 의학계가 지나치게 옛 처방을 고수하는 풍조에 대해 비평하여 "운기(運氣)는 항상 변하고, 옛날과 지금은 법이 다르니, 고방(古方)으로 지금의 병을 다스리기가 어렵다(運氣不齊, 古今異軌, 古方新病不相能也)."라는 견해를 주장했다. 그는 약물의 성능(性能)에 대하여 깊은 연구를 했고, 약물 기미(氣味)의 승강(升降)과 약물 귀경(歸經) 등의 문제에 대하여 많은 새로운 견해를 제시했다. 이시진(李時珍)은 장원소를 《영추(靈樞)》, 《소문(素問)》 이후의 제1인자라고 높이 평가했다. 그의 저서로는 《의학계원(醫學啓源)》, 《진주낭(珍珠囊)》, 《장부표본약식(臟腑標本藥式)》, 《약주난경(藥注難經)》 등이 있다. (동양의학대사전, 경희대학교출판국)

34 | 桔梗白散 : 桔梗. 貝母各三分. 巴豆一分. (類聚方, 前揭書, p.64)

用焉. 今本邦間亦出焉. 不
異於漢土産也.

에서도 간혹 산출되는데 중국산과 다르지 않다.

 細辛

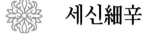 세신細辛

主治宿飲停水也. 故治水
氣在心下而咳滿. 或上逆.
或脇痛.

세신은 숙음宿飲[35]·정수停水[36]를 주로 치료한다. 그러므로 수기水氣
가 심하心下에 있어서 기침을 하고 그득하거나 상역上逆하고 협통脇痛
이 있는 경우를 다스린다.

● 考徵

● 고징考徵

小青龍湯證曰. 心下有水
氣. 乾嘔. 發熱而咳.

소청룡탕증小青龍湯證[37]에서 "심하에 수기가 있고 헛구역질하면서 열
이 나고 기침한다."라고 했다.

苓甘五味薑辛湯證曰. 咳
胸滿.

영감오미강신탕증苓甘五味薑辛湯證[38]에서 "기침하면서 가슴이 그득하
다."라고 했다.

以上二方細辛皆三兩.

이상 2개 처방에는 세신이 각각 3냥兩씩 들어간다.

麻黃附子細辛湯證不具
也.(說在互考中)

마황부자세신탕麻黃附子細辛湯[39]에는 해당 증상이 보이지 않는다.
自註 호고互考에 해설이 있다.

大黃附子湯證曰. 脇下偏
痛.

대황부자탕증大黃附子湯證[40]에서 "협하脇下가 한쪽으로 아프다."라고
했다.

桂薑草棗黃辛附湯證曰.
心下堅大如盤. 邊如旋杯.

계강초조황신부탕증桂薑草棗黃辛附湯證[41]에서 "심하가 견대堅大한 것
이 마치 쟁반 같고, 그 주변은 잔을 엎어 놓은 것 같다."라고 했다.

---

35 | 숙음(宿飲) : 오래도록 머물러 병의 원인이 되는 물. (大塚敬節 校注, 藥徵, 前揭書, p.253)
36 | 정수(停水) : 흐르지 않고 고인 물. (大塚敬節 校注, 藥徵, 前揭書, p.253)
37 | 小青龍湯 : 麻黃三兩. 芍藥三兩. 五味子半升. 乾薑三兩. 甘草三兩. 桂枝三兩. 半夏半升. 細辛三兩. (類聚方, 前揭書, p.21)
38 | 苓甘五味薑辛湯 : 茯苓四兩. 甘草. 乾薑. 細辛各三兩. 五味子半升. (類聚方, 前揭書, p.13)
39 | 麻黃附子細辛湯 : 麻黃二兩. 細辛二兩. 附子一枚. (類聚方, 前揭書, p.19)
40 | 大黃附子湯 : 大黃三兩. 附子三枚. 細辛二兩. (類聚方, 前揭書, p.35) 《금궤요략》의 처방이다.
41 | 桂薑草棗黃辛附湯 : 桂枝三兩. 生薑三兩. 甘草二兩. 大棗十二枚. 麻黃. 細辛各二兩. 附子一枚. (類聚方, 前揭書, p.6)

以上三方. 細辛皆二兩.

右歷觀此諸方. 其咳者. 上逆者. 胸滿者. 脇痛者. 心下堅大者. 胸脇心下宿飮停水. 而所致也. 用細辛則水飮去. 而其證已. 可以見其所主治也.

● 互考

麻黃附子細辛湯條. 特云少陰病反發熱. 而不舉餘證. 爲則按六經也者. 是後人之擾入. 而非仲景之古也. 所謂少陰病者. 踡臥. 小便淸利也. 踡臥者. 惡寒甚也. 惡寒者. 水病也. 仲景氏之治惡寒也. 其用附子者居多. 又其言曰. 朮附竝走皮中. 逐水氣也. 由是觀之. 惡寒之爲水氣也明矣. 其喘而惡寒. 有痰飮之變者. 此方主之.

桂薑草棗黃辛附湯證不具也. 說在朮條下. 故不復贅焉.

● 辨誤

今之爲醫者. 其用藥也. 瞑眩則慄. 遽轉其方. 何無特操之甚也. 書曰. 若藥弗瞑眩. 厥疾弗瘳. 余每讀書到於此. 未嘗不廢書抵掌而歎.

이상 3개 처방에는 세신이 각각 2냥씩 들어간다.

위의 여러 처방을 일일이 살펴보면 기침, 상역, 협통, 심하견대心下堅大는 흉협胸脇과 심하의 숙음·정수 때문에 생긴 것이다. 세신을 쓰면 수음水飮[42]이 제거되어 해당 증상이 낫게 되므로 세신의 주치主治를 알 수 있다.

● 호고互考

마황부자세신탕 조문에서 다만 "소음병少陰病에 도리어 발열發熱한다."라 하고 다른 증상을 들지 않았다. 내가 생각하기에 육경六經은 후세 사람들이 끼워 넣은 것이지 장중경의 옛 법도가 아니다. '소음병'인 사람은 웅크리고 누워 있고 소변이 맑고 잘 나온다. 웅크리고 누워 있는 것은 오한惡寒이 심甚한 것이다. 오한은 수병水病이다. 장중경은 오한을 치료할 때 부자附子를 썼던 경우가 많다. 또 《금궤요략》에서는 "출朮과 부자는 둘 다 피중皮中으로 달려가서 수기를 몰아낸다."라고 했다. 이를 근거로 보면 오한이 수기 때문인 게 분명하다. 호흡이 곤란하고 오한하며 담음痰飮이 있는 사람을 이 처방으로 치료한다.

계강초조황신부탕에는 해당 증상이 보이지 않는다. 출朮 조문 아래에 해설이 있기 때문에 다시 말하지 않겠다.

● 변오辨誤

요즈음 의사들은 약을 쓸 때 명현瞑眩하면 두려워하여 바로 처방을 바꾼다. 어찌 그리도 지조가 없는가? 《서경書經》에서 "만약 약을 먹고도 명현하지 않으면 그 질병이 낫지 않는다."라고 했으니, 내가 매번 독서를 하다가 이 구절에 이르러서는 책을 덮고 손바닥을 내리치며 감탄하지 않을 수 없었다.

---

42 | 수음(水飮) : 정수(停水)와 숙음(宿飮).

聖哲之言. 信而有徵也. 仲
景之爲方也. 亦有徵矣. 請
擧其一二.

苓甘五味薑辛夏湯條曰.
咳滿卽止. 而更復渴. 衝氣
復發者. 以細辛乾薑也. 而
仍用細辛乾薑. 此非審知
此毒而治此疾者. 孰能之
爲. 嗚呼仲景哉. 朮附湯條
曰. 其人如冒狀. 勿恠卽是
朮附竝走皮中. 逐水氣. 未
得除故耳. 此亦瞑眩之謂
也. 夫欲爲仲景氏者. 其要
在知藥之瞑眩. 而疾乃瘳
焉. 而後就其方法. 審其藥
功而已. 爲則從事於此. 審
試諸藥. 本草所謂大毒者.
其不瞑疾也不瞑眩. 所謂
無毒者. 亦中肯綮也必瞑
眩. 瞑眩也. 疾斯瘳也. 余
未見藥弗瞑眩. 而疾之爲
瘳者也. 嗚呼聖哲之言. 信
而有徵哉. 學者思諸.

성인聖人・철인哲人의 말은 믿을 수 있고 근거가 있다. 장중경이 처방을 할 때도 또한 근거가 있었다. 한두 가지 예를 들어보겠다.

영감오미강신하탕苓甘五味薑辛夏湯[43] 조문에서 "기침과 흉만胸滿 증상이 그치지만 다시 갈증이 나면서 상충上衝하는 기운이 재발하는 것은 세신과 건강 때문"[44]이라고 하면서도 계속 세신과 건강을 사용했으니, 이 독이 이 질병을 치료한다는 것을 정확히 아는 사람이 아니라면 누가 약을 이렇게 쓸 수 있겠는가? 아! 장중경이여! 출부탕朮附湯[45] 조문에서 "환자의 의식이 몽롱하게 보이더라도 두려워하지 마라. 이는 출과 부자가 둘 다 피중으로 가서 수기를 몰아내지만 아직 완전하게 제거하지 못했기 때문이다."[46]라고 했다. 이 또한 명현을 말한 것이다. 장중경처럼 되고 싶다면 이렇게 하라. 먼저 명현해야 질병이 낫는다는 것을 알아야 한다. 그런 다음 장중경의 처방에 나아가 약의 효능을 공부하면 된다. 내가 의업에 종사하며 여러 약을 시험했는데, 본초서에 대독大毒이 있다고 써 있는 것도 질병에 제대로 적중하지 않으면 명현하지 않았고, 독이 없다고 하는 약제들도 질병에 제대로 적중하면 반드시 명현했다. 명현하여야 병이 낫는다. 나는 지금까지 약을 먹고 명현하지 않았는데 병이 낫는 경우를 보지 못했다. 아! 성인의 말은 믿을 수 있고 확실한 증거가 있구나. 학자들이여 성인의 말을 생각하라.

● 品考

細辛 本邦稱云眞細辛者.
卽是也. 洗去塵土. 剉而用
之. 藥鋪間以杜衡充細辛
也. 不可不辨矣.

● 품고品考

세신細辛은 일본에서 '진세신眞細辛'이라고 부르는 것이다. 먼지와 흙을 씻어서 제거하고 썰어서 쓴다. 약재상 가운데 두형杜衡[47]을 세신이라고 하는 사람들이 있으므로 잘 감별해서 써야 한다.

---

43 | 苓甘五味薑辛夏湯 : 茯苓四兩. 甘草. 細辛. 乾薑各三兩. 五味. 半夏各半升. (類聚方, 前揭書, p.14) 《금궤요략》 처방이다.

44 | 세신과 건강 때문[以細辛乾薑也] : 원래 《금궤요략》 원문에서는 "세신과 건강이 뜨거운 약이기 때문[以細辛乾薑爲熱藥也]"이라고 쓰여 있는데, 吉益東洞이 약의 한열온량을 인정하지 않기 때문에 줄여서 인용한 것이다.

45 | 출부탕(朮附湯) : 여기서 출부탕은 계지부자거계가백출탕(桂枝附子去桂加白朮湯)을 가리킨 것이다. 《금궤요략》에서는 백출부자탕(白朮附子湯)이라고도 했다.

46 | 《상한론》과 《금궤요략》에 모두 나온다.

47 | 두형(杜衡) : '토세솔(土細率)'이라고도 부른다. 가짜 세신(細辛)이다. (大塚敬節 校注, 藥徵, 前揭書, p.254)

當歸・芎藭

仲景之方中. 用當歸芎藭
者. 其所主治. 不可的知也.
今不敢鑿. 從成方而用焉.
是闕如之義也.

● 辨誤

本草以當歸芎藭治血. 爲
產後要藥. 爲則按仲景氏
治血方中. 無此二藥者多.
而治他證之方中. 亦有此
二藥. 如奔豚湯. 當歸羊肉
湯. 酸棗仁湯類是也. 由是
觀之. 不可概爲治血之藥
也.

● 品考

當歸 江州伊歐山所産. 其
味辛. 同漢土所産. 而和州
所産味甘. 此以糞土培養
之者也. 不可用矣. 孫思邈
曰. 無當歸以芎藭代之. 今
試嘗和州當歸. 其味大不
似芎藭也. 伊歐當歸則似

당귀當歸 · 궁궁芎藭[48]

장중경張仲景의 처방 중에 당귀와 궁궁을 사용한 것은 그 주치主治를
정확히 알기 어렵다. 지금은 감히 천착穿鑿하지 않고 기존 처방대로
쓴다. 이것은 잠시 보류해두는 것이다.

● 변오辨誤

본초서本草書에서는 당귀와 궁궁이 혈을 다스리기 때문에 산후産後
에 쓰는 중요한 약물이라고 한다. 나는 이렇게 생각한다. 장중경이 혈
血을 다스렸던 처방 중에는 당귀와 궁궁이 없는 것이 많으며, 다른 증
상을 다스렸던 처방 중에 오히려 당귀와 궁궁이 보인다. 예를 들자면
분돈탕奔豚湯[49], 당귀양육탕當歸羊肉湯[50], 산조인탕酸棗仁湯[51] 같은 처방들
이다. 이를 근거로 보면 당귀와 궁궁이 혈을 다스리는 약이라고는 말
할 수 없다.

● 품고品考

당귀當歸는 강주江州[52] 이분산伊歐山에서 산출된 게 맛이 매워서 중국
에서 산출된 것과 같다. 화주和州에서 산출된 것은 맛이 달다. 이는 거
름[糞土]으로 기른 것이므로 쓸 수 없다. 손사막孫思邈은 "당귀가 없으
면 궁궁으로 대체하라."라고 했다. 이제 시험 삼아 맛을 보면 화주당
귀和州當歸는 맛이 궁궁과 크게 다르고, 이분당귀伊歐當歸는 맛이 궁궁

---

48 | 궁궁(芎藭) : 천궁(川芎).

49 | 奔豚湯 : 甘草. 芎藭. 當歸各二兩. 半夏四兩. 黃芩二兩. 生葛五兩. 芍藥二兩. 生薑四兩. 甘李根白皮一升. 奔豚氣上衝胸腹痛. 往來寒熱
奔豚湯主之. (金匱要略重編, 前揭書, pp.98∼99)

50 | 當歸羊肉湯 : 當歸生薑羊肉湯. 當歸三兩. 生薑五兩. 羊肉一斤. 寒疝腹中痛及脇痛裏急者. 産後腹中疞痛. 當歸生薑羊肉湯主之. 并治腹中
寒疝, 虛勞不足. (類聚方, 前揭書, p.67) 《금궤요략》 처방이다.

51 | 酸棗仁湯 : 酸棗仁二升. 甘草一兩. 知母二兩. 茯苓二兩. 芎藭二兩. 虛勞. 虛煩. 不得眠. (類聚方, 前揭書, pp.62∼63) 《금궤요략》 처방이
다.

52 | 강주(江州, ごうしゅう) : 과거 일본 지명. 근강국(近江國, おうみのくに)의 다른 이름이다. 현재 자하현(滋賀縣, しがけん)에 해당한다.

焉. 故用之也.

芎藭 出本邦豊後州者. 上品也.

과 비슷하다. 그러므로 이분당귀를 쓴다.

궁궁芎藭은 일본 풍후주豊後州[53]에서 나는 것이 상품上品이다.

芍藥

작약芍藥

主治結實而拘攣也. 旁治腹痛. 頭痛. 身體不仁. 疼痛. 腹滿. 咳逆. 下利. 腫膿.

작약은 뭉쳐서 심하게 당기는 증상을 주로 치료한다. 부수적으로 복통腹痛, 두통頭痛, 신체불인身體不仁, 동통疼痛, 복만腹滿, 해역咳逆[54], 설사, 붓고 화농되는 증상을 치료한다.

● 考徵

● 고징考徵

桂枝加芍藥湯證曰. 腹滿時痛.

계지가작약탕증桂枝加芍藥湯證[55]에서 "복부가 만滿하고 때로 아프다."라고 했다.

小建中湯證曰. 腹中急痛.

소건중탕증小建中湯證[56]에서 "뱃속이 당기면서 아프다."라고 했다.

桂枝加大黃湯證曰. 大實痛.

계지가대황탕증桂枝加大黃湯證[57]에서 "크게 뭉치면서 아프다."라고 했다.

以上三方. 芍藥皆六兩.

이상 3개 처방에는 작약이 각각 6냥兩씩 들어간다.

枳實芍藥散證曰. 腹痛煩滿.

지실작약산증枳實芍藥散證[58]에서 "배가 아프고 번煩하며 만하다."라고 했다.

---

53 | 풍후주(豊後州, ぶんごしゅう) : 과거 일본 지명. 풍후국(豊後國, ぶんごのくに)의 다른 이름이다. 현재 대분현(大分縣, おおいたけん)의 북부(北部)를 제외한 대부분의 지역에 해당한다. 7세기말에 풍국(豊國)이 풍전국(豊前國)과 풍후국(豊後國)으로 분할되었다고 한다.

54 | 해역(咳逆) : 기침이 나면서 기가 거슬러 오르는 증상. (동양의학대사전, 경희대학교출판국)

55 | 桂枝加芍藥湯 : 桂枝三兩. 芍藥三兩. 甘草二兩. 生薑三兩. 大棗十二枚. 加芍藥三兩. (類聚方, 前揭書, p.3)

56 | 小建中湯 : 桂枝三兩. 甘草三兩. 大棗十二枚. 芍藥六兩. 生薑三兩. 膠飴一升. (類聚方, 前揭書, p.13)

57 | 桂枝加大黃湯(桂枝加芍藥大黃湯) : 桂枝三兩. 芍藥六兩. 甘草二兩. 生薑三兩. 大棗十二枚. 加大黃一兩. (類聚方, 前揭書, p.4)

58 | 枳實芍藥散 : 枳實. 芍藥各等分. (類聚方, 前揭書, p.58)

排膿散證闕.(說在類聚方)	배농산排膿散[59]에는 해당 증상이 보이지 않는다.
	自註 《유취방類聚方》에 해설이 있다.[60]
以上二方. 芍藥一方等分. 一方六分.	이상 2개 처방 중 지실작약산에서는 작약이 다른 약과 같은 양으로 들어가고, 배농산에서는 6푼[分] 들어간다.
芍藥甘草湯證曰. 脚攣急.	작약감초탕증芍藥甘草湯證[61]에서 "다리가 당기면서 긴장된다."라고 했다.
桂枝加芍藥生薑人蔘新加湯證曰. 身疼痛.	계지가작약생강인삼신가탕증桂枝加芍藥生薑人蔘新加湯證[62]에서 "몸이 아프다[身疼痛]."라고 했다.
芍歸膠艾湯證曰. 腹中痛.	궁귀교애탕증芎歸膠艾湯證[63]에서 "뱃속이 아프다."라고 했다.
以上三方. 芍藥皆四兩.	이상 3개 처방에는 작약이 각각 4냥씩 들어간다.
芍藥甘草附子湯證不具也.(說在互考中)	작약감초부자탕증芍藥甘草附子湯證[64]에는 해당 증상이 보이지 않는다.
	自註 호고互考에 해설이 있다.
以上一方芍藥三兩. 而亦四兩之例.	이상 1개 처방에는 작약이 3냥 또는 4냥 들어간다.
小靑龍湯證曰. 咳逆.	소청룡탕증小靑龍湯證[65]에서 "심한 기침"이라고 했다.
大柴胡湯證曰. 心下滿痛. 又曰. 嘔吐而下利.	대시호탕증大柴胡湯證[66]에서 "심하心下가 만하고 아프다.", "구토하면서 설사한다."라고 했다.
附子湯證曰. 身體痛.	부자탕증附子湯證[67]에서 "몸이 아프다."라고 했다.
眞武湯證曰. 腹痛. 又云.	진무탕증眞武湯證[68]에서 "복통", "깊고 묵직한 통증, 설사", "기침"을

---

59 | 排膿散：枳實十六枚. 芍藥六分. 桔梗二分. (類聚方, 前揭書, p.59)
60 | 爲則按. 有瘡癰而胸腹拘滿者主之. (類聚方, 前揭書, p.59)
61 | 芍藥甘草湯：芍藥四兩. 甘草四兩. (類聚方, 前揭書, p.39)
62 | 桂枝加芍藥生薑人蔘新加湯：桂枝三兩. 芍藥三兩. 甘草二兩. 生薑三兩. 大棗十二枚. 加芍藥生薑各一兩. 人蔘三兩. (類聚方, 前揭書, p.7)
63 | 芎歸膠艾湯：芎藭. 阿膠各二兩. 甘草二兩. 艾葉. 當歸各三兩. 芍藥四兩. 乾地黃六兩. (類聚方, 前揭書, p.61) 《금궤요략》 처방이다.
64 | 芍藥甘草附子湯：芍藥三兩. 甘草三兩. 附子一枚. (類聚方, 前揭書, p.40)
65 | 小靑龍湯：麻黃三兩. 芍藥三兩. 五味子半升. 乾薑三兩. 甘草三兩. 桂枝三兩. 半夏半升. 細辛三兩. (類聚方, 前揭書, p.21)
66 | 大柴胡湯：柴胡半斤. 黃芩三兩. 芍藥三兩. 半夏半升. 生薑五兩. 枳實四枚. 大棗十二枚. (類聚方, 前揭書, p.28)
67 | 附子湯：附子二枚. 茯苓三兩. 人蔘二兩. 朮四兩. 芍藥三兩. (類聚方, 前揭書, p.46)
68 | 眞武湯：茯苓三兩. 芍藥三兩. 生薑三兩. 朮二兩. 附子一枚. (類聚方, 前揭書, p.46)

沈重疼痛. 自下利. 又云咳.

桂枝湯證曰. 頭痛. 又曰. 身疼痛.

烏頭湯證曰. 歷節不可屈伸. 疼痛. 又曰. 拘急.

黃耆桂枝五物湯證曰. 身體不仁.

以上七方. 芍藥皆三兩.

黃芩湯證曰. 自下利.

柴胡桂枝湯證曰. 肢節煩疼.

以上二方. 用芍藥或二兩. 或一兩半. 而亦三兩之例. 右歷觀此諸方. 曰腹痛. 曰頭痛. 曰腹滿. 曰咳逆. 曰下利. 曰排膿. 曰四肢疼痛. 曰攣急. 曰身體不仁. 一是皆結實而所致也. 其所謂痛者. 拘急也. 若夫桂枝加芍藥湯. 小建中湯. 桂枝加大黃湯. 皆以芍藥爲主藥. 而其證如此. 由是觀之. 其治結實而拘攣也明矣.

● 互考

小建中湯. 傷寒論不備其證. 是以世醫不獲方意. 以

언급했다.

계지탕증桂枝湯證[69]에서 "두통", "신동통"이라고 했다.

오두탕증烏頭湯證[70]에서 "관절[歷節][71]을 굴신할 수 없으며 아프다.", "당기면서 긴장된다."라고 했다.

황기계지오물탕증黃耆桂枝五物湯證[72]에서 "신체가 불인不仁하다."라고 했다.

이상 7개 처방에는 작약이 각각 3냥씩 들어간다.

황금탕증黃芩湯證[73]에서 "자하리自下利"라고 했다.

시호계지탕증柴胡桂枝湯證[74]에서 "사지의 관절이 화끈거리면서 아프다."라고 했다.

이상 2개 처방에는 작약이 2냥 또는 1냥 반 또는 3냥 들어간다.

위의 여러 처방을 일일이 살펴보면 '복통', '두통', '복만', '해역', '설사', '배농排膿', '사지동통四肢疼痛', '연급攣急', '신체불인身體不仁'은 모두 뭉쳐서 생긴 것이다. 여기에서 말하는 '통증'은 심하게 당기는 증상이다. 계지가작약탕, 소건중탕, 계지가대황탕은 모두 작약이 주약主藥인데 그 증상이 이와 같다. 이를 근거로 보면 작약이 뭉쳐서 심하게 당기는 증상을 치료하는 것이 명백明白하다.

● 호고互考

소건중탕은 《상한론傷寒論》 가운데 해당 증상이 보이지 않는다. 이 때문에 세상 의사들은 처방의 뜻을 얻지 못하고 보제補劑라고 생각했

---

69 | 桂枝湯 : 桂枝三兩. 芍藥三兩. 甘草二兩. 生薑三兩. 大棗十二枚. (類聚方, 前揭書, p.1)

70 | 烏頭湯 : 麻黃. 芍藥. 黃耆各三兩. 甘草三兩. 川烏五枚. (類聚方, 前揭書, p.45)

71 | 역절(歷節) : '역절'을 '뼈 마디마디'라고 번역하는 경우가 많은데, 역(歷)은 뼈마디[節]와 뼈마디[節]를 지난다는 의미를 가지므로 역절을 '관절(關節)'로 해석해도 무방할 것 같다.

72 | 黃耆桂枝五物湯 : 黃耆三兩. 芍藥三兩. 桂枝三兩. 生薑六兩. 大棗十二枚. (類聚方, 前揭書, p.9)

73 | 黃芩湯 : 黃芩三兩. 甘草二兩. 芍藥二兩. 大棗十二枚. (類聚方, 前揭書, p.56)

74 | 柴胡桂枝湯 : 桂枝. 黃芩. 人參各一兩. 甘草一兩. 半夏各二合半. 芍藥一兩半. 大棗六枚. 生薑一兩半. 柴胡四兩. (類聚方, 前揭書, p.27)

為補劑. 故其所施也. 竟無
效焉. 爲則按此方出自芍
藥甘草湯. 故主治諸病腹
拘急而痛者也. 學者正焉.

芍藥甘草附子湯. 其條特
擧惡寒之證. 此附子之所
主也. 而脫芍藥甘草之所
主治也. 其用甘草者. 治毒
急迫也. 其用芍藥者. 治拘
攣也. 然則拘攣急迫. 而惡
寒者. 此湯主之.

眞武湯. 附子湯. 特有生薑
人蔘之異. 而所主治則頗
異也. 眞武湯苓芍爲主. 而
附子湯尤附爲主也. 二方
所主治. 斯可以見也已.

● 辨誤

朱震亨曰. 産後不可用芍
藥. 以其酸寒伐生發之氣
也. 李時珍曰. 白芍藥益脾.
能於土中瀉木. 産後肝血
已虛. 不可更瀉. 故禁之.
夫酸寒之藥. 蓋不少矣. 何
獨避芍藥之爲. 世醫雷同
其說. 不思之甚矣. 諸藥皆
毒. 毒而治毒. 毒而不用毒.
何治之有.

金匱要略曰. 産後腹痛. 枳
實芍藥散主之. 千金方曰.
産後虛羸. 腹中刺痛. 當歸
建中湯主之. 此皆芍藥主
藥. 而用之於産後也. 且也
張仲景芍藥甘草湯. 芍藥
甘草附子湯. 桂枝加芍藥
湯. 皆以芍藥爲主. 而於血
證無毫關涉焉. 特治結實

다. 그러므로 아무리 처방을 써도 효과가 나지 않았다. 나는 이렇게 생각한다. 이 처방은 작약감초탕에서 나왔기 때문에 여러 병에서 배가 심하게 당기면서 긴장되고 아픈 증상을 주로 치료한다. 학자들이여! 바로 알아라.

작약감초부자탕은 조문에서 다만 '오한惡寒' 증상을 거론했는데, 이는 부자의 주치主治이지 작약과 감초의 주치가 아니다. 감초를 써서 독의 급박急迫을 치료하고 작약을 써서 심하게 당기는 증상을 치료한다. 심하게 당기는 증상이 급박하게 생기면서 오한하는 경우에 이 탕약으로 치료한다.

진무탕, 부자탕은 단지 생강生薑, 인삼人蔘의 차이밖에 없으나 주치는 상당히 다르다. 진무탕은 복령과 작약이 주主가 되고, 부자탕은 출朮과 부자附子가 주가 된다. 두 처방의 주치를 여기에서 알 수 있다.

● 변오辨誤

주진형朱震亨은 "산후産後에 작약을 써서는 안 된다. 성미가 산한酸寒해서 생발生發하는 기운을 치기[伐] 때문이다."라고 했다. 이시진李時珍은 "백작약白芍藥이 비脾를 돕기는 하지만 비토脾土 중에 목木을 사瀉할 수 있다. 산후에 간혈肝血이 이미 허虛한 경우에는 사해서는 안 되기 때문에 작약의 사용을 금禁한다."라고 했다. 산한한 약이 적지 않거늘 왜 유독 작약만 피해야 하는가? 세상 의사들이 이런 학설에 부화뇌동附和雷同하나니, 깊이 생각하지 않는 것이 심하구나. 약은 모두 독이다. (약)독으로 (병)독을 치료하는 것이다. (병)독에 (약)독을 쓰지 않으면 어떻게 치료할 수 있겠는가?

《금궤요략金匱要略》에서 "산후 복통에 지실작약산으로 치료한다."라고 했다. 《천금방千金方》에서 "산후에 허약[虛羸]하면서 뱃속에 자통刺痛이 있을 때 당귀건중탕當歸建中湯으로 치료한다."라고 했다. 이 처방들은 모두 작약이 주약主藥인데 산후에 사용했다. 또 장중경의 작약감초탕, 작약감초부자탕, 계지가작약탕은 모두 작약이 주약이지만 혈증血證에는 터럭만큼도 영향을 미치지 못한다. 다만 뭉쳐서 심하게 당기

而拘攣已. 若乃酸寒伐生
發之氣. 及瀉木之說. 此鑿
空之論. 而非疾醫之用也.

는 증상을 치료할 뿐이다. '산한하여 생발하는 기운을 친다', '목을
사한다' 는 말들은 모두 공허하게 천착한 이론일 뿐 질의疾醫가 할 말
은 아니다.

● 品考

● 품고品考

芍藥 其種有二. 曰木芍藥
也. 曰草芍藥也. 木芍藥.
是其眞也. 花容婥約. 亦可
愛也. 余取之矣. 服食家言.
白花勝赤花. 嘗試其功. 赤
白惟均也. 服食家之說. 不
可從矣. 草芍藥世所謂宇
多芍藥也. 不可用矣.

작약芍藥에는 '목작약木芍藥'과 '초작약草芍藥' 2가지 품종이 있다.
목작약이 진짜 작약이다. 꽃모양이 가냘프고 맵시가 있으며 사랑스럽
다. 나는 이것을 사용한다. 복식가服食家[75]들은 "흰 꽃이 피는 작약이
붉은 꽃이 피는 작약보다 낫다."라고 한다. 일찍이 그 효능을 시험해
보니 흰 꽃이 피나 붉은 꽃이 피나 다르지 않았다. 복식가의 말은 따
를 것이 못 된다. 초작약은 세상 사람들이 '우다작약宇多芍藥' 이라고
하는 것인데 쓸 것이 못 된다.

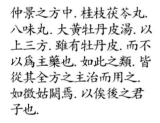 牡丹皮

 # 목단피牡丹皮

仲景之方中. 桂枝茯苓丸.
八味丸. 大黃牡丹皮湯. 以
上三方. 雖有牡丹皮. 而不
以爲主藥也. 如此之類. 皆
從其全方之主治而用之.
如徵姑闕焉. 以俟後之君
子也.

장중경의 처방 중에 계지복령환桂枝茯苓丸[76], 팔미환八味丸[77], 대황목
단피탕大黃牡丹皮湯에 비록 목단피가 들어가지만 주약主藥으로 쓰지 않
았다. 이와 같은 약물들은 (약물 자체보다는) 전체 처방의 주치主治에
따라서 쓴다. 약의 주치를 증명하는 일은 잠시 놔두고 후세後世의 군
자君子를 기다리겠다.

---

75 | 복식가(服食家) : 신선가(神仙家)와 같은 말이다. 도가(道家)의 양생법을 실천하는 사람들을 말한다. (大塚敬節 校注, 藥徵, 前揭書,
p.257), (角田睦子 譯注, 藥徵, 前揭書, p.187)

76 | 桂枝茯苓丸 : 桂枝. 茯苓. 牡丹. 桃仁. 芍藥各等分. (類聚方, 前揭書, p.60) 《금궤요략》 처방이다.

77 | 八味丸 : 乾地黃八兩. 山茱萸. 薯蕷(山藥)各四兩. 澤瀉三兩. 茯苓三兩. 牡丹皮三兩. 桂枝. 附子各一兩. (類聚方, 前揭書, p.17) 《금궤요략》
처방이다.

● 品考

牡丹皮 和漢同.

● 품고品考

목단피牡丹皮는 일본산과 중국산이 같다.

 茵蔯蒿

인진호茵蔯蒿

主治發黃也.

인진호는 주로 발황發黃을 치료한다.

● 考徵

茵蔯五苓散證曰. 黃疸.

茵蔯蒿湯證曰. 心胸不安.
久久發黃.

以上二方. 茵蔯蒿一方六
兩. 一方十分.

右觀此二方. 茵蔯蒿治發
黃也明矣.

● 고징考徵

인진오령산증茵蔯五苓散證[78]에서 "황달黃疸"이라고 했다.

인진호탕증茵蔯蒿湯證[79]에서 "심흉心胸이 불안하며, 시간이 오래 지나
서 발황한다."라고 했다.

이상 2개 처방에서 인진호가 한 처방에는 6냥兩, 다른 처방에는 10
푼[分] 들어간다.

위의 2개 처방을 살펴보면 인진호가 발황을 치료하는 것이 명백하
다.

● 互考

或問曰. 發黃之證. 治之之
方. 其不用茵蔯蒿者. 間亦
有之. 如何. 答曰. 發黃. 小
便不利. 或渴. 無餘證者.
茵蔯五苓散主之. 發黃. 大
便不通者. 茵蔯蒿湯主之.
若乃一身盡黃. 腹脹. 大便
必黑時溏者. 消礬散主之.
發黃. 心中懊憹. 梔子大黃

● 호고互考

어떤 사람이 물었다. "발황을 치료하는 처방에 인진호를 쓰지 않은
것이 간혹 있는데 어찌하여 그렇습니까?" 이에 대답했다. "발황하고
소변이 불리不利하면서 때로 갈증이 있으나 다른 증상이 없으면 인진
오령산으로 치료한다. 발황하면서 대변이 통하지 않으면 인진호탕으
로 치료한다. 온몸이 모두 황색黃色이고 배가 불룩해지면서 대변이 반
드시 검은데 때때로 묽게 나오면 초반산硝礬散[80]으로 치료한다. 발황하

---

78 | 茵蔯五苓散 : 茵蔯蒿末十分. 五苓散五分. (類聚方, 前揭書, p.16) 《금궤요략》 처방이다.

79 | 茵蔯蒿湯 : 茵蔯蒿六兩. 梔子十四枚. 大黃二兩. (類聚方, 前揭書, p.48) 《상한론》, 《금궤요략》에 모두 나오는 처방이다.

豉湯. 發黃. 腹滿小便不利. 大黃消石湯. 發黃. 頭痛惡風自汗出. 桂枝加黃耆湯. 發黃. 嘔逆. 小半夏湯主之. 發黃. 胸脇苦滿. 小柴胡湯主之. 發黃. 腹中拘急. 小建中湯主之. 此皆隨證而異方也. 仲景氏之於茵蔯蒿. 特用之於發黃無他病者而已.

면서 심중心中이 오뇌懊憹[81]하면 치자대황시탕梔子大黃豉湯[82]으로 치료한다. 발황하면서 복부가 만滿하고 소변이 불리하면 대황초석탕大黃硝石湯[83]으로 치료한다. 발황하면서 머리가 아프고 오풍惡風하면서 자한自汗이 나면 계지가황기탕桂枝加黃耆湯[84]으로 치료한다. 발황하면서 구역질이 나면 소반하탕小半夏湯[85]으로 치료한다. 발황하면서 흉협胸脇이 고만苦滿하면 소시호탕小柴胡湯[86]으로 치료한다. 발황하면서 뱃속이 당기고 긴장되면 소건중탕小建中湯[87]으로 치료한다. 이들은 모두 증상에 따라서 처방을 달리한 것이다. 장중경은 인진호를 발황하면서 다른 병이 없는 경우에만 사용했다.

● 辨誤

世之醫者論黃疸爲濕熱. 其以黃爲土色也. 無益於治. 此不可從矣.

● 변오辨誤

세상 의사들이 논하기를 황달이 습열濕熱인 이유는 황黃이 토색土色이기 때문이라고 한다. 치료에 도움이 되지 않으므로, 이런 말을 따를 수 없다.

● 品考

茵蔯蒿 和漢無別.

● 품고品考

인진호茵蔯蒿는 일본산과 중국산이 다르지 않다.

---

80 │ 硝礬散 : 硝石. 礬石等分. (類聚方, 前揭書, p.65)

81 │ 오뇌(懊憹) : 가슴이 번거롭고 답답하여 편하지 않은 증상. (동양의학대사전, 경희대학교출판국)

82 │ 梔子大黃豉湯 : 梔子十二枚. 大黃一兩. 枳實五枚. 豉一升. (類聚方, 前揭書, p.48)

83 │ 大黃硝石湯 : 大黃. 黃柏. 硝石各四兩. 梔子十五枚. (類聚方, 前揭書, p.36)

84 │ 桂枝加黃耆湯 : 桂枝三兩. 芍藥三兩. 甘草二兩. 生薑三兩. 大棗十二枚. 加黃耆二兩. (類聚方, 前揭書, p.4)

85 │ 小半夏湯 : 半夏一升. 生薑半斤. (類聚方, 前揭書, p.52)

86 │ 小柴胡湯 : 柴胡半斤. 黃芩三兩. 人蔘三兩. 甘草三兩. 半夏半升. 生薑三兩. 大棗十二枚. (類聚方, 前揭書, p.24)

87 │ 小建中湯 : 桂枝三兩. 甘草三兩. 大棗十二枚. 芍藥六兩. 生薑三兩. 膠飴一升. (類聚方, 前揭書, p.13)

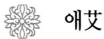

艾 / 애艾

仲景之方中. 芎歸膠艾湯
用艾. 而非君藥也. 是以其
所主治也. 不可得而知矣.
芎歸膠艾湯. 主治漏下下
血也. 今從其成方而用之.

장중경張仲景의 처방 가운데 궁귀교애탕芎歸膠艾湯[88]에서 애를 사용했지만 군약君藥이 아니었다. 이 때문에 주치主治를 알 수 없다. 궁귀교애탕은 누하漏下[88]·하혈下血[90]을 주로 치료한다. 지금은 (애 자체가 아니라) 궁귀교애탕의 주치에 따라서 사용한다.

● 辨誤

● 변오辨誤

名醫別錄曰. 艾可以灸百
病. 後人不審其證之可灸
與否. 一槪行之. 故罹其害
也. 蓋不鮮矣. 醫者見之.
以爲不候寒熱之過也. 不
審可否. 則固已失之矣. 論
寒熱亦未爲得也.

《명의별록名醫別錄》에서 "애로 모든 병에 뜸을 뜰 수 있다."라고 했다. (그 때문에) 후세 사람들은 뜸을 떠야 하는 증상인지 뜨면 안 되는 증상인지를 살피지 않고 모든 증상에 뜸을 떴다. 그 때문에 해害를 입은 사람이 적지 않았다. 의사들은 그것을 보고서 한열寒熱을 제대로 살피지 않았기 때문이라고 하였다. 뜸을 떠야 할 증상인지 뜨지 말아야 할 증상인지 제대로 살피지 않은 것이 잘못된 것은 틀림없지만 한열로 설명하려는 것도 말이 안된다.

灸者所以解結毒也. 若夫
毒著脊上. 藥之不知. 下之
不及. 就其所著而灸之. 其
毒轉而走腹. 而後藥之爲
達也. 臨其可灸之證也. 我
不終問其寒熱. 而未有逢
其害焉. 有灸而發熱. 是毒
動也. 世醫以爲灸誤. 非也.
余於若證. 灸而不止. 其毒
之散也. 其熱亦止. 此卽所
謂暝眩而瘳者也. 凡艾之
爲用也. 灸之與煎. 其施雖
異. 而以其一物也. 偶爾言
及焉.

뜸은 뭉친 독[結毒]을 푸는 것이다. 만약 독毒이 등골뼈 위에 붙어서 약을 써도 반응이 없고, 하법下法을 써도 (독에) 미치지 못한다면 독이 붙은 곳에 뜸을 뜬다. 독이 복부를 향해 달아난 이후에야 약이 독에 미칠 수 있다. 뜸을 뜰 수 있는 증상에 임臨해서 나는 한 번도 한열을 물어본 적이 없지만 그 때문에 해가 된 적은 없다. 뜸을 떴을 때 발열發熱하면 이는 독이 움직이는 것이다. 세상 의사들은 뜸을 잘못 떴다고 하지만 이는 틀린 말이다. 나는 이러한 증상에 뜸뜨기를 중단하지 않았는데, 그 독이 흩어지면 그 열熱 또한 그친다. 이것이 바로 '명현暝眩하면서 낫는 것'이다. 애는 뜸[灸]과 전탕[煎]에서 쓰임새가 비록 다르지만 같은 약이므로 여기에 언급했다.

---

88 | 芎歸膠艾湯 : 芎藭. 阿膠各二兩. 甘草二兩. 艾葉. 當歸各三兩. 芍藥四兩. 乾地黃六兩. (類聚方, 前揭書, p.61)

89 | 누하(漏下) : 자궁출혈(子宮出血). (大塚敬節 校注, 藥徵, 前揭書, p.258)

90 | 하혈(下血) : 장출혈(腸出血). (大塚敬節 校注, 藥徵, 前揭書, p.258)

灸家言禁穴頗多. 余家不
言之. 一從靈樞以結毒爲
腧也.

大凡灸不止一日. 乃至五
日七日. 以多日爲有效矣.
一日暴之. 十日寒之. 我未
見其能治者也.

● 品考

艾 處處出焉. 所賣者雜它
物. 可正焉.

뜸을 위주로 치료하는 사람들은 '금혈禁穴이 많다.'라고 하는데 우
리 가문에서는 금혈을 말하지 않는다. 오직 《영추靈樞》의 "독이 뭉친
자리가 혈자리다."라는 말에 따른다.

뜸은 하루 내지 5일~7일 정도 뜨고 중단하는 것이 아니다. 뜸뜨는
날이 많을수록 효과가 있게 된다. 하루는 뜨겁게 하고 10일은 차갑게
하고서 병을 치료하는 의사를 나는 아직 보지 못했다.

● 품고品考

애艾는 도처에서 산출된다. 이물질이 섞여 청결하지 않은 것을 파는
경우가 있으므로 청결하게 해서 써야 한다.

 麻黃

 마황麻黃

主治喘咳水氣也. 旁治惡
風. 惡寒. 無汗. 身疼. 骨節
痛. 一身黃腫.

마황은 천해喘咳, 수기水氣를 주로 치료한다. 부수적으로 오풍惡風,
오한惡寒, 무한無汗, 신동身疼, 골절통骨節痛, 온몸이 누렇게 되고 붓는
증상[一身黃腫]을 치료한다.

● 考徵

麻黃湯證曰. 身疼腰痛. 骨
節疼痛. 惡風. 無汗而喘.

甘草麻黃湯證曰. 裏水.

麻黃醇酒證曰. 黃疸.

以上三方. 麻黃四兩. 或三

● 고징考徵

마황탕증麻黃湯證[91]에서 "신동, 요통腰痛, 골절동통骨節疼痛, 오풍, 땀
이 안 나면서 호흡이 곤란한 증상"이라고 했다.

감초마황탕증甘草麻黃湯證[92]에서 "이수裏水"라고 했다.

마황순주탕증麻黃醇酒湯證[93]에서 "황달黃疸"이라고 했다.

이상 3개 처방에는 마황이 4냥兩 또는 3냥 들어가서 군약君藥이

---

91 | **麻黃湯**: 麻黃三兩. 桂枝二兩. 甘草一兩. 杏仁七十個. (類聚方, 前揭書, p.18)

92 | **甘草麻黃湯**: 甘草二兩. 麻黃四兩. (類聚方, 前揭書, p.19)

93 | **麻黃醇酒湯**: 麻黃三兩. 麻黃一味. 以美淸酒五升. 煮取二升半. 頓服盡. (類聚方, 前揭書, p.20)

兩. 而爲君藥.

된다.

大靑龍湯證曰. 惡寒. 身疼痛. 不汗出而煩躁.

대청룡탕증大靑龍湯證[94]에서 "오한하고 몸이 아프며, 땀나지 않으면서 번조煩躁하다."라고 했다.

越婢湯證曰. 惡風. 一身悉腫.
越婢加朮湯證曰. 一身面目黃腫.

월비탕증越婢湯證[95]에서 "오풍惡風하면서 온몸이 모두 붓는다.

월비가출탕증越婢加朮湯證[96]에서 "온몸·얼굴·눈이 누렇게 되고 붓는다."라고 했다.

越婢加半夏湯證曰. 其人喘. 目如脫狀.

월비가반하탕증越婢加半夏湯證[97]에서 "호흡이 곤란하고 눈알이 빠질 듯하다."라고 했다.

以上四方. 麻黃皆六兩.

이상 4개 처방에는 마황이 각각 6냥씩 들어간다.

麻黃杏仁甘草石膏湯證曰. 汗出而喘.

마황행인감초석고탕증麻黃杏仁甘草石膏湯證[98]에서 "땀이 나면서 호흡이 곤란하다."라고 했다.

牡蠣湯證不具也.(說在互考中)

모려탕牡蠣湯[99]에는 해당 증상이 보이지 않는다.
自註 호고互考에 해설이 있다.

以上二方. 麻黃皆四兩.

이상 2개 처방에는 마황이 각각 4냥씩 들어간다.

葛根湯證曰. 無汗惡風.

갈근탕증葛根湯證[100]에서 "땀이 나지 않으면서 오풍한다."라고 했다.

小靑龍湯證曰. 心下有水氣. 咳而微喘.

소청룡탕증小靑龍湯證[101]에서 "심하心下에 수기水氣가 있다. 기침하면서 호흡이 약간 곤란하다."라고 했다.

烏頭湯證曰. 歷節疼痛.

오두탕증烏頭湯證[102]에서 "관절이 아프다."라고 했다.

---

94 | 大靑龍湯 : 麻黃六兩. 桂枝二兩. 甘草二兩. 杏仁四十個. 生薑三兩. 大棗十二枚. 石膏鷄子大. (類聚方, 前揭書, pp.21~22)
95 | 越婢湯 : 麻黃六兩. 石膏半斤. 生薑三兩. 大棗十五枚. 甘草二兩. (類聚方, 前揭書, p.22)
96 | 越婢加朮湯 : 麻黃六兩. 石膏半斤. 生薑三兩. 大棗十五枚. 甘草二兩. 加朮四兩. (類聚方, 前揭書, p.23)
97 | 越婢加半夏湯 : 麻黃六兩. 石膏半斤. 生薑三兩. 大棗十五枚. 甘草二兩. 加半夏半升. (類聚方, 前揭書, p.23)
98 | 麻黃杏仁甘草石膏湯 : 麻黃四兩. 杏仁五十個. 甘草二兩. 石膏半斤. (類聚方, 前揭書, p.19)
99 | 牡蠣湯 : 牡蠣四兩. 麻黃四兩. 甘草二兩. 蜀漆三兩. (類聚方, 前揭書, p.20)
100 | 葛根湯 : 葛根四兩. 麻黃三兩. 桂枝二兩. 芍藥二兩. 甘草二兩. 生薑三兩. 大棗十二枚. (類聚方, 前揭書, p.23)
101 | 小靑龍湯 : 麻黃三兩. 芍藥三兩. 五味子半升. 乾薑三兩. 甘草三兩. 桂枝三兩. 半夏半升. 細辛三兩. (類聚方, 前揭書, p.21)
102 | 烏頭湯 : 麻黃. 芍藥. 黃耆各三兩. 甘草三兩. 川烏五枚. (類聚方, 前揭書, p.45)

以上三方. 麻黃皆三兩.

麻黃附子甘草湯證不具
也.(說在互考中)

麻黃附子細辛湯證不具
也.(說在互考中)

以上二方. 麻黃二兩.

右歷觀此數方. 麻黃主治
喘咳水氣也明矣. 故其證
而惡風. 惡寒. 無汗身疼.
骨節痛. 一身黃腫者. 用麻
黃皆治也.

● 互考

甘草麻黃湯. 麻黃醇酒湯.
唯云裏水黃疸. 而不審其
證. 爲則按黃家兼有喘咳
惡寒骨節痛之證者. 麻黃
之所主治也.
牡蠣湯. 此甘草麻黃湯. 而
加牡蠣蜀漆方也. 牡蠣治
動氣. 蜀漆主逐水. 然則世
所謂瘧疾. 動氣在上而喘
者. 此湯主之也. 外臺秘要.
特云牡瘧. 而不擧其證. 茫
乎如舟行無津涯矣. 麻黃
附子甘草湯. 麻黃附子細
辛湯二方. 其條所謂少陰
病者. 惡寒甚也. 而有無汗
之證. 故用麻黃也.

이상 3개 처방에는 마황이 각각 3냥씩 들어간다.

마황부자감초탕麻黃附子甘草湯[103]에는 해당 증상이 보이지 않는다.
[自註] 호고에 해설이 있다.

마황부자세신탕麻黃附子細辛湯[104]에는 해당 증상이 보이지 않는다.
[自註] 호고에 해설이 있다.

이상 2개 처방에는 마황이 각각 2냥씩 들어간다.

위의 여러 처방을 일일이 살펴보면 마황이 천해, 수기를 주로 치료하는 게 명백하다. 그러므로 이러한 증상이 있으면서 오풍, 오한, 무한, 신동, 골절통, 온몸이 누렇게 되고 붓는 증상이 있는 경우에 마황을 쓰면 모두 치료된다.

● 호고互考

감초마황탕, 마황순주탕에서 오직 "이수", "황달"이라고만 말하고 그 증상을 제대로 살피지 않았다. 나는 이렇게 생각한다. 황달인 사람들이 천해, 오한, 골절통을 겸兼한 경우가 마황의 주치主治다.

모려탕은 감초마황탕에 모려牡蠣와 촉칠蜀漆을 더한 처방이다. 모려는 동기動氣를 치료하고, 촉칠은 주로 수水를 몰아낸다. 그러므로 세상 사람들이 말하는 "학질瘧疾에 걸려 동기가 위쪽에 있으면서 호흡이 곤란한 경우"에 모려탕으로 치료한다. 《외대비요外臺秘要》에서는 다만 "모학(牡瘧)"이라고 말하고 그 증상을 거론하지 않아서 막막하니, 마치 배가 정박할 곳 없이 떠다니는 것 같다. 마황부자감초탕, 마황부자세신탕 2개 처방의 조문에서 "소음병少陰病"이라고 한 것은 오한이 심하다는 말이다. 땀이 안 나는 증상이 있으므로 마황을 쓴다.

---

103 | 麻黃附子甘草湯 : 麻黃二兩. 甘草二兩. 附子一枚. (類聚方, 前揭書, p.19)
104 | 麻黃附子細辛湯 : 麻黃二兩. 細辛二兩. 附子一枚. (類聚方, 前揭書, p.19)

● 辨誤

甚矣. 世醫之怖麻黃也. 其言曰. 吾聞之. 麻黃能發汗. 多服之. 則灕灕汗出不止. 是以不敢用焉. 惡是何言也. 譬怯者之於妖恠. 足未嘗踏其境. 而言某地眞出妖恠也. 爲則嘗試麻黃之效. 可用之證而用之. 汗則出焉. 雖當夏月. 而無灕灕不止之患. 仲景氏言. 服麻黃後覆取微似汗. 宜哉. 學者勿以耳食而飽矣.

● 변오辨誤

심하구나! 세상 의사들이 마황을 두려워함이여! 세상 의사들은 이렇게 말한다. "내가 들으니 마황은 땀을 내는 효능이 있는데 많이 복용하면 끊임없이 땀이 흘러서 그치지 않게 된다고 한다. 이 때문에 감히 쓰지를 못하겠다."라고. 아! 이것이 무슨 말인가? 겁쟁이가 요괴를 대하는 태도에 비유될 수 있으니, 그곳에 발을 디뎌 본 적도 없으면서 그곳에서 정말로 요괴가 나온다고 말하는 것과 같다. 내가 일찍이 마황의 효과를 시험해 보았는데 땀은 나오지만 비록 여름일지라도 끊임없이 땀이 흘러 그치지 않는 부작용은 없었다. 장중경은 "마황을 복용한 후에 이불을 덮어서 땀이 날 듯 말 듯하게 하라."라고 했으니, (이 말이) 합당하다. 학자들이여! 귀로 밥을 먹고 배부르지 말지어다.[105]

● 品考

麻黃 本邦之産未聞. 而亦有形狀相似者. 是木賊而非麻黃也. 朱震亨李時珍言其與麻黃同功. 則學者試可. 乃已. 甄權曰. 根節止汗. 試之無效也. 不可從矣. 仲景氏曰. 先煮麻黃去上沫. 今漢舶所載而來者. 煮之無上沫. 共諸藥煮之而可也. 剉用.

● 품고品考

마황麻黃이 일본에서 난다는 이야기는 들어보지 못했다. 형상形狀이 비슷한 것은 있으나 목적木賊이지 마황이 아니다. 주진형朱震亨과 이시진李時珍은 "목적은 마황과 효능이 같다."라고 했으나 학자들이 실제로 효능이 같은지 시험해 보면 바로 쓰지 않게 될 것이다. 진권甄權은 "(마황의) 뿌리마디가 땀을 그치게 한다."라고 했는데 시험해 보니 효과가 없었다. 따를 말이 못 된다. 장중경은 "먼저 마황을 끓여서 위로 떠오르는 거품을 제거하라."라고 했는데 요즈음 중국 선박이 싣고 온 것을 끓여 보니 위로 떠오르는 거품이 없었다. 다른 약과 섞어서 함께 달여도 될 것 같다. 썰어서 쓴다.

---

105 │ 귀로 밥을 먹고 배부르지 말지어다[勿以耳食而飽矣] : 귀로 먹는 '밥', 즉 말은 아무리 많이 들어도 배가 부르지 않으니, 실제로 지은 밥을 입으로 먹어야 배가 부른다. 학문하는 사람도 이와 같아서 단순히 남의 학설을 듣고 동의하는 데서 그치지 말고 실제로 확인하여 학설의 옳고 그름을 가리라는 말이다.

106 │ 八味丸 : 乾地黃八兩. 山茱萸. 薯蕷(山藥)各四兩. 澤瀉三兩. 茯苓三兩. 牡丹皮三兩. 桂枝. 附子各一兩. (類聚方, 前揭書, p.17)

107 │ 芎歸膠艾湯 : 芎藭. 阿膠各二兩. 甘草二兩. 艾葉. 當歸各三兩. 芍藥四兩. 乾地黃六兩. (類聚方, 前揭書, p.61)

地黃 　　　　　　　地黃 지황地黃

主治血證及水病也.

지황은 혈증血證과 수병水病을 주로 치료한다.

● 考徵

● **고징考徵**

八味丸證曰. 小腹不仁. 又曰. 小便不利.

팔미환증八味丸證[106]에서 "아랫배가 불인不仁하다.", "소변小便이 불리不利하다."라고 했다.

以上一方. 地黃八兩.

이상 1개 처방에는 지황이 8냥兩 들어간다.

芎歸膠艾湯證曰. 漏下. 又曰. 下血.
以上一方. 地黃六兩.

궁귀교애탕증芎歸膠艾湯證[107]에서 "누하漏下", "하혈下血"이라고 했다.

이상 1개 처방에는 지황이 6냥 들어간다.

三物黃芩湯證曰. 在草蓐自發露得風. 四肢苦煩熱.

삼물황금탕증三物黃芩湯證[108]에서 "출산할 때 (하반신이) 노출되어 풍風을 맞아 사지四肢가 번열煩熱하고 괴로워한다."라고 했다.

以上一方. 地黃四兩.

이상 1개 처방에는 지황이 4냥 들어간다.

右歷觀此三方. 主治血及水. 而不及其他也.

위의 3개 처방을 일일이 살펴보면 (지황은) 혈血과 수水를 주로 치료하며 다른 증상은 치료할 수 없다.

● 互考

● **호고互考**

芎歸膠艾湯. 三物黃芩湯. 八味丸. 皆以地黃爲君藥. 而二方言血證. 一方言小便不利. 膠艾湯方中. 除地黃之外. 有阿膠當歸芎藭.

궁귀교애탕, 삼물황금탕, 팔미환은 모두 지황이 군약君藥인데, 2개 처방[109]에서는 혈증을 말했고 1개 처방[110]에서는 소변불리小便不利를 말했다. 궁귀교애탕에는 지황 이외에 아교阿膠, 당귀當歸, 궁궁芎藭이 들어가는데 모두 혈을 치료하는 약이다[111]. 삼물황금탕에는 지황을 제외

---

108 | 三物黃芩湯 : 黃芩一兩. 苦參二兩. 乾地黃四兩. (類聚方, 前揭書, p.56) 《금궤요략》 처방이다.

109 | 궁귀교애탕, 삼물황금탕

110 | 팔미환

111 | 《藥徵》의 당귀·궁궁부(當歸·芎藭部)에서는 당귀·궁궁의 주치를 알 수 없고, 당귀·궁궁을 혈(血)을 다스리는 약으로 보는 것이 불가(不可)하다고 말했는데 여기서는 당귀·궁궁을 혈을 다스리는 약으로 규정하고 있다. 吉益東洞이 실제적으로 당귀·궁궁을 혈을 다스리는 약으로 사용은 하고 있었지만 《상한론》·《금궤요략》에서 약물 사용에 대한 근거를 완전히 얻지 못했던 정황을 추론해 볼 수 있다.

釣是治血藥也. 三物黃芩
湯. 去地黃則其餘無治血
藥品也. 由是觀之. 古人用
地黃. 竝治血證水病也夥
焉. 且也施治之法. 不別血
之與水亦明矣.

● 辨誤

夫水之與血. 其素同類也.
亦唯赤則謂之血. 白則謂
之水耳. 余嘗讀內經曰. 汗
者血之餘也. 問曰. 血之餘
而汗白者何也. 答曰. 肺者
主皮毛也. 肺色白也. 故汗
白也. 此本於陰陽五行. 而
有害於疾醫之道也. 疾醫
之道. 殆乎亡也. 職之斯由.
可悲也哉.

夫汗之白也. 血之赤也. 其
所以然. 不可得而知也. 刃
之所觸. 其創雖淺. 血必出
也. 暑熱之酷. 衣被之厚.
汗必出也. 壹是皆歷皮毛
而出者. 或爲汗. 或爲血.
故以不可知. 爲不可知. 置
而不論. 唯其毒所在而致
治焉. 斯疾醫之道也.

後世之醫者. 以八味丸. 爲
補腎劑. 何其妄也. 張仲景
曰. 脚氣上入. 少腹不仁者.
八味丸主之. 又曰. 小便不
利者. 又曰. 轉胞病. 利小
便則愈. 又曰. 短氣有微飮.
當從小便去之. 壹是皆以

하면 혈을 치료하는 약이 없다. 이를 근거로 보면 고인古人들은 지황을 써서 혈증과 수병水病을 한꺼번에 치료했음을 확인할 수 있다. 게다가 치료를 시행하는 방법에 있어서도 혈과 수를 구별하지 않은 것이 명백하다.[112]

● **변오辨誤**

혈과 수는 원래 같은 종류[同類]인데, 붉으면 혈이라 하고 투명[白]하면 수라고 말하는 것일 뿐이다. 내가 일찍이 《내경內經》에서 다음과 같은 내용을 읽었다. "땀은 혈에서 나온 것이다."라고 하니, "혈에서 나온 것인데 땀이 투명한 이유는 무엇입니까?"라고 물었고, "폐肺는 피모皮毛를 주관하는데 폐의 색은 백색白色이기 때문에 땀이 투명한 것이다."라고 답했다. 이러한 내용은 음양오행陰陽五行에 뿌리를 둔 것으로 질의疾醫의 도道에는 해害가 된다. 질의의 도가 거의 망한 것은 바로 이러한 이론들 때문이므로 슬프다.

땀은 맑고 피는 붉으나 그렇게 된 이유는 알 수가 없다. 칼날이 닿으면 상처가 아무리 얕아도 반드시 피가 나온다. 여름 무더위가 극심할 때 옷이나 이불을 두텁게 하면 반드시 땀이 나온다. 똑같이 피모를 통해서 나오는데 어떤 것은 땀이 되고 어떤 것은 피가 된다. 그러므로 알 수 없는 것은 그대로 내버려 두고 논論하지 않으며 오직 독毒이 있는 곳을 치료하는 것, 이것이 질의의 도다.

후세의 의사들은 팔미환八味丸[113]을 보신제補腎劑로 여기니, 어찌 그리도 이치에 어긋날 수 있는가? 장중경은 "각기脚氣가 위로 들어가[上入] 아랫배가 불인不仁한 경우에 팔미환으로 치료한다.", "소변불리小便不利", "전포병轉胞病[114]은 소변을 시원하게 나가게 만들면 낫는다.", "호흡이 짧고 약간의 수음水飮이 있는 경우에는 마땅히 소변을 통해

---

112 | 이해하기 어려운 문장이다. 《藥徵》 인삼부(人蔘部), 백두옹부(白頭翁部), 작약부(芍藥部), 수질부(水蛭部)에 혈증(血證)이라는 말이 나온다. 더구나 수질부에서는 혈증을 감별하는 3가지 방법까지 소개되고 있다. 그런데 이 문장에서는 고인(古人)들이 치료를 시행하는 방법에서 혈증과 수증을 구분하지 않았다고 말했다. 이러한 이유 때문에 이 문장을 완전히 이해하기가 어렵다.

113 | 八味丸 : 乾地黃八兩. 山茱萸. 薯蕷(山藥)各四兩. 澤瀉三兩. 茯苓三兩. 牡丹皮三兩. 桂枝. 附子各一兩. (類聚方, 前揭書, p.17)

114 | 전포병(轉胞病) : 배꼽 아래가 아프며 소변이 통하지 않는 병증. (동양의학대사전, 경희대학교출판국)

166

利小便. 爲其功. 書云. 學
于古訓. 乃有獲. 嗚呼學于
古訓. 斯有獲藥功矣.

● 品考

地黃 本邦處處出焉. 其出
和州者最多. 而與出漢土
者無異也. 充實者爲佳. 藏
器曰. 本經不言生乾蒸乾.
別錄云. 生地黃者. 乃新掘
鮮者是也. 李時珍曰. 熟地
黃. 乃後人復蒸曬者. 諸家
本草皆謂乾地黃. 爲熟地
黃. 而今本邦藥鋪. 以乾地
黃. 爲生地黃. 非也. 乾者
燥乾之謂. 如乾薑是也. 生
者新鮮之名. 如生薑是也.
故古人言生地黃. 則必言
汁. 言之順也. 豈有乾而有
汁者哉. 仲景氏之所用. 生
乾二品而已. 其熟云者. 後
世之爲也. 不可用矣.

● 품고品考

지황地黃은 일본 도처에서 산출된다. 화주和州에서 나는 것이 가장 많으며 중국에서 나는 것과 다르지 않다. 탱탱한 것이 좋다. 장기藏器[116]는 "《신농본초경神農本草經》에서는 '날것을 말린다거나 쪄서 말린다.'라는 말을 하지 않았다."라고 했다. 《명의별록名醫別錄》에서는 "생지황生地黃은 새로 파내어 신선한 것이다."라고 했다. 이시진李時珍은 "숙지황熟地黃은 후세 사람들이 (지황을) 다시 쪄서 말린 것이다."라고 했다. 여러 학자들은 본초本草 서적에서 건지황乾地黃을 '숙지황'이라고 했다. 요즈음 일본의 약재상들은 건지황을 '생지황'이라고 하는데 이는 잘못된 것이다. '건乾'은 건조乾燥한 상태를 말하는데 건강乾薑이 그 예가 된다. '생生'은 신선한 상태를 말하는데 생강生薑이 그 예가 된다. 그러므로 고인古人들이 생지황을 말할 때는 반드시 생지황에서 즙汁이 나오는 상태를 말했다고 보는 것이 순리에 맞겠다. 어찌 건조한 것에서 즙이 나올 수 있겠는가? 장중경이 사용했던 것은 생지황과 건지황 두 가지뿐이었다. 숙지황은 후세에서 지어낸 말이므로 쓸 것이 못 된다.

---

115 | 옛 가르침을 배워야 얻는 것이 있다[學于古訓乃有獲] : 《서경(書經)·상서(尙書)》〈열명하(說命下)〉에 나오는 내용이다.

116 | 장기(藏器) : 진장기(陳藏器). 8세기 중국 당나라 때의 본초학자. 사명(四明, 지금의 절강성(浙江省) 본은현(本鄞縣) 사람. 《신수본초(新修本草)》나 전 시대의 본초 서적에 빠진 약물이 매우 많은 것을 보고, 빠진 약물을 모아서 책을 만들기 위해 군중 속으로 깊이 들어가 조사하고 연구한 후, 용약(用藥) 경험을 총결해서 《본초습유(本草拾遺)》10권을 편성했다. 이시진(李時珍)은 "그가 저술한 책은 여러 서적을 널리 연구한 것이고, …… 신농씨 이후로 한 사람이 있을 따름이다(其所著述. 博極群書. …… 自本草以來. 一人而已)."라고 평가했다. (동양의학대사전, 경희대학교출판국)

葶藶

정력葶藶

主治水病也. 旁治肺癰. 結胸.

정력은 수병水病을 주로 치료한다. 부수적으로 폐옹肺癰과 결흉結胸을 치료한다.

● 考徵

● 고징考徵

葶藶大棗湯證曰. 肺癰. 胸滿脹. 一身面目浮腫.

정력대조탕증葶藶大棗湯證[117]에서 "폐옹, 흉부의 만창滿脹, 온몸·얼굴·눈의 부종浮腫"이라고 했다.

以上一方. 葶藶搗丸. 如彈丸大.

이상 1개 처방은 정력을 찧어서 탄환彈丸 크기 정도의 환丸으로 만든다.

大陷胸丸證曰. 結胸.

대함흉환증大陷胸丸證[118]에서 "결흉"이라고 했다.

以上一方. 葶藶半升.

이상 1개 처방에는 정력이 반 되[半升] 들어간다.

己椒藶黃丸證曰. 腹間有水氣.

기초력황환증己椒藶黃丸證[119]에서 "장간腸間에 수기水氣가 있다."라고 했다.

以上一方. 葶藶一兩.

이상 1개 처방에는 정력이 1냥兩 들어간다.

右歷觀此三方. 一皆是主治水病也. 而二方云水病. 一方特云結胸. 其所謂結胸者. 用大陷胸丸. 則水利而疾愈. 然則葶藶之治水也明矣.

위의 3개 처방을 일일이 살펴보면 모두 수병을 주로 치료한다. 그런데 2개 처방에서는 '수병'을 말했지만 1개 처방에서는 다만 '결흉'을 말했다. 이 '결흉'에 대함흉환을 쓰면 수水가 통리通利하면서 질병이 낫는다. 그렇다면 정력이 수를 치료하는 것이 명백하다.

● 互考

● 호고互考

或問曰. 葶藶大棗湯. 桔梗

어떤 사람이 물었다. "정력대조탕, 길경탕桔梗湯[120], 길경백산桔梗白散[121]

---

117 | 葶藶大棗湯 : 葶藶搗丸如彈丸大. 大棗十二枚. (類聚方, 前揭書, p.63)
118 | 大陷胸丸 : 大黃半斤. 葶藶半升. 芒硝半升. 杏仁半升. (類聚方, 前揭書, p.50)
119 | 己椒藶黃丸 : 防己. 椒目. 葶藶. 大黃各一兩. (類聚方, 前揭書, p.63)
120 | 桔梗湯 : 桔梗一兩. 甘草二兩. (類聚方, 前揭書, p.39)

湯. 桔梗白散. 同治肺癰.
而異其方何也. 爲則答曰.
用桔梗之證濁唾腥臭.
久久吐膿者也. 用葶藶之證.
浮腫清涕咳逆喘鳴者也.
故因其見證而處方. 不爲
病名所絆. 斯爲得也.

은 모두 폐옹을 치료하는데, (같은 폐옹에) 처방을 다르게 쓰는 이유
는 무엇입니까?" 나는 이렇게 답했다. "길경桔梗은 탁한 가래, 비린 냄
새, 오래도록 농을 토하는 증상에 쓴다. 정력은 부종, 맑은 콧물, 심한
기침, 천명喘鳴[122]에 사용한다. 드러난 증상을 근거로 처방處方하고 병
명病名에 구애되지 않아야 한다. 이렇게 할 수 있으면 의도醫道를 얻은
것이다."

淮南子曰. 葶藶愈脹. 爲則
按脹是水病也.

《회남자淮南子》[123]에서 "정력은 창脹을 낫게 한다."라고 했는데, 내가
생각하기에 창은 수병이다.

● 品考

● 品考品考

葶藶 有甛苦二種. 而甛者
不中用焉. 本邦未出苦葶藶
也. 或曰. 關以東間有之.

정력葶藶은 단것[甛]과 쓴 것[苦] 2종류가 있다. 단것은 쓰기에 적합
하지 않다. 일본에서는 쓴 정력[苦葶藶]이 산출되지 않는데, 어떤 사
람은 "관동關東 지방에 간혹 난다."라고 했다.

 大黃

大黃

大黃

主通利結毒也. 故能治胸
滿. 腹滿. 腹痛. 及便閉. 小
便不利. 旁治發黃. 瘀血.
腫膿.

대황은 주로 결독結毒을 통리通利한다. 그러므로 흉만胸滿, 복만腹滿,
복통腹痛, 변폐便閉, 소변불리小便不利를 치료할 수 있다. 부수적으로 발
황發黃, 어혈瘀血, 붓고 화농되는 증상을 치료한다.

● 考徵

● 考徵考徵

大陷胸湯證曰. 從心下至

대함흉탕증大陷胸湯證[124]에서 "심하心下에서 아랫배까지 경鞕하고 만

---

121 | 桔梗白散 : 桔梗. 貝母各三分. 巴豆一分. (類聚方, 前揭書, p.64)

122 | 천명(喘鳴) : 숨이 가쁘고 급하면서 가래 끓는 소리가 나는 것을 말함. (동양의학대사전, 경희대학교출판국)

123 | 《회남자(淮南子)》 : 중국 전한(前漢)의 회남왕(淮南王) 유안(劉安)이 저술한 책. 전 21권. 유안이 빈객과 방술가(方術家) 수천을 모아서
편찬한 것으로, 원래 내외편(內外編)과 잡록(雜錄)이 있었으나 내편 21권만이 전한다. 사상적 성격은 노장도가(老莊道家)와 음양오행
가(陰陽五行家)·유가·법가 등의 혼합으로 매우 복잡하다. (http://100.naver.com/)

124 | 大陷胸湯 : 大黃六兩. 芒硝一升. 甘遂一錢. (類聚方, 前揭書, p.49)

少腹. 鞕滿而痛.

滿하면서 아픈 것을 치료한다."라고 했다.

以上一方. 大黃六兩.

이상 1개 처방에는 대황이 6냥兩 들어간다.

小承氣湯證曰. 腹微滿. 大便不通.

소승기탕증小承氣湯證[125]에서 "복부가 약간 그득하고 대변大便이 통하지 않는다."라고 했다.

厚朴三物湯證曰. 痛而閉者.

후박삼물탕증厚朴三物湯證[126]에서 "(배가) 아프면서 (대변이) 막힌 경우[痛而閉者]"라고 했다.

大黃甘遂湯證曰. 少腹滿. 如敦狀. 小便微難.

대황감수탕증大黃甘遂湯證[127]에서 "아랫배가 만한 것이 두터우면서 소변을 보기가 조금 어렵다."라고 했다.

大承氣湯證曰. 腹滿痛者.

대승기탕증大承氣湯證[128]에서 "복부가 만하고 아픈 경우"라고 했다.

大黃消石湯證曰. 黃疸. 腹滿. 小便不利.

대황초석탕증大黃硝石湯證[129]에서 "황달黃疸, 복만, 소변불리"라고 했다.

桃核承氣湯證曰. 少腹急結.

도핵승기탕증桃核承氣湯證[130]에서 "아랫배가 당기면서 뭉쳤다."라고 했다.

大黃牡丹湯證曰. 少腹腫痞.

대황목단탕증大黃牡丹湯證[131]에서 "아랫배가 종비腫痞하다."라고 했다.

大黃甘草湯證不具也.

대황감초탕大黃甘草湯[132]에는 해당 증상이 보이지 않는다.

調胃承氣湯證曰. 腹脹滿. 又曰. 大便不通.

조위승기탕증調胃承氣湯證[133]에서 "복부가 창만脹滿하다.", "대변불통大便不通"이라고 했다.

以上九方. 大黃皆四兩.

이상 9개 처방에는 대황이 모두 4냥 들어간다.

大黃附子湯證曰. 脇下偏

대황부자탕증大黃附子湯證[134]에서 "협하脇下가 한쪽으로 아프다."라고

---

125 | **小承氣湯** : 大黃四兩. 厚朴二兩. 枳實三枚. (類聚方, 前揭書, p.30)

126 | **厚朴三物湯** : 厚朴八兩. 大黃四兩. 枳實五枚. (類聚方, 前揭書, p.31)

127 | **大黃甘遂湯** : 大黃四兩. 甘遂二兩. 阿膠二兩. (類聚方, 前揭書, p.35)

128 | **大承氣湯** : 大黃四兩. 厚朴半斤. 枳實五枚. 芒硝三合. (類聚方, 前揭書, p.32)

129 | **大黃硝石湯** : 大黃. 黃柏. 硝石各四兩. 梔子十五枚. (類聚方, 前揭書, p.36)

130 | **桃核承氣湯** : 桃仁五十個. 桂枝二兩. 大黃四兩. 芒硝二兩. 甘草二兩. (類聚方, 前揭書, p.38)

131 | **大黃牡丹皮湯** : 大黃四兩. 牡丹皮一兩. 桃仁五十個. 瓜子半升. 芒硝三合. (類聚方, 前揭書, p.36)

132 | **大黃甘草湯** : 大黃四兩. 甘草一兩. (類聚方, 前揭書, p.37)

133 | **調胃承氣湯** : 大黃四兩. 甘草二兩. 芒硝半斤. (類聚方, 前揭書, p.37)

痛.

抵當湯證曰. 少腹鞕滿.

大黃黃連瀉心湯證曰. 心下痞. 按之濡.

桂枝加大黃湯證曰. 大實痛.

以上四方. 大黃或三兩. 或二兩一兩. 而亦四兩之例.

右歷觀此諸方. 張仲景氏用大黃者. 特以利毒而已. 故各陪其主藥. 而不單用焉. 合厚朴枳實. 則治胸腹滿. 合黃連. 則治心下痞. 合甘遂阿膠. 則治水與血. 合水蛭䗪蟲桃仁. 則治瘀血. 合黃蘗梔子. 則治發黃. 合甘草. 則治急迫. 合芒消. 則治堅塊也. 學者審諸. 仲景方中. 用大黃者. 不止於玆. 而以其用之之微. 顯然著明于玆. 故不復游贅也.

● 辨誤

世醫之畏大黃也. 不啻如蛇蝎. 其言曰. 凡用大黃者. 雖病則治乎. 損內而死. 切問而無其人. 此承本草之

했다.

저당탕증抵當湯證[135]에서 "아랫배가 경만硬滿하다."라고 했다.

대황황련사심탕증大黃連瀉心湯證[136]에서 "심하가 비痞한데 눌러보면 부드럽다."라고 했다.

계지가대황탕증桂枝加大黃湯證[137]에서 "크게 뭉치면서 아프다."라고 했다.

이상 4개 처방에는 대황이 3냥 또는 2냥 또는 1냥이 들어간다. (간혹) 4냥이 들어가는 경우도 있다.

위의 여러 처방을 일일이 살펴보면 장중경이 대황을 썼던 이유는 단지 독毒을 통리通利하기 때문이다. 그러므로 각 처방에서 주약主藥에 더하여 썼지 대황 단독으로 쓰지는 않았다. 후박厚朴과 지실枳實에 더하면 흉복胸腹이 그득한 것을 치료한다. 황련黃連에 더하면 심하의 비를 치료한다. 감수甘遂와 아교阿膠에 더하면 수水와 혈血을 치료한다. 수질水蛭, 맹충䗪蟲, 도인桃仁에 더하면 어혈을 치료한다. 황백과 치자梔子에 더하면 발황을 치료한다. 감초甘草에 더하면 급박急迫을 치료한다. 망초芒硝에 더하면 견괴堅塊를 치료한다. 학자들은 이 점을 잘 살펴라. 장중경의 처방 가운데 대황이 들어간 게 위의 처방만 있는 것은 아니지만, 이들 처방 안에 대황을 쓰는 증거가 환하고 명백하게 드러나 있기 때문에 더 이상의 처방을 덧붙이지 않는다.

● 변오辨誤

세상 의사들이 대황을 두려워하는 게 뱀이나 전갈을 무서워하는 것보다 더하다. 그들의 말은 "대황을 쓰면 병이 낫더라도 내장을 손상시켜서 죽게 된다."는 것이다. 자세히 알아보았지만 대황을 먹고 죽은

---

134 | 大黃附子湯 : 大黃三兩. 附子三枚. 細辛二兩. (類聚方, 前揭書, p.35)
135 | 抵當湯 : 水蛭三十個. 䗪蟲三十個. 桃仁二十個. 大黃三兩. (類聚方, 前揭書, p.35)
136 | 大黃黃連瀉心湯 : 大黃二兩. 黃連一兩. (類聚方, 前揭書, p.34)
137 | 桂枝加大黃湯(桂枝加芍藥大黃湯) : 桂枝三兩. 芍藥六兩. 甘草二兩. 生薑三兩. 大棗十二枚. 加大黃一兩. (類聚方, 前揭書, p.4)

訛. 而吠聲者也. 非邪. 仲景氏用下劑. 其亦多矣. 可見大黃攻毒之干莫也. 今也畏其利. 而用鉛刀. 宜哉. 不能斷沈病也. 雖大下之後. 仲景氏未嘗補也. 亦可以見損內之說妄矣. 凡藥劑之投. 拔病之未及以斷其根. 則病毒之動. 而未能爽快. 仍貫其劑也. 毒去而後爽快. 雖千萬人亦同. 世醫素畏下劑. 故遽見其毒未去也. 以爲元氣虛損. 豈不亦妄哉.

사람은 없었다. 이는 기존 본초서의 잘못을 이어받아서 짖는 소리이므로 틀린 말이다. 장중경이 하제下劑를 쓸 때 대황을 썼던 경우가 많았으니, 대황이 독을 공격하는 명검[干莫][138]임을 알 수 있다. 요즈음엔 그 날카로움을 두려워하여 납으로 만든 칼을 쓰고 있으니, 고질병을 끊을 수 없는 것이 당연하다. 비록 크게 설사를 한 이후라도 장중경은 보補를 한 적이 없었으므로 내장을 손상시킨다는 말이 거짓임을 또한 알 수 있다. 무릇 약제藥劑를 투여하여 병을 공격할 때 뿌리를 완전히 자르지 못하면, 병독病毒이 움직이기 때문에 몸이 상쾌爽快해질 수가 없다. 이럴 때 그 약제를 계속 투여하면 독毒이 완전히 제거되어 몸이 상쾌해진다. 이는 천만 명에게 시험하면 천만 명 모두 같은 결과를 얻는 것이다. 세상 의사들이 평소에 하제를 두려워하기 때문에 성급하게 '그 독이 제거되지 않은 상태'를 보고 '원기元氣의 허손虛損'이라고 한 것이다. 어찌 이치에 어긋난 일이 아니겠는가?

● 品考

大黃 漢土産有兩品. 黃色而潤實者爲良. 所謂錦紋大黃也. 本邦近者有稱漢種大黃者也. 其效較劣矣. 剉用.

● 품고品考

대황大黃은 중국산 중에 2가지 품종이 있다. 황색黃色으로 윤기가 있으면서 실實한 것이 좋으니, '금문대황錦紋大黃'이다. 일본에서 요즈음 '한종대황漢種大黃'이라고 부르는 것은 금문대황에 비해 약효가 떨어진다. 썰어서 쓴다.

 大戟

 대극大戟

主利水也. 旁治掣痛. 咳煩.

대극은 이수利水를 주로 한다. 부수적으로 당기면서 아픈 증상과 해번咳煩을 치료한다.

---

138 | 간막(干莫) : 간장(干將)과 막야(莫邪)의 줄임말. 둘 다 고대 명검(名劍)의 이름이다. (大塚敬節 校注, 藥徵, 前揭書, p.264) 간장은 오(吳)나라 도장(刀匠)의 이름이고 막야는 그의 아내인데, 임금 합려(闔閭)의 청으로 간장이 칼을 만들 때 막야 그녀의 머리털과 손톱을 쇠와 함께 가마에 넣고 달구어서 명검 두 자루를 만들었다. 음양법(陰陽法)에 의하여 양으로 된 칼을 간장, 음으로 된 칼을 막야라고 이름 지었는데, 이것이 전의(轉義)되어 명검을 일컫게 되었다. (http://100.naver.com/)

● 考徵

十棗湯證曰. 引脇下痛. 又曰. 咳煩.

● 고징考徵

십조탕증十棗湯證[139]에서 "협하脇下가 당기면서 아프다.", "해번"이라고 했다.

● 互考

淮南子曰. 大戟去水.

● 호고互考

《회남자淮南子》에서 "대극은 수水를 제거한다."라고 했다.

● 品考

大戟 漢産有兩品. 綿大戟 爲良也. 本邦之産. 其效較劣.

● 품고品考

대극大戟은 중국산 중에 2개 품종이 있다. 면대극綿大戟이 양품良品이며, 일본산은 중국산에 비해 약효가 떨어진다.

❀ 甘遂

❀ 감수甘遂

主利水也. 旁治掣痛. 咳煩. 短氣. 小便難. 心下滿.

감수는 이수利水를 주로 한다. 부수적으로 당기면서 아픈 증상, 해번咳煩, 단기短氣, 소변난小便難, 심하만心下滿을 치료한다.

● 考徵

十棗湯證曰. 引胸下痛. 乾嘔短氣. 又曰. 咳煩.

大黃甘遂湯證曰. 小便微難.

甘遂半夏湯證曰. 雖利心

● 고징考徵

십조탕증十棗湯證에서 "협하脇下가 당기면서 아픔, 헛구역질, 단기", "해번"이라고 했다.

대황감수탕증大黃甘遂湯證[140]에서 "소변보기가 약간 어렵다."라고 했다.

감수반하탕증甘遂半夏湯證[141]에서 "설사를 하더라도 심하心下가 계속

---

139 | **十棗湯**：芫花. 甘遂. 大戟各等分. 大棗十枚 …… 以水一升半. 先煮大棗肥者十枚. 取八合. 去滓. 內藥末. 溫服之. (類聚方, 前揭書, p.64)

140 | **大黃甘遂湯**：大黃四兩. 甘遂二兩. 阿膠二兩. (類聚方, 前揭書, p.35)

141 | **甘遂半夏湯**：甘遂三枚. 半夏十二枚. 芍藥五枚. 甘草指大一枚. (類聚方, 前揭書, p.40) 《금궤요략》 처방이다.

下續堅滿.

大陷胸湯證曰. 短氣躁煩.
又曰. 心下滿而鞕痛.

以上四方. 其用甘遂. 或三
枚. 或二兩. 或一錢也.
爲則按芫花大戟甘遂. 同
是利水. 而甘遂之效最勝
矣.

● 品考

甘遂 漢產爲勝. 本邦所產.
其效較劣.

해서 견만堅滿한 경우"라고 했다.

대함흉탕증大陷胸湯證[142]에서 "호흡이 짧고 조번躁煩하다.", "심하가
만滿하고 경통硬痛하다."라고 했다.

이상 4개 처방에는 감수가 3매枚 또는 2냥兩 또는 1돈[錢] 들어간다.

내가 살펴보니, 원화芫花, 대극大戟, 감수는 모두 이수작용을 하는데
그중 감수의 약효가 가장 낫다.

● 품고品考

감수甘遂는 중국산이 낫다. 일본산은 약효가 다소 떨어진다.

 附子

主逐水也. 故能治惡寒. 身
體四肢及骨節疼痛. 或沈
重. 或不仁. 或厥冷. 而旁
治腹痛. 失精. 下利.

부자附子

부자는 축수逐水를 주로 한다. 그러므로 오한惡寒하고 신체身體·사
지四肢·뼈마디에 동통疼痛이 있으면서 무겁거나, 불인不仁하거나 궐랭
厥冷한 증상을 치료할 수 있다. 부수적으로 복통腹痛, 실정失精, 설사를
치료한다.

● 考徵

大鳥頭煎證曰. 遶臍痛. 若
發則自汗出. 手足厥冷.

烏頭湯證曰. 歷節疼痛. 不
可屈伸.

● 고징考徵

대오두전증大鳥頭煎證[143]에서 "배꼽 주변의 통증이 일단 발생하면 자
한自汗이 나오고 손발이 궐랭해진다."라고 했다.

오두탕증烏頭湯證[144]에서 "관절이 아파서 굴신屈伸할 수 없다."라고
했다.

---

142 | 大陷胸湯 : 大黃六兩. 芒硝一升. 甘遂一錢. (類聚方, 前揭書, p.49)

143 | 大烏豆煎 : 烏頭大者五枚. 以水三升. 煮取一升. 去滓. 內蜜二升. 煎令水氣盡. 取二升. (類聚方, 前揭書, p.45)

144 | 烏頭湯 : 麻黃. 芍藥. 黃耆各三兩. 甘草三兩. 川烏五枚. (類聚方, 前揭書, p.45)

烏頭桂枝湯證曰. 腹中痛. 逆冷. 手足不仁.

오두계지탕증烏頭桂枝湯證[145]에서 "뱃속이 아프고 많이 차며 수족手足이 불인하다."라고 했다.

以上三方. 烏頭皆五枚. 而爲君藥也.

이상 3개 처방에는 오두烏頭가 각각 5매枚씩 들어가서 군약君藥이 된다.

桂枝附子湯證曰. 身體疼痛. 不能自轉側.

계지부자탕증桂枝附子湯證[146]에서 "몸이 아파서 스스로 돌아누울 수도 없다."라고 했다.

桂枝附子去桂加朮湯證曰. 前證而小便自利.

계지부자거계가출탕증桂枝附子去桂加朮湯證[147]에서 "계지부자탕증에 소변자리小便自利가 더 있다."라고 했다.

大黃附子湯證曰. 脇下偏痛.

대황부자탕증大黃附子湯證[148]에서 "협하脇下가 한쪽으로 아프다."라고 했다.

天雄散證闕. (說在朮部)

천웅산天雄散[149]에는 해당 증상이 보이지 않는다.
自註 출부朮部에 해설이 있다.

以上四方. 附子皆三枚.

이상 4개 처방에는 부자가 각각 3매씩 들어간다.

桂枝甘草附子湯證曰. 疼煩. 不得屈伸.

계지감초부자탕증桂枝甘草附子湯證[150]에서 "아파서 굴신을 할 수 없다."라고 했다.

附子湯證曰. 背惡寒. 又曰. 身體痛. 手足寒. 骨節痛.

부자탕증附子湯證[151]에서 "등에 오한이 든다.", "몸이 아프고, 손발이 차며, 뼈마디가 아프다."라고 했다.

以上二方. 附子皆二枚.

이상 2개 처방에는 부자가 각각 2매씩 들어간다.

四逆湯證曰. 下利清穀不止. 身疼痛. 又曰. 手足厥冷.

사역탕증四逆湯證[152]에서 "소화되지 않은 음식물이 섞인 멀건 설사가 그치지 아니하며 몸이 아프다.", "손발이 몹시 차갑다."라고 했다.

---

145 | 烏頭桂枝湯 : 烏頭五枚. 以蜜二斤煎. 減半去滓. 以桂枝湯五合解之. 得一升. (類聚方, 前揭書, pp.4~5)
146 | 桂枝附子湯 : 桂枝四兩. 附子三枚. 生薑三兩. 甘草二兩. 大棗十二枚. (類聚方, 前揭書, p.5)《상한론》 처방이다.
147 | 桂枝附子去桂加朮湯 : 朮四兩. 附子三枚. 生薑三兩. 甘草二兩. 大棗十二枚. (類聚方, 前揭書, pp.5~6)
148 | 大黃附子湯 : 大黃三兩. 附子三枚. 細辛二兩. (類聚方, 前揭書, p.35)
149 | 天雄散 : 天雄三兩(當作三枚) 朮八兩. 桂枝六兩. 龍骨三兩. (類聚方, 前揭書, p.46)
150 | 桂枝甘草附子湯 : 甘草二兩. 附子二枚. 朮二兩. 桂枝四兩. (類聚方, 前揭書, p.10)
151 | 附子湯 : 附子二枚. 茯苓三兩. 人蔘二兩. 朮四兩. 芍藥三兩. (類聚方, 前揭書, p.46)
152 | 四逆湯 : 甘草二兩. 乾薑一兩半. 附子一枚. (類聚方, 前揭書, p.41)

眞武湯證曰. 腹痛. 又曰. 四肢沈重疼痛. 自下利.

진무탕증眞武湯證[153]에서 "배가 아프다", "팔다리가 무겁고 아프며, 설사한다."라고 했다.

桂枝加附子湯證曰. 四肢微急. 難以屈伸.

계지가부자탕증桂枝加附子湯證[154]에서 "팔다리가 약간 당기고, 굽히고 펴기가 어렵다."라고 했다.

桂枝去芍藥加附子湯證曰. 惡寒.

계지거작약가부자탕증桂枝去芍藥加附子湯證[155]에서 "오한"이라고 했다.

附子粳米湯證曰. 切痛.

부자갱미탕증附子粳米湯證[156]에서 "끊어지는 듯한 통증"이라고 했다.

麻黃附子甘草湯證不具也.(說在麻黃部)

마황부자감초탕麻黃附子甘草湯[157]에는 해당 증상이 보이지 않는다.
自註 마황부麻黃部에 해설이 있다.

麻黃附子細辛湯證不具也.(說在細辛部)

마황부자세신탕麻黃附子細辛湯[158]에는 해당 증상이 보이지 않는다.
自註 세신부細辛部에 해설이 있다.

附子瀉心湯證曰. 惡寒.

부자사심탕증附子瀉心湯證[159]에서 "오한"이라고 했다.

桂薑草棗黃辛附湯證不具也.(說在朮部)

계강초조황신부탕桂薑草棗黃辛附湯[160]에는 해당 증상이 보이지 않는다. 自註 출부에 해설이 있다.

以上九方. 附子皆一枚.

이상 9개 처방에는 부자가 각각 1매씩 들어간다.

右歷觀此諸方. 其證一是皆水病也. 桂枝附子去桂加朮湯條曰. 一服覺身痺. 半日許再服. 三服都盡. 其人如冒狀. 勿怪. 即是朮附竝走皮中. 逐水氣. 未得除故耳. 烏頭桂枝湯條曰. 初

위의 여러 처방을 일일이 살펴보면 증상들이 한결같이 모두 수병水病이다. 계지부자거계가출탕 조문에서 "처음 한 번 먹으면 몸이 저리고 마비되는 느낌이 한나절쯤 느껴지다가 두 번 세 번 먹으면 그런 증상이 모두 없어진다. 환자의 의식이 몽롱해 보여도 두려워하지 마라. 이는 출朮과 부자가 둘 다 피중皮中으로 달려가서 수기水氣를 몰아내기

---

153 | 眞武湯：茯苓三兩. 芍藥三兩. 生薑三兩. 朮二兩. 附子一枚. (類聚方, 前揭書, p.46)

154 | 桂枝加附子湯：桂枝三兩. 芍藥三兩. 甘草二兩. 生薑三兩. 大棗十二枚. 附子一枚. (類聚方, 前揭書, p.5)《상한론》 처방이다.

155 | 桂枝去芍藥加附子湯：桂枝三兩. 甘草二兩. 生薑三兩. 大棗十二枚. 加附子一枚. (類聚方, 前揭書, p.5)

156 | 附子粳米湯：附子一枚. 半夏半升. 甘草一兩. 大棗十枚. 粳米半升. (類聚方, 前揭書, p.43~44)

157 | 麻黃附子甘草湯：麻黃二兩. 甘草二兩. 附子一枚. (類聚方, 前揭書, p.19)

158 | 麻黃附子細辛湯：麻黃二兩. 細辛二兩. 附子一枚. (類聚方, 前揭書, p.19)

159 | 附子瀉心湯：大黃二兩. 黃連. 黃芩各一兩. 加附子一枚. (類聚方, 前揭書, p.35)

160 | 桂薑草棗黃辛附湯：桂枝三兩. 生薑三兩. 甘草二兩. 大棗十二枚. 麻黃. 細辛各二兩. 附子一枚. (類聚方, 前揭書, p.6)

服二合. 不知. 卽服三合.
又不知. 復加至五合. 其知
者如醉狀. 得吐者爲中病
也. 此二者言附子逐水瞑
眩之狀也. 凡附子中病. 則
無不瞑眩. 甚者脈絶色變.
如死人狀. 頃刻吐出水數
升. 而其所患者頓除也. 余
嘗於烏頭煎知之. 附子之
逐水也明矣.

는 했지만 아직 완전히 제거하지 못했기 때문이다."라고 했다. 오두계지탕 조문에서 "처음 2홉[合]을 복용해서 반응이 없으면 3홉을 복용한다. 그래도 반응이 없으면 다시 더해서 5홉을 복용한다. 반응이 있으면 취한 상태처럼 보이고 토하게 되는데 (이는) 병에 제대로 적중한 것이다."라고 했다. 이 두 가지 조문은 부자가 수水를 몰아내다가 명현瞑眩하는 모양을 설명하고 있다. 부자가 병에 적중하면 명현하지 않음이 없다. 심한 경우는 맥脈이 끊어지고 안색이 변하여 마치 죽은 사람처럼 보이다가 갑자기 물 몇 되[升]를 토하고 나서는 아픈 증상이 싹 사라진다. 나는 일찍이 오두전烏頭煎[161]을 쓰다가 이런 일을 직접 경험했다. 부자가 축수逐水하는 것은 명백하다.

● 互考

● 호고互考

凡附子大戟甘遂之類. 同
逐水氣. 而其用之也. 隨毒
所在. 附子主治水氣. 而骨
節及身體疼痛. 不可屈伸
者. 大戟甘遂則未必然矣.

부자, 대극大戟, 감수甘遂 등은 모두 수기를 몰아내지만 쓰임새는 독이 어디에 있느냐에 따라 다르다. 부자는 수기가 있으면서 뼈마디와 몸이 아파서 굴신하지 못하는 증상을 치료한다. 대극과 감수는 반드시 그렇지는 않다.

桂枝加附子湯. 附子一枚.
桂枝附子湯. 附子三枚. 四
肢微急. 難以屈伸者. 用附
子一枚. 身體疼煩. 不能自
轉側者. 用附子三枚. 隨其
痛劇易. 附子亦有多少. 則
附子之功. 可得而知也.

계지가부자탕에는 부자가 1매 들어가고, 계지부자탕에는 부자가 3매 들어간다. 팔다리가 약간 당기면서 굽히고 펴기가 어려운 경우에는 부자 1매를 쓰고, 몸이 아파서 스스로 돌아누울 수도 없는 경우에는 부자 3매를 쓴다. 통증이 심하냐 약하냐에 따라 부자의 양이 많아지거나 작아지는 것이니, 부자의 효능을 알 수가 있다.

本草綱目曰. 天雄散治失
精. 其說曰. 暖水臟益精.
誤矣. 仲景以天雄逐水耳.
精也水臟也. 造化之主. 暖
之益之. 非人力之所及也.

《본초강목本草綱目》에서 "천웅산天雄散은 실정을 치료한다."라고 했는데, 처방을 해설하면서 "수장水臟을 따뜻하게 하고 정精을 더한다."라고 했다. 이는 잘못된 해설이다. 장중경은 천웅산으로 수를 몰아냈을 뿐이다. 수장을 따뜻하게 하고 정을 더하는 일은 하늘이 하는 것이지 사람의 힘으로 어찌할 수 있는 것이 아니다.

---

161 | 烏豆煎 : 烏頭大者五枚. (金匱要略重編, 前揭書, pp.98~99)

本草綱目曰. 附子性大熱.
又云. 大溫. 夫味之辛酸苦
甘鹹. 食而可知也. 性之寒
熱溫凉. 嘗而不可知也. 以
不可知也爲知. 一測諸臆.
其說紛紛. 吾孰適從. 夫仲
景用附子. 以逐水爲主. 不
拘熱之有無也. 若麻黃附
子細辛湯. 大黃附子湯.
其證豈得謂之無熱乎. 學
者察諸.

孔子曰. 名不正則言不順.
有是哉. 今所謂中風者.
非古所謂中風也. 仲景氏
曰. 頭痛發熱惡風有汗者.
名曰中風. 今所謂中風. 則
肢體不遂者. 而其說昉於
金匱要略及千金方. 於是
世之醫者. 因金匱千金之
方. 治其所謂中風者. 故無
效. 王安道以其無效也. 而
設一論. 更建曰類中風. 蓋
類也者. 類似也. 而金匱千
金之所謂中風. 豈類傷寒
論之所謂中風乎. 不類也.

《본초강목》에서 "부자는 성性이 매우 뜨겁다.", "매우 따뜻하다."라고 했다. 약이 맵거나 시거나 쓰거나 달거나 짠 것은 맛을 봐서 알 수가 있지만, 약성藥性이 차거나 뜨겁거나 따뜻하거나 서늘한 것은 맛을 보아도 알 수가 없다. 알 수 없는 것을 안다고 하며 근거 없이 추측하여 이런저런 말들이 분분紛紛하다. 우리는 누구를 따르는 것이 맞겠는가? 장중경은 부자를 쓸 때 축수를 위주爲主로 했지 열熱이 있느냐 없느냐를 따지지 않았다. 마황부자세신탕[162]과 대황부자탕[163]의 증상에 어찌 열이 없다고 말할 수 있겠는가? 학자들이여 이 점을 잘 살펴보라.

공자孔子께서 "이름이 바르지 않으면 말이 순리에 맞지 않는다."[164]고 하셨으니, 정말로 그러하다. 요즈음 '중풍中風'이라고 하는 것은 《상한론》에서 말하던 '중풍'이 아니다. 장중경은 "두통頭痛, 발열發熱, 오풍惡風, 유한有汗하는 경우를 '중풍'이라고 한다."라고 했다. 요즈음 '중풍'이라고 부르는 것은 사지와 몸을 마음대로 움직이지 못하는 증상인데, 이 말은 《금궤요략金匱要略》과 《천금방千金方》에서 시작되었다. 이에 세상의 의사들이 《금궤요략》과 《천금방》의 처방[165]으로 사지와 몸을 마음대로 움직이지 못하는 '중풍'을 치료했기 때문에 치료 효과가 없었다. 왕안도王安道[166]는 치료 효과가 없는 것을 이유로 새로운 이론을 세우고 다시 정립하여서 '유중풍類中風[167]'이라고 했다. '유類'는

---

162 | 麻黃附子細辛湯 : 麻黃二兩. 細辛二兩. 附子一枚. (類聚方, 前揭書, p.19)

163 | 大黃附子湯 : 大黃三兩. 附子三枚. 細辛二兩. (類聚方, 前揭書, p.35)

164 | 《논어(論語)》〈자로제십삼(子路第十三)〉에 나오는 내용이다.

165 | 《금궤요략》과 《천금방》의 처방 : 문맥상 《상한론》의 처방'으로 고쳐야 할 것으로 사료된다. 그런데 《藥徵》 남애본(南涯本)과 기타 《藥徵》 주석서 등에서 이 구절에 대해 이론(異論)을 제시한 흔적이 보이지 않았음을 밝혀 둔다.

166 | 왕안도(王安道) : 중국 원나라 말기에서 명나라 초기의 의학자. 이름[名]은 리(履), 자(字)는 안도(安道), 호(號)는 기수(畸叟) 또는 포독산인(抱獨山人)이라 하며 당시의 곤산(昆山, 지금의 강소성(江蘇省) 곤산(昆山)) 사람. 주진형(朱震亨)으로부터 의학을 배웠다. 의학 이론에서는 심신(心腎)과 '진음진양(眞陰眞陽)'의 이론을 중시하여, 주진형의 '양상유여(陽常有餘), 음상부족(陰常不足)'의 학설을 계승 발전시켰고, 유완소(劉完素)의 사화(瀉火) 중심 치병 이론을 흡수하여, 온병의 치료는 마땅히 제열(除熱)을 위주로 해야 함을 제기했다. 따라서 온병 치료에 청열양음법(淸熱養陰法)을 설정함으로써 그 후의 온병 학자, 예를 들어 섭천사(葉天士) 등에게 많은 영향을 주었다. 그가 중점적으로 논술한 '진음진양'의 학설은 명나라 의학자들이 논한 '명문(命門)' 학설에 대해서도 많은 영향을 주었다. 저서가 많아 《표제원병식(標題原病式)》, 《백병구현(百病鉤玄)》, 《의운통(醫韻統)》 등이 있었으나, 전해진 것은 겨우 《의경소회집(醫經溯洄集)》뿐이다. [1332~?] (동양의학대사전, 경희대학교출판국)

宜其不得其治也.

'비슷하다[類似]'는 말이다. 《금궤요략》과 《천금방》에서 말하는 '중풍'이 어찌 《상한론》에서 말하는 '중풍'과 비슷하겠는가? 전혀 비슷하지 않기 때문에 치료가 되지 않는 것이 당연하다.

爲則朝夕苦思. 參考仲景氏之方. 今所謂中風者. 身體疼痛不仁. 而往往附子之證也. 今擧一二而徵焉.

나는 아침저녁으로 깊이 생각하면서 장중경의 처방을 참고해 아래의 결론에 도달했다. 요즈음 말하는 '중풍'은 몸이 아프면서 불인不仁한 것이니 대개 부자를 쓰는 증상이다. 이제 한두 가지 예를 들어 증명하겠다.

烏頭桂枝湯證曰. 手足不仁. 身疼痛也. 去桂加朮湯證曰. 身體疼痛煩. 不能自轉側. 桂枝加附子湯證曰. 四肢微急. 難以屈伸. 今有此證. 而用此方. 無一不中. 中則瞑眩. 疾乃瘳. 吾故曰. 今所謂中風者. 非古所謂中風. 而仲景氏用附子劑者也. 不可不知矣.

오두계지탕증[168]은 "수족이 불인하면서 몸이 아프다."라고 했다. 계지부자거계가출탕증[169]에서 "몸이 아파서 스스로 돌아누울 수도 없다."라고 했다. 계지가부자탕증[170]에서 "팔다리가 약간 당기면서 굽히고 펴기가 어렵다."라고 했다. 요즈음 이런 증상이 있을 때 이런 처방을 쓰면 제대로 적중하지 않은 적이 없었으니, 적중하면 명현하면서 질병이 나았다. 나는 그러므로 이렇게 말한다. "요즈음 말하는 '중풍'은 옛날 사람들이 말하던 '중풍'이 아니라 장중경이 부자제附子劑를 썼던 그 증상임을 반드시 알아야 한다."

● 品考

● **품고品考**

附子 今用本邦之烏頭也. 出於奧州南部津輕松前者. 是爲上品. 今漢客來鬻者. 鹽藏而非自然之物也. 其功能不與古人所論同也.

요즘엔 일본의 오두烏頭를 쓴다. 오주奧州 남부南部, 진경津輕[171], 송전松前[172]에서 산출되는 것이 상품上品이다. 요즈음 중국 사람들이 와서 파는 것은 소금에 절인 것으로 자연 그대로가 아니므로 그 효능이 고인古人들이 말하던 것과 같지 않다.

---

167 | 유중풍(類中風) : 안에서 생긴 풍(風)으로 인하여 발생한 중풍증(中風證). 왕안도의 《의경소회집(醫經遡洄集)》〈중풍변(中風辨)〉에 나옴. 밖으로부터 풍사(風邪)를 맞은 것이 아니라는 뜻에서 비풍(非風)이라고도 한다. 대부분 신음(腎陰)이 부족하여 심화(心火)가 치성하고, 간양(肝陽)이 지나치게 성하여 간풍(肝風)이 요동하거나, 기가 허하고 혈이 허하거나 습담(濕痰)이 성하여 열로 화(化)해 풍(風)을 생성함으로써 발생한다. (동양의학대사전, 경희대학교출판국)

168 | 烏頭桂枝湯 : 烏頭五枚. 以蜜二斤煎. 減半去滓. 以桂枝湯五合解之. 得一升. (類聚方, 前揭書, pp.4~5) 《금궤요략》 처방이다.

169 | 桂枝附子去桂加朮湯 : 朮四兩. 附子三枚. 生薑三兩. 甘草二兩. 大棗十二枚. (類聚方, 前揭書, pp.5~6) 《상한론》 처방이다.

170 | 桂枝加附子湯 : 桂枝三兩. 芍藥三兩. 甘草二兩. 生薑三兩. 大棗十二枚. 附子一枚. (類聚方, 前揭書, p.5) 《상한론》 처방이다.

171 | 진경(津輕, つがる) : 과거 일본 지명. 현재 청삼현(靑森縣) 서반부(西半部)의 호칭.

172 | 송전(松前, まさき) : 과거 일본 지명. 북해도(北海道)에 있는 지역명.

李時珍曰. 及一兩者難得.
但得半兩已上者皆良. 今
漢客來鬻者. 大及二兩. 小
不下半兩. 本邦之烏頭. 與
時珍所說. 其輕重祗同. 而
其效與古人之所用. 亦祗
同也. 於是乎. 吾不用彼而
用此也. 博物志曰. 烏頭附
子天雄一物也. 廣雅曰. 奚
毒附子也. 一年爲側子. 二
年爲烏喙. 三年爲附子. 四
年爲烏頭. 五年爲天雄. 爲
則按其效皆同. 而後世辨
別之. 不可從矣. 剉用.

이시진李時珍은 "무게가 1냥兩에 이르는 것은 구하기 힘들다. 반 냥半兩 이상만 되면 모두 양품良品이다."라고 했다. 요즈음 중국 사람들이 와서 파는 것 중 큰 것은 2냥까지 되고, 작은 것도 반 냥 이하로는 내려가지 않는다. 일본의 오두는 이시진이 말한 내용과 무게가 마침 같고 약효도 고인古人들이 썼던 것과 같다. 이 때문에 나는 중국산을 쓰지 않고 일본산을 쓴다. 《박물지博物志》[173]에서 "오두烏頭, 부자附子, 천웅天雄은 한 물건이다."라고 했다. 《광아廣雅》에서 "어찌 부자를 독으로 볼 수 있겠는가? 1년 된 것을 측자側子라 하고, 2년 된 것을 오훼烏喙라 하며, 3년 된 것을 부자附子라 하고, 4년 된 것을 오두烏頭라 하며, 5년 된 것을 천웅天雄이라 한다."라고 했다. 내가 생각하기에, 약효는 모두 같은데 후세 사람들이 구분하여 다르다고 한 것이니 따를 것이 못 된다. 썰어서 쓴다.

半夏

반하半夏

主治痰飲嘔吐也. 旁治心
痛. 逆滿. 咽中痛. 咳. 悸.
腹中雷鳴.

반하는 담음痰飲으로 인한 구토嘔吐를 주로 치료한다. 부수적으로 심통心痛, 역만逆滿, 인중통咽中痛, 기침, 계悸, 뱃속에서 천둥소리가 나는 증상을 치료한다.

● 考徵

● 고징考徵

大半夏湯證曰. 嘔吐.

以上一方. 半夏二升.

대반하탕증大半夏湯證[174]에서 "구토"라고 했다.

이상 1개 처방에는 반하가 2되[升] 들어간다.

---

173 | 《박물지(博物志)》: 중국의 기문(奇聞)·전설집. 서진(西晉)의 학자 장화(張華)가 저술했다. 신선(神仙)과 기인(奇人), 동식물에 관한 기록을 주로 하고 거기에 민간전설 등이 곁들여 있다. 당초에는 400권으로 만들어졌으나 문장이 길고 기괴한 부분이 너무 많다는 당시의 황제 의견에 따라 10권으로 줄였다고 한다. 민간전설을 기록한 부분은 많지 않지만 술에 취해서 1,000일을 계속 잤다는 이야기, 당대(唐代) 전기(傳奇) 소설의 바탕을 이루는 원숭이와 인간의 교합(交合) 이야기 등이 실려 있다. 이야기가 모두 단편적이기 때문에 문학적 가치는 비슷한 시대의 설화집인 《수신기(搜神記)》에 미치지 못한다. 현재 전해지는 《박물지》는 송(宋)나라 때 발간된 것과 명(明)나라 때 발간된 두 가지 책이 있는데, 모두 한때 분실되었던 원본(原本)을 다시 엮은 것이다. (http://100.naver.com/)

小半夏湯證曰. 嘔吐. 穀不得下.

소반하탕증小半夏湯證[175]에서 "구토하고 음식이 내려가지 않는다."라고 했다.

小半夏加茯苓湯證曰. 嘔吐. 又云眩悸.

소반하가복령탕증小半夏加茯苓湯證[176]에서 "구토", "눈앞이 아찔하면서 가슴이 두근거린다."라고 했다.

半夏厚朴湯證曰. 咽中如有炙臠.

반하후박탕증半夏厚朴湯證[177]에서 "목구멍 가운데 저민 고기가 있는 것 같다."라고 했다.

以上三方. 半夏皆一升.

이상 3개 처방에는 반하가 각각 1되[升]씩 들어간다.

半夏瀉心湯證曰. 嘔而腸鳴.

반하사심탕증半夏瀉心湯證[178]에서 "구토하면서 장腸에서 소리가 난다."라고 했다.

生薑瀉心湯證曰. 脇下有水氣. 腹中雷鳴.

생강사심탕증生薑瀉心湯證[179]에서 "협하脇下에 수기水氣가 있고, 뱃속에서 천둥소리가 난다."라고 했다.

甘草瀉心湯證曰. 腹中雷鳴. 又云乾嘔.

감초사심탕증甘草瀉心湯證[180]에서 "뱃속에서 천둥소리가 난다.", "헛구역질한다."라고 했다.

小柴胡湯證曰. 嘔. 又云. 咳. 又云. 心下悸.

소시호탕증小柴胡湯證[181]에서 "구토", "기침", "심하가 계悸하다."라고 했다.

大柴胡湯證曰. 嘔不止.

대시호탕증大柴胡湯證[182]에서 "구토가 그치지 않는다."라고 했다.

小青龍湯證曰. 心下有水氣. 乾嘔發熱而咳. 又曰. 吐涎沫.

소청룡탕증小青龍湯證[183]에서 "심하에 수기가 있다. 헛구역질하고 열이 나면서 기침한다.", "거품이 섞인 침을 토한다."라고 했다.

174 | 大半夏湯 : 半夏二升. 人蔘三兩. 白蜜一升. (類聚方, 前揭書, p.51)
175 | 小半夏湯 : 半夏一升. 生薑半斤. (類聚方, 前揭書, p.52)
176 | 小半夏加茯苓湯 : 半夏一升. 生薑半斤. 茯苓三兩. (類聚方, 前揭書, p.52)
177 | 半夏厚朴湯 : 半夏一升. 厚朴三兩. 茯苓四兩. 生薑五兩. 乾蘇葉二兩. (類聚方, 前揭書, p.53)
178 | 半夏瀉心湯 : 半夏半升. 黃芩. 乾薑. 人蔘各三兩. 黃連一兩. 大棗十二枚. 甘草三兩. (類聚方, 前揭書, p.53)
179 | 生薑瀉心湯 : 半夏半升. 黃芩. 乾薑. 人蔘各三兩. 黃連一兩. 大棗十二枚. 甘草三兩. 減乾薑二兩. 加生薑四兩. (類聚方, 前揭書, p.54)
180 | 甘草瀉心湯 : 半夏瀉心湯方內加甘草一兩. (類聚方, 前揭書, p.54)
181 | 小柴胡湯 : 柴胡半斤. 黃芩三兩. 人參三兩. 甘草三兩. 半夏半升. 生薑三兩. 大棗十二枚. (類聚方, 前揭書, p.24)
182 | 大柴胡湯 : 柴胡半斤. 黃芩三兩. 勺藥三兩. 半夏半升. 生薑五兩. 枳實四枚. 大棗十二枚. (類聚方, 前揭書, p.28)
183 | 小青龍湯 : 麻黃三兩. 勺藥三兩. 五味子半升. 乾薑三兩. 甘草三兩. 桂枝三兩. 半夏半升. 細辛三兩. (類聚方, 前揭書, p.21)

葛根加半夏湯證曰. 嘔.

갈근가반하탕증葛根加半夏湯證[184]에서 "구嘔"라고 했다.

黃芩加半夏生薑湯證曰乾嘔.

황금가반하생강탕증黃芩加半夏生薑湯證[185]에서 "헛구역질"이라고 했다.

越婢加半夏湯證曰. 咳.

월비가반하탕증越婢加半夏湯證[186]에서 "기침"이라고 했다.

苓甘薑味辛夏湯證曰. 嘔.

영감강미신하탕증苓甘薑味辛夏湯證[187]에서 "구嘔"라고 했다.

括蔞薤白半夏湯證曰. 心痛.

괄루해백반하탕증括蔞薤白半夏湯證[188]에서 "심통"이라고 했다.

黃連湯證曰. 欲嘔吐.

황련탕증黃連湯證[189]에서 "토할 것 같다."라고 했다.

附子粳米湯證曰. 腹中雷鳴. 又云. 逆滿嘔吐.

부자갱미탕증附子粳米湯證[190]에서 "뱃속에서 천둥소리가 난다.", "역만逆滿하여 구토嘔吐한다."라고 했다.

小陷胸湯證曰. 結胸病. 正在心下. 按之則痛.

소함흉탕증小陷胸湯證[191]에서 "결흉병結胸病이 바로 심하에 있어서 누르면 아프다."라고 했다.

以上十四方. 半夏皆半升.

이상 14개 처방에는 반하가 각각 반 되[半升]씩 들어간다.

半夏苦酒湯證曰. 咽中傷生瘡.

반하고주탕증半夏苦酒湯證[192]에서 "목구멍이 상傷해서 창瘡이 생겼다."라고 했다.

甘遂半夏湯證曰. 心下續堅滿.

감수반하탕증甘遂半夏湯證[193]에서 "심하가 계속 견만堅滿하다."라고 했다.

以上二方. 半夏十四枚. 或十二枚近半升.

이상 2개 처방에는 반하가 14매枚 또는 12매 들어가니, 반 되에 가깝다.

---

184 | 葛根加半夏湯 : 葛根四兩. 麻黃三兩. 桂枝二兩. 芍藥二兩. 甘草二兩. 生薑三兩. 大棗十二枚. 加半夏半升. (類聚方, 前揭書, p.23)

185 | 黃芩加半夏生薑湯 : 黃芩三兩. 甘草二兩. 芍藥二兩. 大棗十二枚. 加半夏半升 生薑三兩. (類聚方, 前揭書, p.56)

186 | 越婢加半夏湯 : 麻黃六兩. 石膏半斤. 生薑三兩. 大棗十五枚. 甘草二兩. 加半夏半升. (類聚方, 前揭書, p.23)

187 | 苓甘薑味辛夏湯 : 茯苓四兩. 甘草. 細辛. 乾薑各二兩. 五味. 半夏各半升. (類聚方, 前揭書, p.14)

188 | 括蔞薤白半夏湯 : 括蔞實一枚. 薤白三兩. 半夏半升. 白酒一斗. (類聚方, 前揭書, pp.50~51)

189 | 黃連湯 : 黃連. 甘草. 乾薑. 桂枝各三兩. 人蔘二兩. 半夏半升. 大棗十二枚. (類聚方, 前揭書, p.55)

190 | 附子粳米湯 : 附子一枚. 半夏半升. 甘草一兩. 大棗十枚. 粳米半升. (類聚方, 前揭書, pp.43~44)

191 | 小陷胸湯 : 黃連一兩. 半夏半升. 括蔞實大者一個. (類聚方, 前揭書, p.50)

192 | 半夏苦酒湯 : 半夏十四枚. 鷄子一枚. (類聚方, 前揭書, p.52)

193 | 甘遂半夏湯 : 甘遂三枚. 半夏十二枚. 芍藥五枚. 甘草指大一枚. (類聚方, 前揭書, p.40)

半夏散證曰. 咽中痛.

반하산증半夏散證[194]에서 "목구멍이 아프다."라고 했다.

半夏乾薑散證曰. 乾嘔吐逆. 吐涎沫.

반하건강산증半夏乾薑散證[195]에서 "헛구역질하고, 구토하며, 거품이 섞인 침을 토한다."라고 했다.

半夏麻黃丸證曰. 心下悸.

반하마황환증半夏麻黃丸證[196]에서 "심하가 계悸하다."라고 했다.

以上三方. 半夏諸藥等分.

이상 3개 처방에는 반하가 다른 약과 같은 양으로 들어간다.

右歷觀此諸方. 半夏主治痰飮嘔吐也明矣. 其餘諸證嘔而有痰者. 一是皆半夏治焉.

위의 여러 처방을 일일이 살펴보면 반하가 담음으로 인한 구토를 주로 치료하는 것이 명백하다. 기타 여러 증상에서 구토하면서 담이 있는 경우는 모두 반하로 치료한다.

● 互考

● 호고互考

嘔者. 生薑主之. 嘔而有痰者. 半夏主之.

구嘔는 생강生薑으로 치료하고, 구하면서 담이 있는 경우에는 반하로 치료한다.

小半夏湯. 五苓散. 其所治大同而小異. 小半夏湯. 治嘔吐有痰飮者. 五苓散. 治嘔吐而小便不利也.

소반하탕[197]과 오령산五苓散[198]은 치료하는 증상이 대동소이大同小異하다. 소반하탕은 구토하면서 담음이 있는 증상을 치료하고, 오령산은 구토하면서 소변이 불리不利한 증상을 치료한다.

大半夏湯證. 其載金匱要略者. 蓋非古也. 今從外臺秘要之文.

대반하탕증은 《금궤요략金匱要略》에 실린 것[199]이 고법古法이 아니므로, 이제 《외대비요外臺秘要》에 실린 글을 따른다.[200]

---

194 | 半夏散 : 半夏. 桂枝. 甘草各等分. (類聚方, 前揭書, p.10)

195 | 半夏乾薑散 : 半夏. 乾薑各等分. (類聚方, 前揭書, p.53)

196 | 半夏麻黃丸 : 半夏. 麻黃各等分. (類聚方, 前揭書, p.21)

197 | 小半夏湯 : 半夏一升. 生薑半斤. (類聚方, 前揭書, p.52)

198 | 五苓散 : 猪苓十八銖. 澤瀉一兩六銖半. 茯苓十八銖. 桂枝半兩. 朮十八銖. (類聚方, 前揭書, p.15)

199 | 胃反嘔吐者. 大半夏湯主之. (金匱要略重編, 前揭書, p.227)

200 | 爲則按. 外臺云. 治嘔. 心下痞硬者. 今從之. (類聚方, 前揭書, p.52)

● 辨誤

余嘗讀本草綱目半夏條.
曰. 孕婦忌半夏. 爲其燥津
液也. 不思之甚矣. 古語有
之曰. 有故無損. 此證而用
此藥. 夫何忌之有. 自後人
爲姙娠. 而建其藥之禁忌
也. 終使有其證者. 不得用
其藥. 悲夫. 夫姙娠者. 人
爲而天賦也. 故仲景氏無
有養胎之藥. 免身之後亦
然. 故方其有疾. 而藥也.
不建禁忌. 故姙娠嘔吐不
止者. 仲景氏用乾薑人蔘
半夏丸. 余亦嘗治孕婦留
飮掣痛者. 用十棗湯數劑.
及期而免. 母子無害也. 古
語所謂有故無損者. 誠然.
誠然. 孕婦忌半夏. 徒虛語
耳.

● 辨誤 변오

　내가 일찍이 《본초강목本草綱目》 반하 조문에서 "임신한 여자[孕婦]에게는 반하를 쓰지 마라. 진액津液을 마르게 하기 때문이다."라는 내용을 읽었다. 사려 깊지 못한 말이다. 옛말에 "주치主治만 맞으면 독한 약도 인체를 손상시키지 않는다[有故無損].[201]"라고 했다. 어떤 증상이 있을 때 그에 맞는 약을 쓴다면 거리낄 것이 무엇인가? 후세 사람들이 임신姙娠에 금기禁忌하는 약을 정하고 나서부터는 그 증상이 있더라도 그에 맞는 약을 쓸 수 없게 되었으니, 슬프다. 임신은 사람이 하는 것이지만 하늘이 내린 것이다. 그러므로 장중경은 태아胎兒를 기르는 약이 있다고 말한 적도 없고, 태어난 아기를 기르는 약이 있다고 말한 적도 없다. 따라서 질병이 있어서 약藥을 쓸 때 금기를 정하지 않았다. 그러므로 임신 중 구토가 그치지 않는 경우에 장중경은 건강인삼반하환乾薑人蔘半夏丸[202]을 처방했다. 나 또한 일찍이 임신한 여자[孕婦]가 유음留飮 때문에 당기면서 아플 때 (원화芫花가 들어간) 십조탕十棗湯[203]을 여러 제劑 썼는데 달이 차서 해산했으나 모자母子에게 아무런 피해가 없었다. "주치만 맞으면 독한 약도 인체를 손상시키지 않는다."는 옛말은 진정 옳고도 옳다. 임신한 여자에게는 반하를 쓰면 안 된다는 말은 거짓이다.

● 品考

半夏 和漢無別. 剉用焉. 世
醫薑汁製之. 此因本草入
毒草部. 而恐畏其毒. 遂殺
其能者也不可從矣.

● 品考 품고

　일본산과 중국산에 차이가 없다. 썰어서 쓴다. 세상 의사들이 생강즙[薑汁]으로 반하半夏를 법제하는데, 이는 반하가 본초서에서 독초부毒草部에 들어 있기 때문에 일어난 일이다. 그 독毒을 두려워하여 마침내 반하의 치료 능력을 없애는 짓이니 따르지 마라.

---

201 | 유고무손(有故無損) : 《소문(素問)》 《육원정기대론편제칠십일(六元正紀大論篇第七十一)》에 나오는 내용이다.

202 | 乾薑人蔘半夏丸 : 乾薑. 人蔘各一兩. 半夏二兩. (類聚方, 前揭書, p.53)

203 | 十棗湯 : 芫花. 甘遂. 大戟各等分. 大棗十枚. …… 以水一升半. 先煮大棗肥者十枚. 取八合. 去滓. 內藥末. 溫服之. (類聚方, 前揭書, p.64)

芫花   원화芫花

主逐水也. 旁治咳. 掣痛.

원화는 축수逐水를 주로 한다. 부수적으로 기침, 당기는 통증을 치료한다.

● 考徵

● 고징考徵

十棗湯證曰. 引脇下痛. 又曰. 咳.

십조탕증十棗湯證에서 "협하脇下가 당기면서 아프다.", "기침"이라고 했다.

張仲景氏用芫花. 莫過於十棗湯也.
爲則試服芫花一味. 必大瀉水. 則其逐水也明矣.

장중경은 원화를 십조탕十棗湯에서 가장 많이 사용했다.

나는 시험 삼아 원화만 먹어 보았는데, (먹을 때마다) 반드시 많은 물이 대변으로 나왔다. 원화가 축수하는 것은 명백하다.

● 辨誤

● 변오辨誤

本草芫花條. 愼微曰. 三國志云. 魏初平中. 有青牛先生. 常服芫花. 年百餘歲. 常如五六十. 時珍曰. 芫花乃下品毒物. 豈堪久服. 此方外迂恠之言. 不足信也.

《본초강목本草綱目》 원화芫花 조문에 신미愼微[204]의 말이 인용되어 있다. (신미는) "《삼국지三國志》[205]에 보면 '위魏나라 초평初平[206] 때에 청우선생青牛先生이란 사람은 항상 원화를 복용했기에 나이가 100세를 넘었지만 항상 50~60세 정도의 나이로 보였다.' 라는 말이 나온다." 라고 했다. (이에 대해서) 이시진李時珍은 "원화는 하품下品 독물毒物인데 어찌 오래도록 먹을 수 있겠는가? 이는 법도에서 벗어난 괴이한 말이므로 믿을 만하지 않다."라고 했다.

---

204 | 신미(愼微) : 당신미(唐愼微). 중국 송나라 때의 본초(本草)학자. 자(字)는 심원(審元)이며 촉주(蜀州) 진원(晉原, 지금의 사천성(四川省) 숭경(崇慶)) 사람. 후에 성도(成都)로 이주했다. 그는 본초학의 발전과 민간 단험방의 수록에 공헌했다. 광범위하게 채집한 기초 위에 《경사증류비급본초(經史證類備急本草)》 32권을 편성하여 1746종의 약물을 수록했는데, 그중 6백여 종은 이전의 본초서에 기재되지 않은 것을 종합한 것이다. 그 후의 많은 본초서는 모두 이를 기초로 했으며, 이시진(李時珍)도 그를 매우 높이 평가하여 "제가본초(諸家本草)와 각약단방(各藥單方)을 영원히 전할 수 있게 한 것은 모두 그의 공적이다[使諸家本草及各藥單方, 垂之千古不致淪沒者. 皆其功也.]."라고 한 것으로 보아 그가 중국의 의약학 발전에 크게 공헌했음을 알 수 있다. [1056~1093] (동양의학대사전, 경희대학교 출판국)

205 | 《삼국지(三國志)》 : 위(魏)·촉(蜀)·오(吳) 삼국의 역사서. 진수(陳壽)가 저술했다. 전 65권. (大塚敬節 校注, 藥徵, 前揭書, p.269)

206 | 초평(初平) : 후한말(後漢末) 헌제(獻帝)의 연호(年號). [A.D.190~193]

爲則日. 方外迂恠之說. 固
無論於疾醫之道也. 下品
毒物. 豈堪久服. 時珍過矣.
時珍過矣. 有病毒而毒藥
以攻之. 豈不堪久服邪.
學者勿眩焉.

나는 이렇게 말한다. "법도에서 벗어난 괴이한 말은 진정 질의疾醫의 도道에서 논할 것이 아니지만 '하품 독물인데 어찌 오래도록 먹을 수 있겠는가.' 라는 말은 이시진의 큰 잘못이다. 병독病毒이 있을 때 독약毒藥으로 공격하는데 어찌 오래 먹지 못한다는 말인가? 학자들이여! 현혹되지 마라."

● 品考

芫花 漢産爲良. 本邦亦出
焉. 本邦所産. 今之所鬻者.
頗多僞也. 不可不正矣. 本
邦俗稱志計武志. 是眞芫
花也.

● 품고品考

원화芫花는 중국산이 좋다. 일본에서도 산출된다. 일본산은 요즈음 파는 것 중에 가짜가 많기 때문에 잘 감별해야 한다. 일본에서 속칭俗稱 '지계무지志計武志'로 불리는 게 진짜 원화다.

五味子

主治咳而冒者也.

● 考徵

小青龍湯證曰. 咳.

苓桂五味甘草湯證曰. 時
復冒.

以上二方. 五味子皆半升.

右觀此二方. 則五味子所
主治也. 咳而冒者明矣.

오미자五味子

오미자는 기침하면서 몽롱한 증상을 주로 치료한다.

● 고징考徵

소청룡탕증小靑龍湯證[207]에서 "기침"이라고 했다.

영계오미감초탕증苓桂五味甘草湯證[208]에서 "때때로 다시 몽롱해진다." 라고 했다.

이상 2개 처방에는 오미자가 각각 반 되씩 들어간다.

위의 2개 처방을 살펴보면 오미자가 주로 치료하는 증상이 기침하면서 몽롱한 증상인 게 분명하다.

---

207 | 小青龍湯 : 麻黃三兩. 芍藥三兩. 五味子半升. 乾薑三兩. 甘草三兩. 桂枝三兩. 半夏半升. 細辛三兩. (類聚方, 前揭書, p.21)
208 | 苓桂五味甘草湯 : 茯苓四兩. 桂枝四兩. 甘草三兩. 五味子半升. (類聚方, 前揭書, p.13)

● 互考

五味子澤瀉. 皆主治冒者.
而有其別. 五味子治咳而
冒者. 澤瀉治眩而冒者也.

● 辨誤

余嘗讀本草. 有五味子收
肺補腎之言. 是非疾醫之
言也. 原其爲說. 由五臟生
剋而來也. 夫疾醫之道熄.
而邪術起. 臆測之說. 於是
乎行. 無益於治也. 不可從
矣.

● 品考

五味子 朝鮮之産. 是爲上
品. 漢次之. 本邦之産. 其
品稍劣. 剉用.

● 호고互考

오미자와 택사澤瀉는 모두 몽롱한 증상[冒者]을 주로 치료하지만 다른 점이 있다. 오미자는 기침하면서 몽롱한 증상을 치료하고, 택사는 어지러우면서 몽롱한 증상을 치료한다.

● 변오辨誤

내가 일찍이 본초서를 읽다 보니 오미자는 폐를 수렴하고 신을 보한다는 말이 있었다. 이는 질의疾醫의 말이 아니다. 이런 말은 오장의 상생상극相生相剋 이론에서 유래한 것이다. 질의의 도道가 끊어지면서 사특한 의료 기술이 일어나고 억측으로 가득 찬 이론이 세상에 유행했다. 치료에 도움이 되지 않으므로 따르지 마라.

● 품고品考

오미자五味子는 조선에서 산출된 것이 상품上品이고, 중국산이 그 다음이다. 일본산은 조선산, 중국산에 비해 품질이 조금 떨어진다. 썰어서 쓴다.

括蔞實

主治胸痺也. 旁治痰飮.

● 考徵

小陷胸湯證曰. 結胸.

괄루실括蔞實

괄루실은 흉비胸痺를 주로 치료하며, 부수적으로 담음痰飮을 치료한다.

● 고징考徵

소함흉탕증小陷胸湯證[209]에서 "결흉結胸"이라고 했다.

---

209 | 小陷胸湯 : 黃連一兩. 半夏半升. 括蔞實大者一個. (類聚方, 前揭書, p.50)

括蔞薤白白酒湯證曰. 胸痺. 喘息咳唾.

括蔞薤白半夏湯證曰. 胸痺. 不得臥.

枳實薤白桂枝湯證曰. 胸痺.

以上四方. 括蔞實皆一枚.

右歷觀此諸方. 其治胸痺及痰飮也明矣. 所謂胸痺者. 胸膈痞塞是也.

● 互考

枳實薤白桂枝湯條曰. 胸痺(云云). 枳實薤白桂枝湯主之. 人蔘湯亦主之. 金匱要略往往有此例. 此非仲景之古也. 夫疾醫之處方也. 各有所主. 豈可互用乎. 胸痺而胸滿上氣. 喘息咳唾. 則枳實薤白桂枝湯主之. 胸痺而心下痞硬. 則人蔘湯主之. 此所以不可相代也. 學者思諸.

● 品考

括蔞實 頌曰. 其形有正圓者. 有銳而長者. 功用皆同.

괄루해백백주탕증括蔞薤白白酒湯證[210]에서 "흉비, 천식喘息, 해타咳唾"라고 했다.

괄루해백반하탕증括蔞薤白半夏湯證[211]에서 "가슴이 막혀서 누울 수가 없다[不得臥]."라고 했다.

지실해백계지탕증枳實薤白桂枝湯證[212]에서 "가슴이 막힌다."라고 했다.

이상 4개 처방에는 괄루실이 각각 1매枚씩 들어간다.

위의 여러 처방을 일일이 살펴보면 괄루실이 흉비와 담음을 치료하는 게 명백하다. '흉비'는 흉격胸膈이 비색痞塞한 것이다.

● 호고互考

지실해백계지탕 조문에서 "흉비 …… 지실해백계지탕으로 치료한다. 인삼탕人蔘湯으로도 치료할 수 있다."라고 했다. 《금궤요략金匱要略》에는 종종 이러한 문장이 나오는데, 장중경의 고법古法이 아니다. 질의疾醫의 처방은 각각 주로 치료하는 증상이 다른데 어찌 서로 다른 두 개의 처방을 바꾸어 쓸 수 있겠는가? 흉비하면서 흉만胸滿, 상기上氣, 천식, 해타하면 지실해백계지탕으로 치료한다. 흉비하면서 심하心下가 비경痞硬하면 인삼탕으로 치료한다. 이들은 서로 바꾸어 쓸 수 있는 처방이 아니다. 학자들이여 이 점을 잘 생각해 보라.

● 품고品考

괄루실括蔞實에 대해서 송송頌[213]은 "괄루실의 형상이 반듯한 원형인 경우도 있고 타원형인 경우도 있다."라고 했다. 효능은 같다. 요즈음

---

210 | 括蔞薤白白酒湯: 括蔞實一枚. 薤白半升. 白酒七升. (類聚方, 前揭書, p.50)
211 | 括蔞薤白半夏湯: 括蔞實一枚. 薤白三兩. 半夏半升. 白酒一斗. (類聚方, 前揭書, pp.50~51)
212 | 枳實薤白桂枝湯: 枳實四枚. 厚朴四兩. 薤白半升. 桂枝一兩. 括蔞實一枚. (類聚方, 前揭書, p.59)
213 | 송(頌): 중국 북송(北宋)의 태상박사(太常博士)인 소송(蘇頌)을 말한다. 송나라 인종(仁宗)의 명령에 따라 세계의 동물, 식물, 광물의 약도(藥圖)를 수집하고, 해외에서 수입한 약물까지 포함하여 《도경본초(圖經本草)》 21권을 편찬했으나 전해지지 않는다. 그 내용이 후세의 본초서 중에 인용되어 있다. [1019~1101] (大塚敬節 校注, 藥徵, 前揭書, p.271), (동양의학대사전, 경희대학교출판국)

今用世所謂玉章者. 李時珍曰. 括蔞古方全用. 後世乃分子瓢各用. 今從古也.

은 세상 사람들이 '옥장玉章'이라고 부르는 것을 쓴다. 이시진李時珍은 "고방古方에서는 괄루括蔞의 열매 전체를 사용했고, 후세後世에는 씨[子]와 속[瓢]을 나누어서 각각 사용했다."라고 했다. 이제 고방古方을 따른다.

 葛根

갈근葛根

主治項背强也. 旁治喘而汗出.

갈근은 뒷목과 등이 뻣뻣한 증상을 주로 치료한다. 부수적으로는 호흡이 곤란하면서 땀이 나는 증상을 치료한다.

● 考徵

● 고징考徵

葛根黃連黃芩湯證曰. 喘而汗出. (說在互考中)

갈근황련황금탕증葛根黃連黃芩湯證[214]에서 "호흡이 곤란하면서 땀이 난다."라고 했다. 自註 호고互考에 해설이 있다.

以上一方. 葛根半斤.

이상 1개 처방에는 갈근이 반 근半斤 들어간다.

葛根湯證曰. 項背强.

갈근탕증葛根湯證[215]에서 "뒷목과 등이 뻣뻣하다."라고 했다.

葛根加半夏湯證不具也. (說在互考中)

갈근가반하탕葛根加半夏湯[216]에는 해당 증상이 보이지 않는다. 自註 호고에 해설이 있다.

桂枝加葛根湯證曰. 項背强.

계지가갈근탕증桂枝加葛根湯證[217]에서 "뒷목과 등이 뻣뻣하다."라고 했다.

以上三方. 葛根皆四兩.

이상 3개 처방에는 갈근이 각각 4냥兩씩 들어간다.

爲則曰. 葛根主治項背强

나는 "갈근은 뒷목과 등이 뻣뻣하게 긴장되는 증상을 주로 치료한

---

214 | 葛根黃連黃芩湯 : 葛根半斤. 甘草二兩. 黃芩二兩. 黃連三兩. (類聚方, 前揭書, p.24)

215 | 葛根湯 : 葛根四兩. 麻黃三兩. 桂枝二兩. 芍藥二兩. 甘草二兩. 生薑三兩. 大棗十二枚. (類聚方, 前揭書, p.23)

216 | 葛根加半夏湯 : 葛根四兩. 麻黃三兩. 桂枝二兩. 芍藥二兩. 甘草二兩. 生薑三兩. 大棗十二枚. 加半夏半升. (類聚方, 前揭書, p.23)

217 | 桂枝加葛根湯 : 桂枝三兩. 芍藥三兩. 甘草二兩. 生薑三兩. 大棗十二枚. 加葛根四兩. (類聚方, 前揭書, p.3)

急也. 葛根湯及桂枝加葛
根湯. 皆足以徵焉.

다.”라고 말한다. 갈근탕과 계지가갈근탕에서 모두 충분히 증명할 수 있다.

● 互考

葛根黃連黃芩湯. 其用葛
根最多. 而無項背强急之
證. 蓋闕文也. 施諸下利喘
而汗出者. 終無有效也.
項背强急. 而有前證者. 卽
是影響也. 其文之闕. 斯可
知也耳矣.

葛根加半夏湯條曰. 太陽
與陽明合病. 此非疾醫之
言也. 不取焉. 葛根湯證而
嘔者. 此方卽主之也.

● 品考

葛根 和漢無異種. 藥鋪所
謂生乾者. 是爲良也. 剉用.

● 호고互考

갈근황련황금탕에는 갈근이 가장 많이 들어가 있는데도 뒷목과 등이 뻣뻣하게 긴장되는 증상이 보이지 않으니, 아마도 원래 있던 문장인데 현재는 빠져 버린 것 같다. 설사하면서 호흡이 곤란하고 땀이 나는 경우에 쓰면 전혀 효과가 없는데, 뒷목과 등이 뻣뻣하게 당기면서 호흡이 곤란하고 땀이 나는 경우에 쓰면 즉시 효과가 난다. 원래 있던 문장이었는데 빠져 버린 것을 여기에서 알 수 있다.

갈근가반하탕 조문에서 “태양太陽과 양명陽明의 합병合病”이라고 했는데, 이는 질의疾醫의 말이 아니므로 받아들이지 않는다. 갈근탕증이면서 구토[嘔]하는 경우에 갈근가반하탕으로 치료한다.

● 품고品考

갈근葛根은 일본산이나 중국산의 품종이 다르지 않다. 약재상들이 ‘생건生乾’이라고 하는 게 양품良品이다. 썰어서 쓴다.

 防己

방기防己

主治水也.

방기는 치수治水를 주로 한다.

● 考徵

木防己湯證曰. 支飮.

● 고징考徵

목방기탕증木防己湯證[218]에서 “지음支飮”이라고 했다.

---

218 | 木防己湯：木防己三兩. 石膏鷄子大. 桂枝二兩. 人蔘四兩. (類聚方, 前揭書, p.57)
219 | 防己茯苓湯：防己三兩. 黃耆三兩. 桂枝三兩. 茯苓六兩. 甘草二兩. (類聚方, 前揭書, p.58)

防己茯苓湯證曰. 四肢腫.

防己黃耆湯證曰. 身重. 又曰. 腫及陰.

以上三方. 防己皆四兩.

己椒藶黃丸證曰. 腹間有水氣.

以上一方. 防己一兩.

右歷觀此諸方. 其治水也明矣. 未見施諸他證者也.

● 互考

木防己湯. 人蔘爲君. 故治心下痞堅. 而有水者.

防己茯苓湯. 茯苓爲君. 故治四肢聶聶動. 而水腫者.

防己黃耆湯. 黃耆爲君. 故治身重汗出. 而水腫者.

仲景氏用防己. 未見以爲君藥者也. 而其治水也的然明矣.

● 品考

防己 有漢木二種. 余家用所謂漢防己者也. 爲則按木防己出漢中者. 謂之漢防己. 譬如漢朮遼五味子

방기복령탕증防己茯苓湯證[219]에서 "사지四肢가 붓는다."라고 했다.

방기황기탕증防己黃耆湯證[220]에서 "몸이 무겁다.", "음부까지 붓는다."라고 했다.

이상 3개 처방에는 방기가 각각 4냥兩씩 들어간다.

기초력황환증己椒藶黃丸證[221]에서 "장간腸間에 수기水氣가 있다."라고 했다.

이상 1개 처방에는 방기가 1냥 들어간다.

위의 여러 처방을 일일이 살펴보면 방기가 치수하는 게 명백하다. 다른 증상에 사용하는 것을 본 적이 없다.

● **호고互考**

목방기탕은 인삼人蔘이 군약君藥이기 때문에 심하心下가 비견痞堅하면서 수水가 있는 증상을 치료한다.

방기복령탕은 복령茯苓이 군약이기 때문에 사지가 부들부들 떨리면서 수종水腫이 있는 증상을 치료한다.

방기황기탕은 황기黃耆가 군약이기 때문에 몸이 무거우면서 땀이 나고 수종이 있는 증상을 치료한다.

장중경張仲景이 방기를 쓸 때 군약으로 쓰는 것을 본 적은 없으나 방기가 치수하는 것은 확실하다.

● **품고品考**

방기防己는 한방기漢防己와 목방기木防己 2가지 종류가 있다. 우리 가문에서는 '한방기'를 쓴다. 내가 살펴보니, 목방기 가운데 한중漢中[222]에서 산출된 것을 한방기라고 한다. 비유하자면 한출漢朮, 요오미자遼

---

220 | **防己黃耆湯** : 防己四兩. 黃耆五兩. 朮三兩. 甘草二兩. 生薑三兩. 大棗十二枚. (類聚方, 前揭書, p.58)

221 | **己椒藶黃丸** : 防己. 椒目. **葶藶**. 大黃各一兩. (類聚方, 前揭書, p.63)

222 | **한중(漢中)** : 과거 중국 지명. 현재의 섬서성(陝西省)에 해당한다. (大塚敬節 校注, 藥徵, 前揭書, p.272)

也. 後世岐而二之. 其莖謂
之木防己. 可謂誤矣. 余試
用所謂木防己者. 終無寸
效. 而所謂漢防己者. 能治
水也. 於是斷乎用之.

陶弘景曰. 大而靑白色. 虛
軟者好. 黑點木强者不佳.
李當之曰. 其莖如葛蔓延.
其根外白內黃. 如桔梗. 內
有黑紋. 如車輻解者良. 頌
曰. 漢中出者破之. 文作車
輻解黃實而香. 莖梗甚嫩.
苗葉小類牽牛. 折其莖一
頭吹之. 氣從中貫. 如木通
然. 它處者. 靑白虛軟. 又
有腥氣. 皮皺上有丁足子.
名木防己. 蘇恭曰. 木防己
不任用也.

五味子와 같은 것이다. 후세에서 한방기를 두 부분으로 나누어서 그 줄기[莖]를 목방기라고 한 것은 잘못된 것이다.[223] 내가 '목방기'를 시험 삼아 써보았는데 전혀 효과가 없었고, '한방기'만이 수를 다스릴 수 있었다. 이를 근거로 우리는 단호히 한방기를 쓰는 것이다.

도홍경陶弘景은 "크고 청백색靑白色이면서 부드러운 것이 좋다. 검은 점[黑點]이 있고 딱딱한 것[木强者]은 좋지 않다."라고 했다. 이당지李當之[224]는 "그 줄기는 칡처럼 넝쿨져 있고, 뿌리가 바깥쪽은 백색白色, 안쪽은 황색黃色인 것이 마치 길경桔梗 같다. 안쪽으로 검은 무늬[黑紋]가 마치 수레바퀴살[車輻]처럼 흩어져 있는 것이 양품良品이다."라고 했다. 송경은 "한중에서 산출된 것은 쪼개보면 무늬가 수레바퀴살처럼 흩어져 있고, 속이 황색이면서 실實하고 향香이 있다. 줄기[莖梗]는 매우 부드럽다. 어린잎[苗葉]은 작은 것이 견우牽牛[225]의 그것과 비슷하다. 1개의 줄기[莖]를 부러뜨려 줄기 안쪽으로 공기를 불어넣어 보면 줄기 가운데로 공기가 통하는 것이 목통木通과 비슷하다. 다른 곳에서 산출되는 것은 청백색으로 부드럽고[虛軟], 비린 냄새[腥氣]가 나며, 주름진 껍질 위쪽[皮皺上]으로 튀어나온 것들[丁足子]이 있다. 이것이 목방기다."라고 했다. 소공蘇恭[226]은 "목방기는 사용하지 않는다."라고 했다.

藥徵卷之中終

---

223 | 방기의 약용부위는 뿌리다.

224 | 이당지(李當之) : 중국 삼국시대 때의 본초학자. 일설에 의하면 이당지(李譡之)라고도 쓰며, 저명한 외과학자 화타(華佗)의 제자이다.
본초학에 관해 많은 연구를 하여 《이당지약록(李當之藥錄)》, 《이당지약방(李當之藥方)》, 《이당지본초경(李當之本草經)》을 저술했다.
이들 본초학 저술은 모두 전하지 않지만, 그 내용이 후대 본초학 저서에 인용되어 있다. (동양의학대사전, 경희대학교출판국)

225 | 견우(牽牛) : 나팔꽃.

226 | 소공(蘇恭) : 소경(蘇敬). 7세기 중국 당나라 때의 의학자. 우감문부장사(右監門府長史) 등의 관직을 역임했다. 657년 왕명을 받들어
이세적(李世勣), 공지약(孔志約) 등 20여 명과 함께 《당본초(唐本草)》를 증보·개정하여 《신수본초(新修本草)》를 편찬했는데, 이는
659년에 완성되어 정부에서 반포한 세계에서 가장 오래된 국가 발행 약전(藥典)이다. 서은공(徐恩恭), 당림(唐臨) 등과 《삼가각기론
(三家脚氣論)》 1권을 편찬하여 간행했다. (大塚敬節 校注, 藥徵, 前揭書, p.273), (동양의학대사전, 경희대학교출판국)

藥徵

下卷

藥徵卷之下
東洞古益先生著

門人
安藝 田中殖卿玄蕃
石見 中邨負治子亨
平安 加藤白圭子復
同校

吉益東洞 선생 저.

문인門人 안예安藝의 田中殖卿玄蕃, 석견石見의 中村貞治子亨, 평안
平安의 加藤白圭子復이 함께 교정함.

香豉

主治心中懊憹也. 旁治心
中結痛. 及心中滿而煩也.

● 考徵

枳實梔子豉湯證不具
也.(說在互考中)

梔子大黃豉湯證曰. 心中
懊憹.
以上二方. 香豉皆一升.

梔子豉湯證曰. 心中懊憹.
又曰. 胸中窒. 又曰. 心中
結痛.

梔子甘草豉湯證不具
也.(說在互考中)

梔子生薑豉湯證不具
也.(說在互考中)

以上三方. 香豉皆四合.

瓜蒂散證曰. 心中滿而煩.

以上一方. 香豉一合.

右歷觀此諸方. 其主治心

향시香豉

향시는 심중心中의 오뇌懊憹를 주로 치료한다. 부수적으로 심중의 결통結痛과 심중이 만滿하면서, 번煩한 것을 치료한다.

● 고징考徵

지실치자시탕枳實梔子豉湯[1]에는 해당 증상이 보이지 않는다.
自註 호고互考 에 해설이 있다.

치자대황시탕증梔子大黃豉湯證[2]에서는 "심중의 오뇌"라고 했다.

이상 2개 처방에는 향시가 각각 1되[升]씩 들어간다.

치자시탕증梔子豉湯證[3]에서는 "심중의 오뇌", "흉중胸中의 막힘", "심중의 결통"을 언급했다.

치자감초시탕梔子甘草豉湯[4]에는 해당 증상이 보이지 않는다.
自註 호고에 해설이 있다.

치자생강시탕梔子生薑豉湯[5]에는 해당 증상이 보이지 않는다.
自註 호고에 해설이 있다.

이상 3개 처방에는 향시가 각각 4홉[合]씩 들어간다.

과체산증瓜蒂散證[6]에서 "심중이 만하면서 번하다."라고 했다.

이상 1개 처방에는 향시가 1홉 들어간다.

위의 여러 처방을 일일이 살펴보면 향시가 심중의 오뇌를 치료함이

---

1 | 枳實梔子豉湯 : 枳實三枚. 梔子十四枚. 豉一升. (類聚方, 前揭書, p.47)
2 | 梔子大黃豉湯 : 梔子十二枚. 大黃一兩. 枳實五枚. 豉一升. (類聚方, 前揭書, p.48)
3 | 梔子豉湯 : 梔子十四枚. 香豉四合. (類聚方, 前揭書, p.46)
4 | 梔子甘草豉湯 : 梔子十四枚. 香豉四合. 加甘草二兩. (類聚方, 前揭書, p.47)
5 | 梔子生薑豉湯 : 梔子十四枚. 香豉四合. 加生薑五兩. (類聚方, 前揭書, p.47)
6 | 瓜蒂散 : 桂枝加大黃湯(桂枝加芍藥大黃湯), 桂枝三兩. 芍藥六兩. 甘草二兩. 生薑三兩. 大棗十二枚. 加大黃一兩. (類聚方, 前揭書, p.4))一分. 赤小豆一分. 香豉一合. (類聚方, 前揭書, p.51)

中懊憹也明矣.

枳實梔子豉湯條. 無心中
懊憹證. 爲則按梔子大黃
豉湯. 此枳實梔子豉湯. 而
加大黃者. 而其條有心中
懊憹之證. 心中懊憹. 固非
大黃所主治也. 然則枳實
梔子豉湯條. 其脫心中懊
憹之證也明矣.
梔子甘草豉湯. 梔子生薑
豉湯. 是梔子豉湯加味之
方也. 故每章之首. 冠以若
字焉. 心中懊憹而少氣者.
梔子甘草豉湯. 心中懊憹
而嘔者. 梔子生薑豉湯. 斯
可以知已.

● 辨誤

梔子豉湯方後. 皆有一服
得吐止後服七字. 世醫遂
誤以爲吐劑. 不稽之甚. 爲
則試之. 特治心中懊憹耳.
未嘗必吐也. 且心中懊憹
而嘔者. 本方加用生薑. 其
非其吐劑也. 亦可以見矣.

傷寒論集註曰. 舊本有一
服得吐止後服七字. 此因

명백하다.

● 호고互考

지실치자시탕 조문에는 심중오뇌증心中懊憹證이 보이지 않는다. 내가 살펴보니, 치자대황시탕은 지실치자시탕에 대황을 더한 것인데 해당 조문 가운데 심중오뇌증이 보인다. 심중오뇌는 대황의 주치증이 아니다. 그렇다면 지실치자시탕에서 심중오뇌증이 빠져 있는 것이 명백하다.

치자감초시탕과 치자생강시탕은 치자시탕에 가미加味한 처방이다. 그러므로 각 처방의 머리에 '치자梔子'를 덧붙인 것이다. 심중心中이 오뇌懊憹하면서 기운이 없으면 치자감초시탕을 쓰고, 심중이 오뇌하면서 구토를 하면 치자생강시탕을 쓰는 이유를 여기에서 알 수 있다.

● 변오辨誤

(《상한론傷寒論》에서) 치자시탕 처방 뒤에 나온 조문을 보면 모두 "한 번 먹어서 토하면 복용을 중단하라."라는 말이 있다[7]. 이 때문에 세상 의사들이 마침내 치자시탕을 토제吐劑로 오해하였으니 제대로 살피지 않음이 심하다. 내가 시험해 본 결과로는 심중의 오뇌를 치료할 뿐이지 반드시 토하는 것은 아니었다. 또 심중이 오뇌하면서 구토하는 경우에 치자시탕에 생강生薑을 더해서 쓰는 것을 보면 치자시탕이 토제가 아님을 다시 한 번 확인할 수 있다.

《상한론집주傷寒論集註》[8]에서 "구본舊本에 (치자시탕 조문에) '일복득토지후복一服得吐止後服'7자字가 있는데, 이는 (토제인) 과체산瓜蒂散[9]

---

7 | '일복득토지후복(一服得吐止後服)' 7개 글자는 《상한론》 치자시탕, 치자감초시탕, 치자생강시탕에서 처방 내용 뒤쪽에 모두 보인다. 《금궤요략》 치자시탕 처방 내용 뒤쪽에는 '일복득토칙지(一服得吐則止)'라고 되어 있다.

8 | 《상한론집주(傷寒論集註)》: 중국 청나라 장은암(張隱庵)이 주석하고 고세식(高世拭)이 찬집하여 1683년에 간행한 의서. 전 6권. 고세식은 서문에서 이 책은 원래 그의 스승 장은암이 주석했는데, 원고가 미완성인 채 병사했으므로 자신이 다시 편찬 · 보정해서 만들었다고 했다. 선인의 일부 주소(注疏)를 선록했고, 장은암과 고세식의 견해도 적지 않게 들어 있다. (동양의학대사전, 경희대학교출판국). 이는 《藥徵》 전문(全文)에서 유일하게 보이는 중국 청대의 《상한론》 관련 저작이다.

瓜蔕散中有香豉. 而誤傳
於此也. 今爲刪正. 余亦從
之.

● 品考

香豉 李時珍曰. 造淡豉法.
用黑大豆二三斗. 六月中
淘淨. 水浸一宿. 瀝乾蒸熟.
取出攤席上. 候微溫蒿覆.
每三日一看. 候黃衣上遍.
不可大過. 取曬簸淨. 以水
拌之. 乾濕得所. 以汁出指
間爲準. 安甕中築實. 桑葉
蓋厚三寸. 密封泥. 於日中
曬七日. 取出曝一時. 又以
水拌入甕. 如此七次. 再蒸
過攤去火氣. 甕收築封. 卽
成矣.

가운데 향시香豉가 들어 있기 때문에 향시를 토제로 오해한 내용이 이
어져 내려온 것이다. 이제 바로잡는다."라고 했다. 나도 이 말을 따르
겠다.

● 품고品考

향시에 대해서 이시진李時珍은 다음과 같이 말했다. "담시淡豉를 만
드는 법. 먼저 흑대두黑大豆 2~3말[斗][10]을 6월 중에 깨끗이 씻어서 하
룻밤 동안 물에 담가 놓는다. 걸러서 물기를 제거한 뒤 쪄서 익힌다.
익힌 흑대두를 꺼내서 자리 위에 펼쳐 놓은 다음 미지근하게 식기를
기다렸다가, 쑥으로 덮어 둔다. 3일마다 한 번씩 보는데 황의黃衣가
흑대두 표면에 두루 입혀지는 것을 기다리는데 너무 지나치면 안된
다. 이것을 햇볕에 말린 다음, 키질을 하여 깨끗하게 한다. 거기에 다
시 물을 섞는데 흑대두를 움켜쥐었을 때 손가락 사이로 즙汁이 나올
정도로 습도를 맞춘다. 그것을 항아리 안에 잘 넣어서 쌓은 뒤 상엽桑
葉을 3촌寸 높이로 덮는다. 항아리를 진흙으로 밀봉한 다음 7일간 햇
볕을 쬐어 말린다. 다음으로 항아리에서 흑대두를 꺼내어 햇볕에 직
접 쬐어 말리기를 잠깐[一時] 한 다음, 다시 물을 섞어서 항아리에 넣
는다. 이와 같이 7회 되풀이한 다음 마지막으로 흑대두를 다시 찌고
자리 위에 펼쳐서 화기火氣를 제거한다. 자리 위의 흑대두를 항아리에
차곡차곡 담아서 봉封하면 향시가 완성된다."

澤瀉 / 택사澤瀉

主治小便不利冒眩也. 旁
治渴.

택사는 소변불리小便不利, 몽롱하고 어지러운 증상[冒眩]을 주로 치
료한다. 부수적으로 갈渴을 치료한다.

---

9 | 瓜蔕散 : 瓜蔕一分. 赤小豆一分. 香豉一合. (類聚方, 前揭書, p.51)
10 | 말[斗] : 용량의 단위. 1되[升]의 10배. 1휘[斛]의 10분의 1. (동양의학대사전, 경희대학교출판국)

澤瀉湯證曰. 心下有支飮.
其人苦冒眩.

五苓散證曰. 小便不利. 微
熱消渴.

以上二方. 以澤瀉爲君藥.
澤瀉湯. 澤瀉五兩. 五苓散
一兩六銖半.

茯苓澤瀉湯證曰. 吐而渴
欲飮水.

以上一方. 澤瀉四兩.

八味丸證曰. 小便不利. 又
曰. 消渴. 小便反多.

以上一方. 澤瀉三兩.

猪苓湯證曰. 渴欲飮水. 小
便不利.

以上一方. 澤瀉一兩.

牡蠣澤瀉散證曰. 從腰以
下有水氣.

以上一方. 用澤瀉與餘藥
等分. 茯苓澤瀉湯. 以下四
方. 以澤瀉爲佐藥也.
右歷觀此諸方. 澤瀉所主

● 고징考徵

택사탕증澤瀉湯證[11]에서 "심하心下에 지음支飮이 있어 환자가 몽롱하고 어지러워서[冒眩] 괴로워한다."라고 했다.

오령산증五苓散證[12]에서 "소변이 불리不利하고 미열微熱이 있으며 소갈消渴이 있다."라고 했다.

이상 2개 처방에서는 택사가 군약이다. 택사탕에는 택사가 5냥兩 들어가고, 오령산에는 1냥 6수銖 반이 들어간다.

복령택사탕증茯苓澤瀉湯證[13]에서 "토하고 갈증이 나서 물을 마시고 싶어한다."라고 했다.

이상 1개 처방에는 택사가 4냥 들어간다.

팔미환증八味丸證[14]에서 "소변이 불리하다.", "소갈인데 소변량이 오히려 많다."라고 했다.

이상 1개 처방에는 택사가 3냥 들어간다.

저령탕증猪苓湯證[15]에서 "갈증이 나서 물을 마시고 싶어하며 소변이 불리하다."라고 했다.

이상 1개 처방에는 택사가 1냥 들어간다.

모려택사산증牡蠣澤瀉散證[16]에서 "허리부터 아래쪽으로 수기水氣가 있다."라고 했다.

이상 1개 처방에 택사는 다른 약과 같은 양으로 들어간다. 복령택사탕 이하 4개 처방에는 택사가 좌약佐藥으로 들어간다.

위의 여러 처방을 일일이 살펴보면 택사가 주로 치료하는 증상을

---

11 | 澤瀉湯 : 澤瀉五兩. 朮二兩. (類聚方, 前揭書, p.15)

12 | 五苓散 : 猪苓十八銖. 澤瀉一兩六銖半. 茯苓十八銖. 桂枝半兩. 朮十八銖. (類聚方, 前揭書, p.15)

13 | 茯苓澤瀉湯 : 茯苓半斤. 澤瀉四兩. 甘草二兩. 桂枝二兩. 朮三兩. 生薑四兩. (類聚方, 前揭書, p.15)

14 | 八味丸 : 乾地黃八兩. 山茱萸. 薯蕷(山藥)各四兩. 澤瀉三兩. 茯苓三兩. 牡丹皮三兩. 桂枝. 附子各一兩. (類聚方, 前揭書, p.17)

15 | 猪苓湯 : 猪苓. 茯苓. 阿膠. 滑石. 澤瀉各一兩. (類聚方, 前揭書, p.16)

16 | 牡蠣澤瀉散 : 牡蠣. 澤瀉. 括蔞根. 蜀漆. 葶藶. 商陸根. 海藻 各等分. (類聚方, 前揭書, p.17) 《상한론》 처방이다.

治也. 不辨而明矣.

깊이 따져 보지 않아도 자연히 알게 된다.

● 互考

澤瀉五味子. 同治冒而有其別也. 說見于五味子部中.

● 호고互考

택사와 오미자五味子는 둘 다 몽롱함[冒]을 치료하지만 차이점이 있다. 이 책의 오미자부五味子部에 그 해설이 나온다.

● 辨誤

陶弘景曰. 澤瀉久服則無子. 陳日華曰. 澤瀉催生. 令人有子. 李時珍辨之. 其論詳於本草綱目.

夫懷孕婦人之常也. 而有病不孕. 故其無病而孕者. 豈其藥之所能得失乎. 三子不知此義. 可謂謬矣.

余嘗治一婦人. 年三十有餘. 病而無子. 有年於玆. 諸醫無如之何. 余爲診之. 胸膈煩躁上逆. 而渴甚則如狂. 乃與石膏黃連甘草湯. 佡以滾痰丸服之. 周歲諸證盡愈. 其父大喜. 以語前醫. 前醫曰. 治病則可. 而不仁也. 曰. 何謂也. 曰. 多服石膏無子也. 是絕婦道也. 非不仁而何. 其父愕然. 招余詰之. 余答曰. 醫者掌疾病者也. 而孕也者. 人爲而天賦. 醫焉知其有

● 변오辨誤

도홍경陶弘景은 "택사를 오래 먹으면 자식이 안 생긴다."라고 했다. 진일화陳日華[17]는 "택사는 출산을 도와주고, 임신을 하게 만든다."라고 했다. 이시진李時珍이 위 말의 시비是非를 가렸으니, 내용이 《본초강목本草綱目》에 상세하게 나온다.

임신은 부인婦人에게는 정상적인 것으로 병이 있으면 임신이 되지 않는다. 그러므로 부인한테 병이 없으면 당연히 임신되는 것이지 약藥으로 임신이 되거나 임신이 되지 않게 만들 수는 없다. 위의 세 사람은 이 말뜻을 몰랐으니 틀렸다고 말할 수 있다.

내가 일찍이 나이 30이 조금 넘은 부인을 치료한 직이 있었다. 병 때문에 자식이 없는 채 이 나이에 이르렀다. 모든 의사들이 어찌해야 할지 그 방법을 몰랐다. 내가 진찰해 보니, 흉격胸膈이 번조煩躁하고 상역上逆했으며, 갈증이 심할 때는 미친 것처럼 보였다. 이에 석고황련감초탕石膏黃連甘草湯과 곤담환滾痰丸[18]을 함께 복용하게 했다. 1년이 지나니 모든 증상이 다 나았다. 그 아버지가 너무 기뻐서 이전에 치료했던 의사에게 말하니, 이전에 치료했던 의사는 "병을 치료한 것은 잘했으나 인仁하지 않습니다."라고 했다. (아버지가) "무슨 말씀을 하시려는 것입니까?"하고 물으니, (의사는) "석고를 많이 먹으면 자식을 가지지 못하는데, 이는 출산하는 길[婦道]을 끊기 때문입니다. 불인不

17│ 《본초강목(本草綱目)》에 나오는 《일화제가본초(日華諸家本草)》의 저자가 아닐까 생각되지만 확실하지 않다. (大塚敬節 校注, 藥徵, 前揭書, p.276)

18│ 滾痰丸 : 黃芩四兩. 甘遂. 靑礞石各二錢. 大黃八錢. (村井杶 校定, 東洞先生家塾方, 前揭書, p.2)

無哉. 且彼人之言. 子何不察焉. 彼人療之十有三年. 而不能治之. 彼豈豫知其來者乎. 其父曰. 然. 居頃之其婦人始孕也. 彌月而免. 母子無恙. 余故曰. 婦人無病則孕. 非藥之所能得失也.

仁이 아니면 무엇이란 말입니까?"라고 말했다. 부인의 아버지가 화를 내며 나를 불러서 따졌다. 나는 다음과 같이 답했다. "의사는 질병疾病을 다스리는 사람입니다. 임신이란 사람이 하는 것이지만 하늘이 부여하는 것입니다. 의사가 어찌 임신이 되는지 안 되는지를 알겠습니까? 또 그 사람의 말을 당신은 왜 잘 살피지 않으십니까? 그 사람은 13년 동안이나 치료하고서도 낫게 하지 못했는데 그 사람이 어찌 올 것을 미리 아는 사람이겠습니까?" 부인의 아버지가 "그렇군요."라고 말했다. 그리고 얼마 후 그 부인이 비로소 임신을 했다. 달을 채우고 분만했으며 모자母子 모두 병이 없었다. 그렇기 때문에 나는 "부인한테 병이 없으면 당연히 임신하는 것이지 약이 임신을 좌지우지하지는 않는다."라고 말한다.

● 品考

澤瀉 本邦仙臺所出者. 是爲良也. 剉用.

● 품고品考

택사澤瀉는 일본 선대仙臺[19]에서 산출되는 것이 양품良品이다. 썰어서 쓴다.

薏苡仁

의이인薏苡仁

主治浮腫也.

의이인은 주로 부종浮腫을 치료한다.

● 考徵

薏苡附子散證不具也.

以上一方. 薏苡仁十五兩.

● 고징考徵

의이부자산薏苡附子散[20]에는 해당 증상이 보이지 않는다.

이상 1개 처방에는 의이인이 15냥兩 들어간다.

---

19 | 선대(仙臺) : 과거 일본 지명(地名). 강호시대(江戸時代)에 육오국(陸奧國) 궁성군(宮城郡) 안에 위치했다. 현재 궁성현(宮城縣, みやぎけん)에 속한다(http://ja.wikipedia.org/wiki/).

20 | 薏苡附子散 : 薏苡仁十五兩. 大附子十枚. (類聚方, 前揭書, p.44)

薏苡附子敗醬散證曰. 腹
皮急. 按之濡如腫狀.

以上一方. 薏苡仁十分.

麻黃杏仁薏苡甘草湯證不
具也.

以上一方. 薏苡仁半兩.

의이부자패장산증薏苡附子敗醬散證[21]에서 "복피腹皮가 긴장되어 있는
데, 눌러보면 부드러운 것이 마치 부어 있는 모양 같다."라고 했다.

이상 1개 처방에는 의이인이 10푼[分] 들어간다.

마황행인의이감초탕麻黃杏仁薏苡甘草湯[22]에는 해당 증상이 보이지 않
는다.

이상 1개 처방에는 의이인이 반 냥半兩 들어간다.

● 互考

薏苡附子散證不具也. 而
薏苡附子敗醬散. 言如腫
狀. 則主治浮腫明矣. 麻黃
杏仁薏苡甘草湯. 亦就麻
黃杏仁甘草石膏湯. 而去
石膏加薏苡. 則用之於咳
喘浮腫可也.

● 호고互考

의이부자산에는 해당 증상이 보이지 않는데, 의이부자패장산증에
서 "마치 부어있는 모양 같다[如腫狀]."라고 했으므로 주치主治가 부
종임이 명백하다. 마황행인의이감초탕은 마황행인감초석고탕麻黃杏仁
甘草石膏湯[23]에서 석고를 빼고 의이인을 넣은 것인데 해천咳喘[24]과 부종
에 쓸 수 있다.

● 品考

薏苡仁 和漢無別. 田野水
邊處處多有焉. 本交趾之
種. 馬援載還也. 本邦有二
種. 其穀厚無芽. 以爲念經
數珠. 不中用藥也. 有芽尖
而穀薄. 卽薏苡也. 俗傳其
種. 弘法師之所將來也. 因
號弘法麥.

● 품고品考

의이인薏苡仁은 일본산과 중국산에 별다른 차이가 없다. 밭, 들, 물
가 등 곳곳에서 많이 난다. 원래 교지交趾[25]의 종자를 마원馬援[26]이 가
지고 돌아온 것이다. 일본에는 2가지 종자가 있다. 그 껍질이 두껍고
싹[芽]이 없는 종자는 염주를 만드는 것이므로 약으로 쓰기에 부적합
하다. 싹이 뾰족하면서 껍질이 얇은 종자가 의이인이다. 세상 사람들
은 홍법사弘法師가 그 종자를 가지고 와서 전傳했기 때문에 '홍법맥弘
法麥'이라고 부른다.

---

21 | 薏苡附子敗醬散 : 薏苡仁十分. 附子二分. 敗漿五分. (類聚方, 前揭書, p.44)
22 | 麻黃杏仁薏苡甘草湯 : 麻黃半兩. 甘草一兩. 薏苡仁半兩. 杏仁十個. (類聚方, 前揭書, p.20)
23 | 麻黃杏仁甘草石膏湯 : 麻黃四兩. 杏仁五十個. 甘草二兩. 石膏半斤. (類聚方, 前揭書, p.19)
24 | 해천(咳喘) : 기침하면서 호흡이 곤란한 증상.
25 | 교지(交趾) : 땅이름. 지금의 북베트남 하노이 지방의 옛 이름. (大塚敬節 校注, 藥徵, 前揭書, p.277)
26 | 마원(馬援) : 후한(後漢)의 무장(武將). 광무제(光武帝)를 섬겨서 농서태수(隴西太守)와 복파장군(伏波將軍)이 되었고, 교지(交趾)를 토벌
　　했다. (大塚敬節 校注, 藥徵, 前揭書, p.277)

해백薤白[27]

主治心胸痛. 而喘息咳唾
也. 旁治背痛. 心中痞.

해백은 심흉心胸이 아프면서 천식喘息, 해타咳唾하는 증상을 주로 치료한다. 부수적으로 배통背痛과 심중비心中痞를 치료한다.

● 考徵

括蔞薤白白酒湯證曰. 喘
息咳唾. 胸背痛.

枳實薤白桂枝湯證曰. 胸
痺. 心中痞.

以上二方. 薤白皆半升.

括蔞薤白半夏湯證曰. 心
痛徹背.

以上一方. 薤白三兩.

右歷觀此三方. 薤白所主
治也. 不辨而明矣.

● 고징考徵

괄루해백백주탕증括蔞薤白白酒湯證[28]에서 "천식, 해타, 흉배통胸背痛"이라고 했다.

지실해백계지탕증枳實薤白桂枝湯證[29]에서 "흉胸이 비痺하고 심중心中이 비痞하다."라고 했다.

이상 2개 처방에는 해백이 각각 반 되[半升]씩 들어간다.

괄루해백반하탕증括蔞薤白半夏湯證[30]에서 "심통心痛이 등까지 꿰뚫는다."라고 했다.

이상 1개 처방에는 해백이 3냥兩 들어간다.

위의 3개 처방을 일일이 살펴보면 해백의 주치主治를 따져 보지 않더라도 자연히 알게 된다.

● 品考

薤白 有赤白二種. 白者爲
良. 李時珍曰. 薤葉狀似韭.
韭葉中實. 而扁有劍脊. 薤
葉中空. 似細蔥葉而有稜.

● 품고品考

해백薤白은 붉은 것과 흰 것 2가지 종류가 있다. 흰 것이 양품良品이다. 이시진李時珍은 "해백의 잎 모양은 부추 잎과 비슷하다. 부추의 잎은 속이 꽉 차있으면서 곳곳에 능선이 있으나, 해백의 잎은 속이 빈

---

27 | 해백(薤白) : 백합과에 속한 다년생 본초인 소근산(小根蒜)의 비늘줄기[鱗莖]를 건조한 것. 여름과 가을에 채취하여 쪄서 말린다.

28 | 括蔞薤白白酒湯 : 括蔞實一枚. 薤白半升. 白酒七升. (類聚方, 前揭書, p.50)

29 | 枳實薤白桂枝湯 : 枳實四枚. 厚朴四兩. 薤白半升. 桂枝一兩. 括蔞實一枚. (類聚方, 前揭書, p.59)

30 | 括蔞薤白半夏湯 : 括蔞實一枚. 薤白三兩. 半夏半升. 白酒一斗. (類聚方, 前揭書, pp.50~51)

氣亦如蔥. 二月開細花. 紫白色. 根如小蒜. 一本數顆相依而生. 五月葉青則掘之. 否則肉不滿也.

것이 마치 쪽파의 잎 같으면서 모서리가 있고 냄새도 파와 비슷하다. 2월에 가는 꽃이 피는데 자백색紫白色이다. 뿌리는 달래[31]와 비슷하며 한 뿌리에 여러 덩이가 서로 의지해서 난다. 5월에 잎이 푸르면 파내는데 그렇게 하지 않으면 육질이 충실하지 않다.

乾薑

건강乾薑

主治結滯水毒也. 旁治嘔吐. 咳. 下利. 厥冷. 煩躁. 腹痛. 胸痛. 腰痛.

건강은 결체結滯된 수독水毒을 주로 치료한다. 부수적으로 구토嘔吐, 기침, 설사, 궐랭厥冷, 번조煩躁, 복통腹痛, 흉통胸痛, 요통腰痛을 치료한다.

● 考徵

大建中湯證曰. 心胸中大寒痛. 嘔不能飲食.

苓薑朮甘湯證曰. 身體重. 腰中冷. 又云. 腰以下冷痛.

半夏乾薑散證曰. 乾嘔吐逆. 吐涎沫.

以上三方. 乾薑或四兩. 或諸藥等分.

● **고징考徵**

대건중탕증大建中湯證[32]에서 "심흉心胸 가운데가 몹시 차갑고 아프다. 구토 때문에 먹고 마실 수 없다."라고 했다.

영강출감탕증苓薑朮甘湯證[33]에서 "몸이 무겁고, 허리 가운데가 차갑다.", "허리 아래쪽으로 차갑고 아프다."라고 했다.

반하건강산증半夏乾薑散證[34]에서 "헛구역질하고, 구토하며, 거품이 섞인 침을 토한다."라고 했다.

이상 3개 처방에는 건강이 4냥兩 들어가거나 다른 약과 같은 분량으로 들어간다.

---

31 │ 달래[小蒜] : 외떡잎식물 백합목 백합과의 여러해살이풀. 야산(野蒜), 산산(山蒜) 등이라고도 한다.
32 │ 大建中湯 : 蜀椒二合. 乾薑四兩. 人蔘二兩. (類聚方, 前揭書, p.61)
33 │ 苓薑朮甘湯 : 甘草. 朮各二兩. 乾薑. 茯苓各四兩. (類聚方, 前揭書, p.12)
34 │ 半夏乾薑散 : 半夏. 乾薑各等分. (類聚方, 前揭書, p.53)

人蔘湯證曰. 喜唾. 又曰.
心中痞.

通脈四逆湯證曰. 下利清
穀. 又曰. 手足厥逆. 又云.
乾嘔.

小靑龍湯證曰. 心下有水
氣. 乾嘔. 又云. 咳.

半夏瀉心湯證曰. 嘔而腸
鳴.

柴胡薑桂湯證曰. 胸脇滿.
又云. 心煩.

黃連湯證曰. 腹中痛. 欲嘔
吐.
苓甘五味薑辛湯證曰. 咳.
胸滿.

乾薑黃連黃芩人蔘湯證曰.
吐下.

六物黃芩湯證曰. 乾嘔下
利.

以上九方. 乾薑皆三兩.

인삼탕증人蔘湯證[35]에서 "침을 자주 뱉는다.", "심중心中이 비痞하다." 라고 했다.

통맥사역탕증通脈四逆湯證[36]에서 "음식이 소화되지 않은 채 설사한다.", "손발이 심하게 차갑다.", "헛구역질한다."라고 했다.

소청룡탕증小靑龍湯證[37]에서 "심하心下에 수기水氣가 있다. 헛구역질한다.", "기침한다."라고 했다.

반하사심탕증半夏瀉心湯證[38]에서 "구토하면서 장腸에서 소리가 난다." 라고 했다.

시호강계탕증柴胡薑桂湯證[39]에서 "흉협胸脇이 만만하다.", "심心이 번煩하다."라고 했다.

황련탕증黃連湯證[40]에서 "배가 아프면서 토할 것 같다."라고 했다.

영감오미강신탕증苓甘五味薑辛湯證[41]에서 "기침하고, 가슴이 만하다." 라고 했다.

건강황련황금인삼탕증乾薑黃連黃芩人蔘湯證[42]에서 "구토하고 설사한다."라고 했다.

육물황금탕증六物黃芩湯證[43]에서 "헛구역질하고 설사한다."라고 했다.

이상 9개 처방에는 건강乾薑이 각각 3냥씩 들어간다.

---

35 | 人蔘湯：人蔘. 甘草. 朮. 乾薑各三兩. (類聚方, 前揭書, p.11)

36 | 通脈四逆湯：甘草二兩. 附子一枚. 乾薑二兩. (類聚方, 前揭書, p.42)

37 | 小靑龍湯：麻黃三兩. 芍藥三兩. 五味子半升. 乾薑三兩. 甘草三兩. 桂枝三兩. 半夏半升. 細辛三兩. (類聚方, 前揭書, p.21)

38 | 半夏瀉心湯：半夏半升. 黃芩. 乾薑. 人蔘各三兩. 黃連一兩. 大棗十二枚. 甘草三兩. (類聚方, 前揭書, p.53)

39 | 柴胡薑桂湯：柴胡半斤. 桂枝三兩. 乾薑三兩. 括蔞根四兩. 黃芩三兩. 牡蠣三兩. 甘草二兩. (類聚方, 前揭書, p.27)

40 | 黃連湯：黃連. 甘草. 乾薑. 桂枝各三兩. 人蔘二兩. 半夏半升. 大棗十二枚. (類聚方, 前揭書, p.55)

41 | 苓甘五味薑辛湯：茯苓四兩. 甘草. 乾薑. 細辛各三兩. 五味子半升. (類聚方, 前揭書, p.13)

42 | 乾薑黃連黃芩人蔘湯：乾薑三兩. 黃連三兩. 黃芩三兩. 人蔘三兩. (類聚方, 前揭書, p.55)

43 | 六物黃芩湯：黃芩. 人蔘各三兩. 乾薑三兩. 桂枝一兩. 大棗十二枚. 半夏半升. (類聚方, 前揭書, p.56)

梔子乾薑湯證曰. 微煩.

甘草乾薑湯證曰. 厥. 咽中乾. 煩燥吐逆.

乾薑附子湯證曰. 煩躁不得眠.

以上三方. 乾薑二兩. 一兩. 而四兩之例.
四逆湯證曰. 下利淸穀. 又曰. 手足厥冷.

以上一方. 乾薑一兩半. 而三兩之例.
桃花湯證曰. 下利.

乾薑人蔘半夏丸證曰. 嘔吐不止.

以上二方. 乾薑皆一兩. 而三兩之例.
右歷觀此諸方. 其嘔吐者. 咳者. 痛者. 下利者之等. 壹是皆水毒之結滯者也.

치자건강탕증梔子乾薑湯證[44]에서 "약간 번하다."라고 했다.

감초건강탕증甘草乾薑湯證[45]에서 "손발이 차갑고 목구멍이 마르며 번조煩躁하고 심하게 토한다."라고 했다.

건강부자탕증乾薑附子湯證[46]에서 "번조하여 잠들지 못한다."라고 했다.

이상 3개 처방에는 건강이 2냥, 1냥 또는 4냥 들어간다.

사역탕증四逆湯證[47]에서 "음식이 소화되지 않은 채 설사한다.", "손발이 심하게 차갑다."라고 했다.

이상 1개 처방에는 건강이 1냥 반 또는 3냥 들어간다.

도화탕증桃花湯證[48]에서 "설사한다."라고 했다.

건강인삼반하환증乾薑人蔘半夏丸證[49]에서 "구토가 그치지 않는다."라고 했다.

이상 2개 처방에는 건강이 1냥 또는 3냥 들어간다.

위의 여러 처방을 일일이 살펴보면 구토하는 경우, 기침하는 경우, 아픈 경우, 설사히는 경우 등 모든 경우가 수독水毒이 결체結滯된 결과다.

● 互考

孫思邈曰. 無生薑則以乾薑代之. 以余觀之. 仲景氏用生薑乾薑. 其所主治. 大

● 호고互考

손사막孫思邈은 "생강生薑이 없으면 건강으로 대체하라."라고 했다. 내가 보기에 장중경이 생강, 건강을 썼을 때 주치主治가 대체로 같았

---

44 | 梔子乾薑湯 : 梔子十四枚. 乾薑二兩. (類聚方, 前揭書, p.49)

45 | 甘草乾薑湯 : 甘草四兩. 乾薑二兩. (類聚方, 前揭書, p.41)

46 | 乾薑附子湯 : 乾薑一兩. 附子一枚. (類聚方, 前揭書, p.43)

47 | 四逆湯 : 甘草二兩. 乾薑一兩半. 附子一枚. (類聚方, 前揭書, p.41)

48 | 桃花湯 : 赤石脂一斤. 乾薑一兩. 粳米一升. (類聚方, 前揭書, p.62)

49 | 乾薑人蔘半夏丸 : 乾薑. 人蔘各一兩. 半夏二兩. (類聚方, 前揭書, p.53)

同而小異. 生薑主嘔吐. 乾薑主水毒之結滯者也. 不可混矣.

● 辨誤

本草以乾薑爲大熱. 於是世醫皆謂四逆湯方中. 薑附熱藥也. 故能溫厥冷. 非也. 按厥冷者. 毒之急迫也. 故甘草以爲君. 而薑附以爲佐. 其用薑附者. 以逐水毒也. 何熱之有.

京師二條路白山街. 有嘉兵衛者. 號近江鋪. 其男年始十有三. 一朝而下利. 及至日午. 無知其行數. 於是神氣困冒. 醫爲獨蔘湯與之. 及至日晡所. 手足厥令. 醫大懼. 用薑附益多. 而厥冷益甚. 諸醫皆以爲不治. 余爲診之. 百體無溫. 手足擗地. 煩躁而叫號. 如有腹痛之狀. 當臍有動. 手不可近. 余乃謂曰. 是毒也. 藥可以治焉. 如其死生. 則我不知之也. 雖然. 今治亦死. 不治亦死. 等死死治可乎. 親戚許諾. 乃與大承氣湯. (一貼之重十二錢) 一服不知. 復與. 厥冷則變爲熱. 三服而神色反正. 下利減半. 服十日所. 諸證盡退. 由是觀之. 醫之於事. 知此藥解此毒耳. 毒之解也. 厥冷者溫. 大熱者凉. 若以厥冷復常爲熱藥. 則大黃芒消. 亦爲熱藥乎. 藥物之寒熱溫凉. 其不可論. 斯可以知已.

지만 부분적으로 조금은 달랐다. 생강으로는 구토를 치료했고, 건강으로는 수독이 결체된 것을 치료했으니, 혼동하지 말라.

● 변오辨誤

기존 본초서에서 건강을 매우 뜨겁다고 한 이후로 세상 의사들이 모두 "사역탕四逆湯 가운데 건강·부자가 뜨거운 약이기 때문에 손발이 찬 것을 따뜻하게 할 수 있다."라고 했다. 이는 잘못된 것이다. 내가 살펴보건대 손발이 찬 것은 독이 급박한 것이므로 감초를 군약君藥으로 쓰고 건강·부자를 좌약佐藥으로 쓴 것이다. 건강·부자를 쓴 이유는 수독을 내쫓기 위해서였지 약성이 뜨겁기 때문이 아니었다.

경사京師(교토) 이조로二條路 백산가白山街에 嘉兵衛라는 사람이 있었는데 호號가 근강포近江鋪였다. 13세 된 아들이 있었는데, 어느 날 아침 설사를 시작하더니 한낮이 되어서는 횟수를 헤아릴 수도 없이 계속 설사를 했다. 이 때문에 의식이 몽롱[困冒]해져, 의사가 독삼탕獨蔘湯을 만들어 주었다. 해 질 무렵[日晡所]이 되어서는 손발이 심하게 차가워졌다. 의사가 매우 놀라서 건강·부자를 많이 썼는데 그럴수록 손발은 더욱더 심하게 차가워져 갔다. 이에 여러 의사가 모두 '불치不治'라고 했다. 내가 진찰해 보니 온몸에 온기가 없었고, 손과 발로 땅을 두드렸으며, 번조하여 소리를 지르는 모습이 마치 복통이 있는 것 같은 형상이었다. 배꼽에 손을 대보니 동기動氣가 있었는데 (아파하여) 손을 대지 못하게 했다. 나는 말했다. "이것은 독毒이므로 약藥으로 치료할 수 있지만, 아이가 죽고 사는 것은 제가 알 수 없습니다. 치료해도 죽고 치료하지 않아도 죽는다면, 그냥 죽음을 기다리느니 죽더라도 치료해 보는 것이 낫지 않겠습니까?" 친척親戚이 허락했기에 대승기탕(自註 1첩의 무게는 12돈)을 투여했다. 한 번 복용해서는 별다른 변화가 없었기에 한 번 더 투여하니 손발이 심하게 차갑던 것이 뜨겁게 되었다. 세 번째 복용하고서 안색이 정상으로 돌아왔고 설사가 반으로 줄었다. 10일쯤 복용하니 여러 증상이 모두 물러났다. 이를 근거로 보면, 의사는 의술醫術을 행할 때 이 약으로 이 독을 푼다는 것만 알면 된다. 독이 풀어지면 심하게 차갑던 것은 따뜻해지고, 많이 뜨겁던 것은 서늘해진다. 만약 손발이 심하게 차갑던 것을 따뜻하게 만들었다고 하여 뜨거운 약이라고 한다면 대황과 망초도 뜨거운 약이라고 해야 한다는 말인가? 약물藥物의 한열온량寒熱溫凉은 논할 수 없는 것임을 여기에서 알 수 있다.

● 品考

乾薑 本邦之産. 有二品.
曰. 乾生薑. 曰. 三河乾薑.
所謂乾生薑者. 余家用之.
所謂三河乾薑者. 余家不
用之.

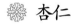 杏仁

主治胸間停水也. 故治喘
咳. 而旁治短氣. 結胸. 心
痛. 形體浮腫.

● 考徵

麻黃湯證曰. 無汗而喘.

以上一方杏仁七十個.

苓甘薑味辛夏仁湯證曰.
形腫者加杏仁.

● 품고品考

건강乾薑은 일본산에 2가지 품종이 있으니, '건생강乾生薑'과 '삼하건강三河乾薑'이다. 우리 가문에서 '건생강'은 사용하지만 '삼하건강'은 사용하지 않는다.

 # 행인杏仁

행인은 흉격간胸膈間의 정수停水를 주로 치료하기 때문에 천해喘咳[50]를 치료한다. 부수적으로 단기短氣, 결흉結胸, 심통心痛, 형체形體의 부종浮腫을 치료한다.

● 고징考徵

마황탕증麻黃湯證[51]에서 "땀이 나지 않으면서 호흡이 곤란하다."라고 했다.

이상 1개 처방에는 행인이 70개個 들어간다.

영감강미신하인탕증苓甘薑味辛夏仁湯證[52]에서 "몸이 붓는 경우에 행인을 더한다."라고 했다.

50 | 천해(喘咳) : 호흡이 곤란하며 기침하는 증상.
51 | 麻黃湯 : 麻黃三兩. 桂枝二兩. 甘草一兩. 杏仁七十個. (類聚方, 前揭書, p.18)
52 | 苓甘薑味辛夏仁湯 : 茯苓四兩. 甘草三兩. 五味半升. 乾薑三兩. 細辛三兩. 半夏半升. 杏仁半升. (類聚方, 前揭書, p.14)

以上一方. 杏仁半升.

茯苓杏仁甘草湯證曰. 胸中氣塞. 短氣.

麻黃杏仁甘草石膏湯證曰. 喘.

桂枝加厚朴杏子湯證曰. 喘.

以上三方. 杏仁皆五十個.

大靑龍湯證曰. 欬喘.

麻黃杏仁薏苡甘草湯證不具也. (說在類聚方)

以上二方. 杏仁四十個. 二兩. 而五十個之例.

大陷胸丸證曰. 結胸者. 項亦强.

走馬湯證曰. 心痛.

以上二方. 杏仁諸藥等分.

右歷觀此諸方. 杏仁主治胸間停水也明矣.

이상 1개 처방에는 행인이 반 되[半升] 들어간다.

복령행인감초탕증茯苓杏仁甘草湯證[53]에서 "가슴속에 기가 막혀서 호흡이 짧다."라고 했다.

마황행인감초석고탕증麻黃杏仁甘草石膏湯證[54]에서 "호흡이 곤란하다."라고 했다.

계지가후박행자탕증桂枝加厚朴杏子湯證[55]에서 "호흡이 곤란하다."라고 했다.

이상 3개 처방에는 행인이 각각 50개씩 들어간다.

대청룡탕증大靑龍湯證[56]에서 "해천欬喘"이라고 했다.

마황행인의이감초탕麻黃杏仁薏苡甘草湯[57]에는 해당 증상이 보이지 않는다. 自註《유취방類聚方》에 해설이 있다.[58]

이상 2개 처방에서 행인이 대청룡탕에는 40개, 마황행인의이감초탕에는 2냥兩 들어간다. 50개가 들어가는 경우도 있다.

대함흉환증大陷胸丸證[59]에서 "결흉이 있고 뒷목도 또한 뻣뻣하다."라고 했다.

주마탕증走馬湯證[60]에서 "심통"이라고 했다.

이상 2개 처방에는 행인이 다른 약들과 같은 분량으로 들어간다.

위의 여러 처방을 일일이 살펴보면 행인이 흉격胸膈의 정수를 주로 치료하는 것이 명백하다.

---

53 | 茯苓杏仁甘草湯 : 茯苓三兩. 杏仁五十個. 甘草一兩. (類聚方, 前揭書, p.12)
54 | 麻黃杏仁甘草石膏湯 : 麻黃四兩. 杏仁五十個. 甘草二兩. 石膏半斤. (類聚方, 前揭書, p.19)
55 | 桂枝加厚朴杏子湯 : 桂枝三兩. 芍藥三兩. 甘草二兩. 生薑三兩. 大棗十二枚. 加厚朴二兩. 杏子五十個. (類聚方, 前揭書, p.4)
56 | 大靑龍湯 : 麻黃六兩. 桂枝二兩. 甘草二兩. 杏仁四十個. 生薑三兩. 大棗十二枚. 石膏鷄子大. (類聚方, 前揭書, pp.21~22)
57 | 麻黃杏仁薏苡甘草湯 : 麻黃半兩. 甘草一兩. 薏苡仁半兩. 杏仁十個. (類聚方, 前揭書, p.20)
58 | 爲則按. 當有喘滿證 (類聚方, 前揭書, p.20)
59 | 大陷胸丸 : 大黃半斤. 葶藶半升. 芒硝半升. 杏仁半升. (類聚方, 前揭書, p.50)
60 | 走馬湯 : 巴豆二枚. 杏仁二枚. (類聚方, 前揭書, p.65)

● 互考

杏仁麻黃同治喘. 而有其別. 胸滿不用麻黃. 身疼不用杏仁. 其二物等用者. 以有胸滿身疼二證也.

金匱要略曰. 胸痺(云云). 茯苓杏仁甘草湯主之. 橘枳薑湯亦主之. 爲則按胸痺. 短氣. 筋惕肉瞤. 心下悸者. 茯苓杏仁甘草湯主之. 胸痺. 嘔吐. 吃逆者. 橘皮枳實生薑湯主之. 二方治一證. 非古之道也. 括蔞實條. 旣辨明之. 今不贅於玆也.

● 品考

杏仁 和漢無異品也. 製之之法. 去皮不去尖.

大棗

主治攣引强急也. 旁治咳嗽. 奔豚. 煩躁. 身疼. 脇痛. 腹中痛.

● 호고互考

행인과 마황은 둘 다 호흡곤란[喘]을 치료하지만 차이점이 있다. 흉만胸滿에는 마황麻黃을 쓰지 않고 신동身疼에는 행인을 쓰지 않는다. 마황과 행인을 같이 쓸 때는 흉만과 신동 2가지 증상이 같이 있기 때문이다.

《금궤요략金匱要略》에서 "흉비胸痺 …… 복령행인감초탕으로 치료한다. 귤피지실생강탕橘皮枳實生薑湯[61]으로도 치료할 수 있다."라고 했다. 내가 생각하기에 흉비, 단기, 근척육순筋惕肉瞤[62], 심하계心下悸가 있는 경우에는 복령행인감초탕으로 치료하고, 흉비, 구토, 딸꾹질[吃逆][63]이 있는 경우에는 귤피지실생강탕으로 치료한다. 2개의 처방이 하나의 증상을 치료한다는 말은 옛 법도[古之道]가 아니다. 괄루실括蔞實 조문에서 이미 분별하여 밝혔으므로 이제 여기에서 더 덧붙이지는 않는다.

● 품고品考

행인杏仁은 일본산과 중국산이 동일하다. 법제할 때 껍질은 제거하나 끝단[尖]은 제거하지 않는다.

대조大棗

대조는 심하게 당기고 뻣뻣하게 긴장되는 증상을 주로 치료한다. 부수적으로 해수咳嗽, 분돈奔豚, 번조煩躁, 신동身疼, 협통脇痛, 복중통腹中痛을 치료한다.

---

61 | 橘皮枳實生薑湯 : 橘皮一斤. 枳實三兩. 生薑半斤. (類聚方, 前揭書, p.60)

62 | 근척육순(筋惕肉瞤) : 근육이 부들부들 떨리는 증상. (과학백과사전종합출판사, 재편집 동의학사전, 서울, 까치, 1990, p.135)

63 | 딸국질[吃逆] : 《내경(內經)》에서는 얼(噦)이라고 했으며 금대(金代), 원대(元代), 명대(明代) 초에는 대부분 해역(咳逆)이라 했고, 명대 말기 이후에는 대개 애역(呃逆)이라고 했다.

十棗湯證曰. 引脇下痛. 又
曰. 咳煩胸中痛.

葶藶大棗湯證曰. 咳逆上氣.
喘鳴迫塞. 又曰. 不得息.

以上二方. 以大棗爲君藥.
一則十枚. 一則十二枚.

苓桂甘棗湯證曰. 欲作奔
豚.

越婢湯證不具也. (說在類
聚方)

生薑甘草湯證不具也. (說
在互考中)

以上三方. 大棗皆十五枚.

甘麥大棗湯證曰. 臟躁. 喜
悲傷.

以上一方. 大棗十枚.

小柴胡湯證曰. 頸項强. 又
云. 脇痛.

● 고징考徵

십조탕증十棗湯證[64]에서 "협하脇下가 당기면서 아프다.", "해번咳煩 · 흉중통胸中痛"이라고 했다.

정력대조탕증葶藶大棗湯證[65]에서 "기침이 심하면서 상기上氣하고, 천명喘鳴이 급박하다.", "숨쉬기 힘들다."라고 했다.

이상 2개 처방은 대조가 군약君藥이다. 십조탕에는 10매枚가 들어가고, 정력대조탕에는 12매가 들어간다.

영계감조탕증苓桂甘棗湯證[66]에서 "분돈이 일어나려고 한다."라고 했다.

월비탕越婢湯[67]에는 해당 증상이 보이지 않는다.
自註 《유취방類聚方》에 해설이 있다.[68]

생강감초탕生薑甘草湯[69]에는 해당 증상이 보이지 않는다.
自註 호고互考에 해설이 있다.

이상 3개 처방에는 대조가 각각 15매씩 들어간다.

감맥대조탕증甘麥大棗湯證[70]에서 "장조藏躁로 감정의 기복이 심하다."라고 했다.

이상 1개 처방에는 대조가 10매 들어간다.

소시호탕증小柴胡湯證[71]에서 "경항頸項이 뻣뻣하다.", "옆구리가 아프다."라고 했다.

---

64 | 十棗湯 : 芫花. 甘遂. 大戟各等分. 大棗十枚. …… 以水一升半. 先煮大棗肥者十枚. 取八合. 去滓. 內藥末. 溫服之. (類聚方, 前揭書, p.64)

65 | 葶藶大棗湯 : 葶藶搗丸如彈丸大. 大棗十二枚. (類聚方, 前揭書, p.63)

66 | 苓桂甘棗湯 : 茯苓半斤. 甘草三兩. 大棗十五枚. 桂枝四兩. (類聚方, 前揭書, p.13)

67 | 越婢湯 : 麻黃六兩. 石膏半斤. 生薑三兩. 大棗十五枚. 甘草二兩. (類聚方, 前揭書, p.22)

68 | 爲則按. 大靑龍湯證. 而無咳嗽衝逆. 有脚攣痛之證者主之. (類聚方, 前揭書, p.23)

69 | 生薑甘草湯 : 生薑五兩. 人蔘三兩. 甘草四兩. 大棗十五枚. (類聚方, 前揭書, p.40)

70 | 甘麥大棗湯 : 甘草三兩. 小麥一升. 大棗十枚. (類聚方, 前揭書, p.40)

71 | 小柴胡湯 : 柴胡半斤. 黃芩三兩. 人蔘三兩. 甘草三兩. 半夏半升. 生薑三兩. 大棗十二枚. (類聚方, 前揭書, p.24)

小建中湯證曰. 急痛.

소건중탕증小建中湯證[72]에서 "당기면서 아프다."라고 했다.

大青龍湯證曰. 身疼痛. 汗不出而煩躁.

대청룡탕증大青龍湯證[73]에서 "몸이 아프고 땀나지 않으면서 번조하다."라고 했다.

黃連湯證曰. 腹中痛.

황련탕증黃連湯證[74]에서 "배가 아프다."라고 했다.

葛根湯證曰. 項背強.

갈근탕증葛根湯證[75]에서 "뒷목과 등이 뻣뻣하다."라고 했다.

黃芩湯證不具也. (說在類聚方)

황금탕黃芩湯[76]에는 해당 증상이 보이지 않는다.
自註 《유취방類聚方》에 해설이 있다.[77]

桂枝加黃耆湯證曰. 身疼重. 煩躁.

계지가황기탕증桂枝加黃耆湯證[78]에서 "몸이 아프고, 번조하다."라고 했다.

吳茱萸湯證曰. 煩躁.

오수유탕증吳茱萸湯證[79]에서 "번조"라고 했다.

以上九方. 大棗皆十二枚.

이상 9개 처방에는 대조가 각각 12매씩 들어간다.

右歷試此諸方. 皆其所擧諸證. 而有攣引強急之狀者. 用大棗則治矣. 不則無效也. 且也十棗湯. 大棗爲君藥. 而有引痛證. 斯可以爲徵已.

위의 여러 처방을 일일이 살펴보면, 모든 처방에서 거론된 여러 증상에서 심하게 당기고 뻣뻣하게 긴장되는 모양이 있다. 대조를 쓰면 낫고 쓰지 않으면 효과가 없다. 또 십조탕에는 대조가 군약으로 들어가는데 '당기는 통증'이 있다. 여기서도 대조의 주치가 증명된다.

---

72 | 小建中湯 : 桂枝三兩. 甘草三兩. 大棗十二枚. 勺藥六兩. 生薑三兩. 膠飴一升. (類聚方, 前揭書, p.13)

73 | 大青龍湯 : 麻黃六兩. 桂枝二兩. 甘草二兩. 杏仁四十個. 生薑三兩. 大棗十二枚. 石膏鷄子大. (類聚方, 前揭書, pp.21~22)

74 | 黃連湯 : 黃連. 甘草. 乾薑. 桂枝各三兩. 人蔘二兩. 半夏半升. 大棗十二枚. (類聚方, 前揭書, p.55)

75 | 葛根湯 : 葛根四兩. 麻黃三兩. 桂枝二兩. 勺藥二兩. 甘草二兩. 生薑三兩. 大棗十二枚. (類聚方, 前揭書, p.23)

76 | 黃芩湯 : 黃芩三兩. 甘草二兩. 勺藥二兩. 大棗十二枚. (類聚方, 前揭書, p.56)

77 | 爲則按. 當有心下痞. 腹强急證. (類聚方, 前揭書, p.56)

78 | 桂枝加黃耆湯 : 桂枝三兩. 勺藥三兩. 甘草二兩. 生薑三兩. 大棗十二枚. 加黃耆二兩. (類聚方, 前揭書, p.4)

79 | 吳茱萸湯 : 吳茱萸一升. 人蔘三兩. 生薑六兩. 大棗十二枚. (類聚方, 前揭書, p.54)

甘麥大棗湯條. 有喜悲傷
證. 此毒之逼迫也. 故用大
棗. 以治攣引强急. 用甘草
小麥. 以緩迫急也.

苓桂甘棗湯條. 有奔豚證.
此其毒動而上衝. 有攣引
强急之狀者. 故用大棗也.

生薑甘草湯證曰. 咳唾涎
沫不止. 爲則按若證之人.
患胸中有攣引强急之狀.
故用大棗居多也.

爲則按仲景氏用大棗甘草
芍藥. 其證候大同而小異.
要在自得焉耳.

● 辨誤

大棗養脾胃之說. 非古也.
不取焉. 古人云. 攻病以毒
藥. 養精以穀肉果菜. 夫攻
之與養. 所主不同. 一物而
二義. 如曾晳之於羊棗. 好
而食之. 是養也. 如十棗湯
用大棗. 惡而不避. 是攻也.
無他. 嗜好之品. 而充食用
則爲養也. 而充藥物則爲
攻也. 十棗湯. 大棗爲君.

● 호고互考

감맥대조탕 조문에 "감정의 변화가 심한 증상"이 있다. 이는 독毒
이 핍박한 것이다. 그러므로 대조를 써서 심하게 당기고 뻣뻣하게 긴
장되는 증상을 치료하고, 감초와 소맥小麥을 써서 급박함을 완화시킨
다.

영계감조탕증 조문에 "분돈증奔豚證"이 있다. 이는 독이 움직여 상
충上衝하여 심하게 당기고 뻣뻣하게 긴장되는 모양이 있는 것인데, 그
때문에 대조를 쓴다.

생강감초탕증에서 "기침하면서 거품이 섞인 침을 계속 뱉는다."라
고 했다. 내가 생각하기에, 이러한 증상이 있는 사람은 가슴속에 심하
게 당기고 뻣뻣하게 긴장되는 모양이 있기 때문에 거의 다 대조를 쓴
다.

내가 생각하기에 장중경이 대조, 감초甘草, 작약芍藥을 사용하는 각
각의 증후가 대동소이大同小異한 것 같다. 3가지 약의 개별적인 특성을
알려면 스스로 터득하는 수밖에 없다.

● 변오辨誤

'대조가 비위를 기른다.'라는 말은 고법古法이 아니기 때문에 받아
들이지 않는다. 고인古人들은 "독약毒藥으로 병을 공격하고, 곡식·고
기·과일·채소로 정精을 기른다."라고 했다. 공격하는 일과 기르는
일은 목적이 같지 않다. 같은 하나의 물건도 두 가지 목적에 쓰일 수
있으니, 증석曾晳[80]이 양조羊棗[81]를 좋아하여 먹는 경우는 대조가 기르
는 일[養]에 쓰인 것이고, 십조탕에서 대조를 쓸 때 (대조를) 싫어하더
라도 피하지 않는 경우는 대조가 공격하는 일[攻]에 쓰인 것이다. 이

---

80 | 증석(曾晳): 이름[名]은 점(點). 아들 증자(曾子, 즉 曾參)와 함께 공자의 제자였다.

81 | 양조(羊棗): 대조(大棗)의 일종. 주자(朱子)는 《맹자(孟子)》〈진심장(盡心章)〉에서 양조(羊棗)에 대해 다음과 같이 주석을 달았다. 양조
(羊棗)는 열매가 작고, 색깔이 검으면서 모양은 둥글다. 양시조(羊矢棗)라고도 한다. 《맹자(孟子)》〈진심장(盡心章)〉에는 증석이 양조를
좋아했기 때문에 증석이 사망한 이후에 증자가 (먹으려고 하면 아버지가 생각나서) 양조를 먹지 않았다는 고사가 나온다[曾晳嗜羊棗,
而曾子不忍食羊棗].

而治攣引强急. 豈以爲養哉.

는 다름이 아니라, 기호품嗜好品이 식용食用으로 쓰이면 양육이 되고, 약물藥物로 쓰이면 공격이 되는 것이다. 십조탕에서 대조는 군약이면서 심하게 당기고 뻣뻣하게 긴장되는 증상[攣引强急]을 치료하는데 어찌 비위를 기르기 위해 썼다고 말할 수 있겠는가?

● 品考

大棗 漢種者爲良. 其品核小而肉厚也. 不去核而剉用之.

● 품고品考

대조大棗는 중국산이 양품良品이다. 중국산은 씨가 작고 육질이 두텁다. 씨를 제거하지 않은 채로 썰어서 쓴다.

❀ 橘皮

❀ 귤피橘皮

主治吃逆也. 旁治胸痺. 停痰.

딸꾹질을 주로 치료한다. 부수적으로 흉비胸痺와 정체된 담[停痰]을 치료한다.

● 考徵

橘皮竹茹湯證曰. 噦逆. (噦者吃之謂也)

以上一方. 橘皮二斤.

橘皮枳實生薑湯證曰. 胸痺. (說在杏仁部中)

以上一方. 橘皮一斤.

橘皮湯證曰. 噦.

● 고징考徵

귤피죽여탕증橘皮竹茹湯證[82]에서 "딸꾹질"이라고 했다.
自註 얼噦은 흘吃을 말한다.

이상 1개 처방에는 귤피가 2근斤 들어간다.

귤피지실생강탕증橘皮枳實生薑湯證[83]에서 "흉비"라고 했다.
自註 행인부杏仁部에 해설이 있다.

이상 1개 처방에는 귤피가 1근 들어간다.

귤피탕증橘皮湯證[84]에서 "딸꾹질"이라고 했다.

---

82 | 橘皮竹茹湯：橘皮二斤. 竹茹二升. 大棗三十枚. 生薑半斤. 甘草五兩. 人蔘一兩. (類聚方, 前揭書, p.60)
83 | 橘皮枳實生薑湯：橘皮一斤. 枳實三兩. 生薑半斤. (類聚方, 前揭書, p.60)
84 | 橘皮湯：橘皮四兩. 生薑半斤. (類聚方, 前揭書, p.60)

以上一方. 橘皮四兩.

茯苓飮證曰. 心胸中有停痰.

以上一方. 橘皮二兩半.

右歷觀此諸方. 主治吃逆
也明矣. 胸痺者. 停痰者.
其有吃逆之證. 則橘皮所
能治也.

● 品考

橘皮 近世間以柑子代橘皮
非也. 可撰用焉. 眞橘樹者.
余觀之于和州春日祠前.
于遠州見附驛也.

이상 1개 처방에는 귤피가 4냥兩 들어간다.

복령음증茯苓飮證[85]에서 "심흉心胸 가운데 정체된 담이 있다."라고 했다.

이상 1개 처방에는 귤피가 2냥 반 들어간다.

위의 여러 처방을 일일이 살펴보면 귤피가 딸꾹질을 주로 치료하는 것이 명백하다. 흉胸이 비痺하고 정체된 담이 있는 사람이 딸꾹질을 하는 경우에 귤피로 치료할 수 있다.

● 품고品考

요즈음 세간世間에서 감자柑子[86]로 귤피橘皮를 대용代用하는 것은 잘못이다. 가려서 써야 한다. 나는 진짜 귤나무를 화주和州 춘일사春日祠와 원주遠州[87] 견부역見附驛에서 본 적이 있다.

 吳茱萸

오수유吳茱萸

主治嘔而胸滿也.

오수유는 구토하면서 가슴이 그득한 증상을 주로 치료한다.

● 考徵

吳茱萸湯證曰嘔而胸滿.

● 고징考徵

오수유탕증吳茱萸湯證[88]에서 "구토하면서 가슴이 그득하다."라고 했다.

---

85 | 茯苓飮：茯苓. 人蔘. 朮各三兩. 枳實二兩. 橘皮二兩半. 生薑四兩. (類聚方, 前揭書, p.60)
86 | 감자(柑子)：감자밀감(柑子蜜柑). 과실이 밀감(蜜柑)보다 작다. 과실의 껍질은 얇고, 과육(果肉)은 담황색(淡黃色)이다. 신맛은 적지만 맛이 담백[淡泊]하다. 일본에서 오래전부터 재배되었다. (廣辭苑)
87 | 원주(遠州, えんしゅう)：과거 일본 지명. 원강국(遠江國, とおとうみのくに)의 다른 이름이다. 현재 정강현(靜岡縣, しずおかけん)의 서부(西部)에 해당한다. 大塚敬節은 지금의 정강현 반전시(磐田市) 견부정(見付町)에 해당한다고 했다.
88 | 吳茱萸湯：吳茱萸一升. 人蔘三兩. 生薑六兩. 大棗十二枚. (類聚方, 前揭書, p.54)

以上一方. 吳茱萸一升.

이상 1개 처방에는 오수유가 1되[升] 들어간다.

● 品考

● 품고品考

吳茱萸 無贋物.

오수유吳茱萸는 가짜가 없다.

❀ 瓜蒂

❀ 과체瓜蒂

主治胸中有毒. 欲吐而不吐也.

과체는 가슴속[胸中]에 독毒이 있는데 토하려고 해도 토하지 못하는 증상[欲吐而不吐]을 주로 치료한다.

● 考徵

● 고징考徵

瓜蒂散證曰. 胸中痞鞕. 氣上衝咽喉. 不得息者. 又曰. 心中滿而煩. 饑而不能食者. 病在胸中.

과체산증瓜蒂散證[89]에서 "가슴속이 비경痞硬하고, 기氣가 목구멍으로 상충上衝하여 제대로 숨쉬기 어려운 경우", "심중心中이 만만滿하면서 번煩하고, 배는 고픈데 먹을 수 없는 것은 병이 가슴속에 있기 때문이다."라고 했다.

以上一方. 瓜蒂一分.

이상 1개 처방에는 과체가 1푼[分] 들어간다.

● 品考

● 품고品考

瓜蒂 宗奭時珍以爲甛瓜蒂. 試之無寸效也. 又有一種. 名梸瓜. 其種殊少. 而其形如梸. 又有一種如梸瓜. 而皮上有毛者. 其始皆太苦. 而不可食也. 及熟則尤甛美. 其蒂甚苦. 有效可用. 三才圖會所謂青瓜也.

구종석寇宗奭과 이시진李時珍은 첨과체甛瓜蒂가 약으로 쓰인다고 했으나, 내가 시험해 보니 조금도 효과가 없었다. 또 한 종은 '시과梸瓜'라고 부르는데, 열매가 유달리 적고 형태는 감[梸]과 비슷하다. 다른 한 종은 시과梸瓜와 비슷하며 껍질 위에 털이 있다. 열매가 작을 때는 너무 써서 먹을 수 없다가 나중에 익으면 매우 달고 맛있게 된다. 그 꼭지[蒂]는 몹시 쓴데 약효가 있으므로 약으로 쓸 수 있다. 《삼재도회三

本邦越前之産. 是爲良也.

才圖會》[90]에서 "청과靑瓜"라고 하는 것이다. 일본 월전越前[91]에서 산출되는 것이 양품良品이다.

 桂枝

계지桂枝

主治衝逆也. 旁治奔豚. 頭痛. 發熱. 惡風汗出身痛.

계지는 충역衝逆을 주로 치료한다. 부수적으로 분돈奔豚, 두통頭痛, 발열發熱, 오풍惡風, 한출汗出, 신통身痛을 치료한다.

● 考徵

桂枝加桂湯證曰. 氣自少腹上衝心.

以上一方. 桂枝五兩.

桂枝甘草湯證曰. 其人又手自冒心. 心下悸欲得按.

桂枝甘草附子湯證不具也. (說在互考中)

苓桂甘棗湯證曰. 欲作奔豚.

● 고징考徵

계지가계탕증桂枝加桂湯證[92]에서 "기氣가 아랫배로부터 위쪽으로 심心을 찌른다."라고 했다.

이상 1개 처방에는 계지가 5냥兩 들어간다.

계지감초탕증桂枝甘草湯證[93]에서 "환자가 양손으로 깍지를 끼고 심장을 누른다. 심하心下가 계悸하기 때문에 눌러서 진정시키려고 한다."라고 했다.

계지감초부자탕桂枝甘草附子湯[94]에는 해당 증상이 보이지 않는다.

自註 호고互考에 해설이 있다.

영계감조탕증苓桂甘棗湯證[95]에서 "분돈이 일어나려고 한다."라고 했다.

---

90 | 《삼재도회(三才圖會)》: 백과사전류 서적. 여기서는 《화한삼재도회(和漢三才圖會)》(1715)를 가리킨다. 이는 중국 명(明)나라 왕기(王圻)가 저술한 《삼재도회(三才圖會)》를 본떠서 만든 책으로 1715년에 사도상순(寺島尙順)(양안(良安))에 의해서 저술되었다. 총 105권이며 여기의 청과(靑瓜)는 권100 나채류(蓏菜類)의 월과(越瓜) 항목에 월과(越瓜)의 별명(別名)으로 기재되어 있다. (大塚敬節 校注, 藥徵, 前揭書, p.283)

91 | 월전(越前): 월전국(越前國, えちぜんのくに). 과거 일본 지명. 북륙도(北陸道)에 위치했다. 현재 복정현(福井縣)의 영북(嶺北)지방과 돈하시(敦賀市)에 해당한다. (http://ja.wikipedia.org/wiki/)

92 | 桂枝加桂湯: 桂枝三兩. 芍藥三兩. 甘草二兩. 生薑三兩. 大棗十二枚. 加桂枝二兩. (類聚方, 前揭書, p.3)

93 | 桂枝甘草湯: 桂枝四兩. 甘草二兩. (類聚方, 前揭書, p.10)

94 | 桂枝甘草附子湯: 甘草二兩. 附子二枚. 朮二兩. 桂枝四兩. (類聚方, 前揭書, p.10)

95 | 苓桂甘棗湯: 茯苓半斤. 甘草三兩. 大棗十五枚. 桂枝四兩. (類聚方, 前揭書, p.13)

苓桂五味甘草湯證曰. 氣
從少腹上衝胸咽.

桂枝附子湯證不具也. (說
在互考中)

以上五方. 桂枝皆四兩.

桂枝湯證曰. 上衝. 又曰.
頭痛發熱. 汗出惡風.

苓桂朮甘湯證曰. 氣上衝
胸.

以上二方. 桂枝皆三兩.

右歷觀此諸方. 桂枝主治
衝逆也明矣. 頭痛發熱之
輩. 其所旁治也. 仲景之治
疾. 用桂枝者. 居十之七八.
今不枚舉焉.

● 互考

桂枝甘草湯證曰. 其人叉
手自冒心. 爲則按叉手自
冒心者. 以悸而上衝故也.

桂枝甘草附子湯條. 無上
衝證. 爲則按此方桂枝甘
草湯. 而加附子者也. 桂枝
甘草湯條. 有上衝證. 然則
此湯亦當有上衝證. 其脫
此證也明矣.

영계오미감초탕증苓桂五味甘草湯證[96]에서 "기氣가 아랫배로부터 위쪽으로 가슴과 목구멍을 찌른다."라고 했다.

계지부자탕桂枝附子湯[97]에는 해당 증상이 보이지 않는다.
自註 호고에 해설이 있다.

이상 5개 처방에는 계지가 각각 4냥씩 들어간다.

계지탕증桂枝湯證[98]에서 "상충上衝", "두통, 발열, 한출, 오풍"이라고 했다.

영계출감탕증苓桂朮甘湯證[99]에서 "기가 위쪽으로 가슴을 찌른다."라고 했다.

이상 2개 처방에는 계지가 각각 3냥씩 들어간다.

위의 여러 처방을 일일이 살펴보면 계지가 충역을 주로 치료하는 것이 명백하다. 두통, 발열 등은 부수적으로 치료하는 증상이다. 장중경이 질병을 치료할 때 계지를 쓴 것이 70~80% 정도 된다. 지금 일일이 거론하지는 않겠다.

● **호고互考**

계지감초탕증에서 "환자가 양손으로 깍지를 끼고 심장을 누른다[叉手自冒心]."라고 했다. 내가 생각하기에 양손으로 깍지를 끼고 심장을 누르는 이유는 심하心下가 계悸하면서 '상충'하기 때문이다.

계지감초부자탕 조문에는 상충증上衝證이 없다. 내가 생각하기에, 이 처방은 계지감초탕에 부자附子를 더한 것이다. 계지감초탕 조문에 상충증이 있다면 이 처방에도 마땅히 상충증이 있어야 한다. 계지감초부자탕 조문에서 상충증이 빠진 것이 명백하다.

---

96 | **苓桂五味甘草湯**：茯苓四兩. 桂枝四兩. 甘草三兩. 五味子半升. (類聚方, 前揭書, p.13)
97 | **桂枝附子湯**：桂枝四兩. 附子三枚. 生薑三兩. 甘草二兩. 大棗十二枚. (類聚方, 前揭書, p.5)
98 | **桂枝湯**：桂枝三兩. 芍藥三兩. 甘草二兩. 生薑三兩. 大棗十二枚. (類聚方, 前揭書, p.1)
99 | **苓桂朮甘湯**：茯苓四兩. 桂枝三兩. 朮二兩. 甘草二兩. (類聚方, 前揭書, p.13)

桂枝附子湯. 用桂枝多於
桂枝加附子湯. 而無上衝
證. 蓋闕文也. 桂枝加附子
湯條. 猶有桂枝之證. 況於
此湯而可無桂枝之證乎.

계지부자탕은 계지의 사용량이 계지가부자탕桂枝加附子湯[100]보다 많은데도 상충증이 보이지 않는다. 원래는 상충증이 있었는데 빠져 버린 것 같다. 계지가부자탕 조문에도 계지의 증상이 들어있는데 계지부자탕에 계지의 증상이 없을 수가 있겠는가?

范成大桂海志云. 凡木葉
心皆一縱理. 獨桂有兩道.
如圭形. 故字從之. 陸佃埤
雅云. 桂猶圭也. 宣導百藥.
爲之先聘通使. 如執圭之
使也. 爲則按制字之說. 范
爲得之. 蓋以其所見而言
之也. 陸則失矣. 蓋以臆測
之. 而强作之說也. 不可從
矣.

傷寒論曰. 桂枝本爲解肌.
非仲景氏之意也. 不取. 此
蓋注誤入本文者也.

宗奭曰. 漢張仲景以桂枝
湯治傷寒表虛. 是不善讀
傷寒論之過也. 傷寒論中.
間說表裏虛實. 非疾醫之

● 변오辨誤

범성대范成大[101]는 《계해지桂海志》[102]에서 "나뭇잎[木葉]의 중심에는 보통 하나의 세로무늬[縱理]가 있는데, 육계나무[桂]의 잎은 특이하게 두 줄의 세로무늬가 있는 것이 마치 홀[圭][103]의 형상 같아서 글자가 홀[圭]을 따라서 만들어졌다[104]."라고 했다. 육전陸佃[105]의 《비아埤雅》[106]에서는 "육계나무[桂]는 홀[圭]과 같다. 모든 약을 선도宣導하여 먼저 나아가는 것이 마치 홀을 잡은 사신[使] 같다."라고 했다. 내가 보기에 글자를 만든 원리에 대한 설명은 범성대가 맞다. 아마도 자기가 실제 본 것으로 말했기 때문일 것이다. 육전의 설명은 틀렸다. 근거 없이 추측하여 억지로 끼워 맞춘 설명이므로 따를 수 없다.

《상한론傷寒論》에서 "계지는 원래 해기解肌한다."라고 했다. (이는) 장중경의 본뜻이 아니기 때문에 받아들이지 않는다. 이 글은 아마도 주석[注]이 본문本文에 잘못 들어간 것 같다.

구종석寇宗奭이 말하기를 "한漢나라 장중경이 계지탕으로 상한표허傷寒表虛를 치료했다."라고 했다. 이것은 《상한론》을 제대로 읽지 못해서 한 말이다. 《상한론》에서 "표리허실表裏虛實"을 말한 것은 질의疾醫

---

100 | 桂枝加附子湯: 桂枝三兩. 芍藥三兩. 甘草二兩. 生薑三兩. 大棗十二枚. 附子一枚. (類聚方, 前揭書, p.5)

101 | 범성대(范成大): 중국 남송(南宋)의 명신(名臣). 남송 4대 시인(詩人) 중 한 명이다. 자(字)는 지능(至能), 호(號)는 석호거사(石湖居士)다. [1126~1193] (http://www.gxnews.com.cn/news/)

102 | 《계해지(桂海志)》: 범성대(范成大)가 저술한 《계해우형지(桂海虞衡志)》를 말한다. 중국 광서성(廣西省)의 산천(山川), 풍물(風物)과 소수민족의 풍속(風俗), 인정(人情)에 대해 기록했다(http://www.gxnews.com.cn/news/).

103 | 규(圭): 옥으로 만든 홀(笏). 위쪽은 둥글고 아래쪽은 사각으로 되어 있다. 고대 중국에서 천자가 제후를 봉하거나 신을 모실 때 썼다.

104 | '桂 = 木 + 圭'를 말한다.

105 | 육전(陸佃): 중국 북송(北宋) 때의 학자. [1042~1102]

106 | 《비아(埤雅)》: 육전(陸佃)의 대표적인 저작 중 하나. 동식물 265종에 대한 해설이 들어 있다(http://www.czkp.org.cn/nbeml/).

言也. 蓋後人所攙入也. 凡
仲景之用桂枝. 以治上衝
也. 桂枝湯條曰. 上衝者.
可與桂枝湯. 若不上衝者.
不可與之. 桂枝加桂湯條
曰. 氣從少腹上衝心. 又按
去桂加朮湯條曰. 小便自
利. 由是觀之. 上衝則用桂.
下降則否. 斯可以見已. 且
虛實之說. 仲景所言不失
古訓. 而後人所攙入. 則不
合古訓. 宗奭不善讀書. 而
妄爲之說. 過矣.

의 말이 아니다. 후세 사람이 끼워 넣은 것이다. 장중경이 계지를 썼던 이유는 상충증을 치료하려고 했던 것이다. 계지탕 조문에서 "상충하면 계지탕을 투여할 수 있지만, 상충하지 않으면 투여할 수 없다."라고 했다. 계지가계탕[107] 조문에서 "기가 아랫배로부터 위쪽으로 심을 찌른다[衝]."라고 했다. 또 살펴보자면, 계지거계가출탕 조문에서 "소변자리小便自利"라고 했다. 이를 근거로 살펴보면 기가 상충할 때는 계지를 썼고, 하강下降할 때는 쓰지 않았음을 비로소 알 수 있다. 허실虛實에 관한 설명에서 장중경이 말한 내용은 옛 가르침에서 벗어남이 없으나 후세 사람들이 끼워 넣은 내용은 옛 가르침에 부합되지 않는다. 구종석은 책을 제대로 읽지 아니하고서 거짓되게 말을 만들어 낸 것이므로 잘못이다.

● 品考

桂枝 氣味辛辣者. 爲上品
也. 李杲以氣味厚薄. 分桂
枝肉桂. 遂搆上行下行之
說. 是臆測也. 不可從矣.
桂枝也. 肉桂也. 桂心也.
一物而三名也. 桂心之說.
陳藏器李時珍得之.

● 품고品考

계지桂枝는 기미氣味가 맵고 얼얼한 것이 상품上品이다. 이고李杲[108]는 기미가 두터운가 얇은가에 따라 계지와 육계肉桂를 나누어 기미가 얇은 계지는 상행하고 기미가 두터운 육계는 하행한다는 이론을 만들었는데 이는 억측臆測이므로 따를 수 없다. 계지·육계·계심桂心은 한 물건인데 이름만 다른 것이다. 계심에 관한 설명은 진장기陳藏器와 이시진李時珍이 맞다.[109]

 厚朴

 후박厚朴

主治胸腹脹滿也. 旁治腹
痛.

후박은 흉복胸腹의 창만脹滿을 주로 치료한다. 부수적으로 복통腹痛을 치료한다.

---

107 | 桂枝加桂湯: 桂枝三兩. 芍藥三兩. 甘草二兩. 生薑三兩. 大棗十二枚. 加桂枝二兩. (類聚方, 前揭書, p.3)

108 | 이고(李杲): 이동원(李東垣)의 이름[名]은 고(杲)이다.

109 | 계심(桂心): 계심(桂心)은 표면에 거칠거칠한 요철(凹凸)이 있으면서 맛[味]이 없는 부분을 제거한 것이라고 진장기(陳藏器)가 설명했다. (大塚敬節 校注, 藥徵, 前揭書, p.285)

● 考徵

大承氣湯證曰. 腹脹滿. 又
曰. 腹中滿痛.

厚朴三物湯證曰. 痛而閉.

厚朴七物湯證曰. 腹滿.

厚朴生薑甘草半夏人蔘湯
證曰. 腹脹滿.

以上四方. 厚朴皆半斤.

枳實薤白桂枝湯證曰. 胸滿.

梔子厚朴湯證曰. 腹滿.

以上二方. 厚朴皆四兩.

半夏厚朴湯證曰. 咽中如
有炙臠.

以上一方. 厚朴三兩.

小承氣湯證曰. 腹大滿不
通.

以上一方. 厚朴二兩.

右歷觀此諸方. 厚朴主治

● 고징考徵

대승기탕증大承氣湯證[110]에서 "복부가 창만하다.", "뱃속이 만통滿痛하다."라고 했다.

후박삼물탕증厚朴三物湯證[111]에서 "(배가) 아프면서 (대변이) 막힌다."라고 했다.

후박칠물탕증厚朴七物湯證[112]에서 "복부가 만滿하다."라고 했다.

후박생강감초반하인삼탕증厚朴生薑甘草半夏人蔘湯證[113]에서 "복부가 창만하다."라고 했다.

이상 4개 처방에는 후박이 각각 반 근半斤씩 들어간다.

지실해백계지탕증枳實薤白桂枝湯證[114]에서 "가슴이 만하다."라고 했다.

치자후박탕증梔子厚朴湯證[115]에서 "복부가 만하다."라고 했다.

이상 2개 처방에는 후박이 각각 4냥兩씩 들어간다.

반하후박탕증半夏厚朴湯證[116]에서 "목구멍 가운데 구운 고깃덩어리가 있는 것 같다."라고 했다.

이상 1개 처방에는 후박이 3냥 들어간다.

소승기탕증小承氣湯證[117]에서 "복부가 대만大滿하여 통통하지 않는다."라고 했다.

이상 1개 처방에는 후박이 2냥 들어간다.

위의 여러 처방을 일일이 살펴보면 후박이 창만을 주로 치료하는

---

110 | 大承氣湯: 大黃四兩. 厚朴半斤. 枳實五枚. 芒硝三合. (類聚方, 前揭書, p.32)
111 | 厚朴三物湯: 厚朴八兩. 大黃四兩. 枳實五枚. (類聚方, 前揭書, p.31)
112 | 厚朴七物湯: 厚朴半斤. 甘草三兩. 大黃三兩. 大棗十枚. 枳實五枚. 桂枝二兩. 生薑五兩. (類聚方, 前揭書, p.31)
113 | 厚朴生薑甘草半夏人蔘湯: 厚朴半斤. 生薑半斤. 半夏半升. 人蔘一兩. 甘草二兩. (類聚方, 前揭書, p.55)
114 | 枳實薤白桂枝湯: 枳實四枚. 厚朴四兩. 薤白半升. 桂枝一兩. 括蔞實一枚. (類聚方, 前揭書, p.59)
115 | 梔子厚朴湯: 梔子十四枚. 厚朴四兩. 枳實四枚. (類聚方, 前揭書, p.48)
116 | 半夏厚朴湯: 半夏一升. 厚朴三兩. 茯苓四兩. 生薑五兩. 乾蘇葉二兩. (類聚方, 前揭書, p.53)
117 | 小承氣湯: 大黃四兩. 厚朴二兩. 枳實三枚. (類聚方, 前揭書, p.30)

脹滿也明矣.

게 명백하다.

● 互考

● 호고互考

厚朴三物湯條. 無腹滿證.
此湯卽大承氣湯. 而無芒
消者也. 然則有腹滿證也.
可知已. 其無芒消者. 以無
堅塊也.

후박삼물탕 조문에는 복만증腹滿證이 보이지 않는데, 이 처방은 대승기탕大承氣湯에서 망초를 뺀 것이기 때문에 실제로 복만증이 있음을 알 수 있다. 망초를 뺀 이유는 견괴堅塊가 없기 때문이다.

● 辨誤

● 변오辨誤

張元素曰. 厚朴雖除腹脹.
若虛弱人. 宜酌酌用之. 誤
則脫人之元氣也. 爲則曰.
是無稽之言也. 古語曰. 攻
病以毒藥. 方疾之漸也. 元
氣爲其所抑遏. 醫以毒藥
攻之. 毒盡而氣旺. 何怖之
有. 請擧其徵. 大承氣湯.
厚朴爲君. 而有此湯之證
者. 多乎不能食. 神氣不旺
者. 於是施以此湯. 則毒除
也. 毒除能食. 能食氣旺.
往往而然也. 厚朴脫人之
元氣. 徒虛語耳.

장원소張元素는 "후박이 비록 복창을 제거하지만 허약한 사람에게는 신중히 써야 한다. 잘못 쓰면 사람의 원기元氣를 빼앗기 때문이다."라고 했다. 나는 "이것은 근거가 없는 말이다."라고 말한다. 옛말[古語]에 "독약毒藥으로 병을 공격한다."라고 했다. 질병이 진행되어 원기가 억눌리고 막히면 의사가 독약으로 병을 공격한다. 독이 제거되면 원기가 왕성해지는데 무슨 두려움이 있겠는가? 증거가 될 만한 예를 하나 들어 보자. 대승기탕은 후박이 군약君藥인데 이 탕증湯證이 있는 사람은 먹을 수 없고 정신과 기력이 왕성하지 않은 경우가 많다. 이럴때 이 탕약을 쓰면 독이 제거된다. 독이 제거되면 먹을 수 있고, 먹을 수 있게 되면 기가 왕성해진다. 종종 이러한 일들이 있었으니, 후박이 사람의 원기를 빼앗는다는 말은 한갓 빈말일 뿐이다.

● 品考

● 품고品考

厚朴 漢産爲良. 本邦所産.
非眞厚朴也. 不堪用矣. 或
云. 本邦之産. 有二種. 其
一則冬月葉不落. 是與漢
土所産同. 比叡山有之.

중국산이 양품良品이다. 일본에서 산출되는 것은 진짜 후박厚朴이 아니므로 쓰기에 적합하지 않다. 어떤 사람이 말했다. "일본에서 나는 것에는 2가지 종류가 있는데, 그중 하나는 겨울에도 잎이 떨어지지 않는다. 이는 중국에서 나는 것과 같다. 비예산比叡山[118]에서 난다."

---

118 | 비예산(比叡山) : 일본에 있는 산 이름. 비예산(比叡山, ひえいざん)은 현재의 경도부(京都府) 경도시(京都市)의 북동부(北東部)와 자하현(滋賀縣) 대율시(大津市)의 경계에 위치한 산이다(http://ja.wikipedia.org/wiki/).

枳實

主治結實之毒也. 旁治胸滿. 胸痺. 腹滿. 腹痛.

● 考徵

枳朮湯證曰. 心下堅. 大如盤.

以上一方. 枳實七枚.

枳實芍藥散證曰. 腹痛煩滿.

以上一方. 枳實諸藥等分.

桂枝枳實生薑湯證曰. 心懸痛.

大承氣湯證曰. 腹脹滿.

厚朴三物湯證曰. 痛而閉.

厚朴七物湯證曰. 腹滿.

梔子大黃豉湯證曰. 熱痛.

지실枳實

지실은 뭉친 독[結實之毒]을 주로 치료한다. 부수적으로 흉만胸滿, 흉비胸痺, 복만腹滿, 복통腹痛을 치료한다.

● 고징考徵

지출탕증枳朮湯證[119]에서 "심하心下가 단단한데, 크기는 쟁반만 하다."라고 했다.

이상 1개 처방에는 지실枳實이 7매枚 들어간다.

지실작약산증枳實芍藥散證[120]에서 "복부가 아프고 번하며 그득하다."라고 했다.

이상 1개 처방에는 지실이 다른 약과 같은 양으로 들어간다.

계지지실생강탕증桂枝枳實生薑湯證[121]에서 "심이 매어달린 듯 아프다."라고 했다.

대승기탕증大承氣湯證[122]에서 "복부가 창만하다."라고 했다.

후박삼물탕증厚朴三物湯證[123]에서 "(복부가) 아프면서 (대변이) 막힌다."라고 했다.

후박칠물탕증厚朴七物湯證[124]에서 "복부가 그득하다."라고 했다.

치자대황시탕증梔子大黃豉湯證[125]에서 "열이 나면서 아프다."라고 했다.

---

119 | 枳朮湯 : 枳實七枚. 朮二兩. (類聚方, 前揭書, p.59)
120 | 枳實芍藥散 : 枳實. 芍藥各等分. (類聚方, 前揭書, p.58)
121 | 桂枝枳實生薑湯 : 桂枝. 生薑各三兩. 枳實五枚. (類聚方, 前揭書, p.59)
122 | 大承氣湯 : 大黃四兩. 厚朴半斤. 枳實五枚. 芒硝三合. (類聚方, 前揭書, p.32)
123 | 厚朴三物湯 : 厚朴八兩. 大黃四兩. 枳實五枚. (類聚方, 前揭書, p.31)
124 | 厚朴七物湯 : 厚朴半斤. 甘草三兩. 大棗三兩. 大棗十枚. 枳實五枚. 桂枝二兩. 生薑五兩. (類聚方, 前揭書, p.31)
125 | 梔子大黃豉湯 : 梔子十二枚. 大黃一兩. 枳實五枚. 豉一升. (類聚方, 前揭書, p.48)

以上五方. 枳實皆五枚.

이상 5개 처방에는 지실이 각각 5매씩 들어간다.

大柴胡湯證曰. 心下急. 鬱鬱微煩.

대시호탕증大柴胡湯證[126]에서 "심하가 당기고 답답하면서 약간 번하다."라고 했다.

枳實薤白桂枝湯證曰. 胸滿.

지실해백계지탕증枳實薤白桂枝湯證[127]에서 "흉부가 그득하다."라고 했다.

梔子厚朴湯證曰. 心煩. 腹滿.

치자후박탕증梔子厚朴湯證[128]에서 "심이 번하고 복부가 그득하다."라고 했다.

以上三方. 枳實皆四枚.

이상 3개 처방에는 지실이 각각 4매씩 들어간다.

小承氣湯證曰. 腹大滿不通.

소승기탕증小承氣湯證[129]에서 "복부가 크게 그득하고 (대변이) 통하지 않는다."라고 했다.

枳實梔子豉湯證不具也. (說在互考中)

지실치자시탕枳實梔子豉湯[130]에는 해당 증상이 보이지 않는다.

自註 호고(互考) 가운데 해설이 있다.

橘皮枳實生薑湯證曰. 胸痺.

귤피지실생강탕증橘皮枳實生薑湯證[131]에서 "흉부가 막혔다."라고 했다.

以上三方. 枳實皆三枚.

이상 3개 처방에는 지실이 각각 3매씩 들어간다.

右歷觀此諸方. 枳實主治結實之毒也明矣.

위의 여러 처방을 일일이 살펴보면 지실이 뭉친 독을 주로 치료하는 것이 명백하다.

● 互考

● 호고互考

仲景氏用承氣湯也. 大實大滿. 結毒在腹. 則大承氣

장중경은 승기탕承氣湯을 쓸 때 크게 실實하고 크게 그득하면서 뭉친 독이 복부에 있으면 대승기탕大承氣湯[132]을 썼는데, 이때 지실은 5매를

---

126 | 大柴胡湯 : 柴胡半斤. 黃芩三兩. 芍藥三兩. 半夏半升. 生薑五兩. 枳實四枚. 大棗十二枚. (類聚方, 前揭書, p.28)

127 | 枳實薤白桂枝湯 : 枳實四枚. 厚朴四兩. 薤白半升. 桂枝一兩. 括蔞實一枚. (類聚方, 前揭書, p.59)

128 | 梔子厚朴湯 : 梔子十四枚. 厚朴四兩. 枳實四枚. (類聚方, 前揭書, p.48)

129 | 小承氣湯 : 大黃四兩. 厚朴二兩. 枳實三枚. (類聚方, 前揭書, p.30)

130 | 枳實梔子豉湯 : 枳實三枚. 梔子十四枚. 豉一升. (類聚方, 前揭書, p.47)

131 | 橘皮枳實生薑湯 : 橘皮一斤. 枳實三兩. 生薑半斤. (類聚方, 前揭書, p.60)

132 | 大承氣湯 : 大黃四兩. 厚朴半斤. 枳實五枚. 芒硝三合. (類聚方, 前揭書, p.32)

湯. 其用枳實也五枚. 唯腹滿不通. 則小承氣湯. 其用枳實也三枚. 枳實主治結實. 斯可以見已.

枳實梔子豉湯. 其證不具也. 爲則按梔子香豉. 主治心中懊憹. 而更加枳實. 則其有胸滿之證也明矣.

● 品考

枳實 本邦所産. 稱枳實者. 不堪用也. 漢土之産. 亦多贗也. 不可不擇焉. 本草綱目諸家岐枳實枳殼. 而爲之說. 非古也. 吾則從仲景氏也.

 梔子

主治心煩也. 旁治發黃.

● 考徵

大黃消石湯證曰. 黃疸.

梔子蘗皮湯證曰. 身黃.

以上二方. 梔子皆十五枚.

썼다. 배가 그득하여 통하지 않는 증상만 있으면 소승기탕小承氣湯[133]을 썼는데, 이때는 지실을 3매 썼다. 지실이 뭉친 독을 치료함을 여기에서 볼 수가 있다.

지실치자시탕枳實梔子豉湯[134]에는 해당 증상이 보이지 않는다. 내가 생각하기에, 치자梔子와 향시香豉는 심중心中의 오뇌懊憹를 주로 치료하는데, 거기에 지실을 더했다면 흉만증胸滿證이 있음이 틀림없다고 본다.

● 품고品考

일본에서 산출되는 '지실枳實'은 쓰기에 적합하지 않다. 중국산에는 또한 가짜가 많으니 잘 골라서 써야 한다. 《본초강목本草綱目》과 여러 의사들은 지각과 지실을 나누어서 설명했는데, 내가 보기에 이는 고법古法이 아니다. 나는 장중경을 따르겠다.

치자梔子

치자는 심번心煩을 주로 치료한다. 부수적으로 발황發黃을 치료한다.

● 고징考徵

대황초석탕증大黃硝石湯證[135]에서 "황달黃疸"이라고 했다.

치자벽피탕증梔子蘗皮湯證[136]에서 "신황身黃"이라고 했다.

이상 2개 처방에는 치자가 각각 15매씩 들어간다.

---

133 | 小承氣湯：大黃四兩. 厚朴二兩. 枳實三枚. (類聚方, 前揭書, p.30)
134 | 枳實梔子豉湯：枳實三枚. 梔子十四枚. 豉一升. (類聚方, 前揭書, p.47)
135 | 大黃硝石湯：大黃. 黃柏. 硝石各四兩. 梔子十五枚. (類聚方, 前揭書, p.36)
136 | 梔子蘗皮湯：梔子十五個. 甘草一兩. 黃蘗二兩. (類聚方, 前揭書, p.48)

梔子豉湯證曰. 煩.

치자시탕증梔子豉湯證[137]에서 "번煩"이라고 했다.

梔子甘草豉湯證. 不具也.
(說在香豉部中)

치자감초시탕梔子甘草豉湯[138]에는 해당 증상이 보이지 않는다.
自註 향시부香豉部에 해설이 있다.

梔子生薑豉湯證. 不具也.
(說在香豉部中)

치자생강시탕梔子生薑豉湯[139]에는 해당 증상이 보이지 않는다.
自註 향시부에 해설이 있다.

枳實梔子豉湯證. 不具也.
(說在枳實部中)

지실치자시탕枳實梔子豉湯[140]에는 해당 증상이 보이지 않는다.
自註 지실부枳實部에 해설이 있다.

梔子厚朴湯證曰. 心煩.

치자후박탕증梔子厚朴湯證[141]에서 "심心이 번하다."라고 했다.

梔子乾薑湯證曰. 微煩.

치자건강탕증梔子乾薑湯證[142]에서 "미번微煩"이라고 했다.

茵蔯蒿湯證曰. 心胸不安.
久久發黃.

인진호탕증茵蔯蒿湯證[143]에서 "심흉心胸이 불안하다가 시간이 오래 지나서 발황한다."라고 했다.

以上七方. 梔子皆十四枚.

이상 7개 처방에는 치자가 각각 14매씩 들어간다.

梔子大黃豉湯證曰. 黃疸.

치자대황시탕증梔子大黃豉湯證[144]에서 "황달"이라고 했다.

以上一方. 梔子十二枚.

이상 1개 처방에는 치자가 12매 들어간다.

右歷觀此諸方. 梔子主治
心煩也明矣. 發黃者. 其所
旁治也. 故無心煩之證者
而用之. 則未見其效矣.

위의 여러 처방을 일일이 살펴보면 치자가 심번心煩을 주로 치료하는 것이 명백하다. 발황은 부수적으로 치료하는 증상이기 때문에 심번증心煩證이 없다면 치자를 쓰더라도 효과를 볼 수 없다.

137 | 梔子豉湯 : 梔子十四枚. 香豉四合. (類聚方, 前揭書, p.46)
138 | 梔子甘草豉湯 : 梔子十四枚. 香豉四合. 加甘草二兩. (類聚方, 前揭書, p.47)
139 | 梔子生薑豉湯 : 梔子十四枚. 香豉四合. 加生薑五兩. (類聚方, 前揭書, p.47)
140 | 枳實梔子豉湯 : 枳實三枚. 梔子十四枚. 豉一升. (類聚方, 前揭書, p.47)
141 | 梔子厚朴湯 : 梔子十四枚. 厚朴四兩. 枳實四枚. (類聚方, 前揭書, p.48)
142 | 梔子乾薑湯 : 梔子十四枚. 乾薑二兩. (類聚方, 前揭書, p.49)
143 | 茵蔯蒿湯 : 茵蔯蒿六兩. 梔子十四枚. 大黃二兩. (類聚方, 前揭書, p.48)
144 | 梔子大黃豉湯 : 梔子十二枚. 大黃一兩. 枳實五枚. 豉一升. (類聚方, 前揭書, p.48)

● 互考

栀子大黃豉湯. 栀子十二
枚. 爲則按當作十四枚. 是
栀子劑之通例也.

爲則按香豉以心中懊憹爲
主. 栀子則主心煩也.

● 辨誤

本草諸說. 動輒以五色配
五臟. 其說曰. 栀子色赤味
苦. 入心而治煩. 又曰. 栀
子治發黃黃是土色. 胃主
土. 故治胃中熱氣. 學者取
其然者. 而莫眩其所以然
者. 斯爲可矣.

● 品考

栀子 處處出焉. 剉用.

 酸棗仁

主治胸膈煩躁不能眠也.

● 호고互考

치자대황시탕에 치자가 12매 들어간다고 했는데, 내가 생각하기에
는 14매가 들어간다고 고쳐야 한다. 처방에 치자를 쓸 때 통상적으로
14매를 쓰기 때문이다.

나는 이렇게 생각한다. 향시香豉의 주치는 심중오뇌心中懊憹고, 치자
의 주치는 심번이다.

● 변오辨誤

본초서本草書에 나오는 여러 설명에서는 말만 하면 오색五色으로 오
장五臟에 배속한다. "치자의 색은 붉고 맛은 쓰기 때문에 심으로 가서
번을 치료한다."는 설명도 있고, "치자는 발황을 치료하는데 황黃은
토색土色이고 위胃는 토土를 주관하기 때문에 위중胃中의 열기熱氣를 치
료한다."는 설명도 있다. 학자는 그렇게 된 결과[其然者][145]를 취해야
지 그렇게 만든 원인[所以然][146]에 현혹되면 안 된다.

● 품고品考

도처에서 난다. 썰어서 쓴다.

산조인酸棗仁

산조인은 흉격胸膈이 번조煩躁해서 잠들지 못하는 증상을 주로 치료
한다.

---

145 | 其然者는 증상[證]을 뜻한다.
146 | 所以然은 병인(病因)을 뜻한다.

● 考徵

酸棗仁湯證曰. 虛煩不得
眠.(爲則按虛煩當作煩躁)

以上一方. 酸棗仁二升.

● 辨誤

時珍曰. 熟用不得眠. 生用
好眠. 誤矣. 眠與不眠. 非
生熟之所爲也. 乃胸膈煩
躁. 或眠. 或不眠者. 服酸
棗仁. 則皆復常矣. 然則酸
棗仁之所主. 非主眠與不
眠也. 而歷代諸醫以此立
論. 誤也. 以不知人道也.
夫人道者. 人之所能爲也.
非人之所能爲者. 非人道
也. 學聖人之道. 然後始知
之. 蓋眠者寐者. 造化之主
也. 而非人之爲也. 而煩躁
者. 毒之爲而人之造也. 酸
棗能治之. 故胸膈煩躁或
寐而少寐. 或寐而少寐. 予
不問酸棗之生熟. 用而治
之. 則煩躁罷而寤寐復故.
嗚呼悲哉. 聖人之世遠人
亡. 歷代之學者. 其解聖經.
往往以天事混之於人事.
故其論可聞. 而行不可知
也. 人而不人. 醫而不醫.
吾黨小子愼之. 勿混造化
與人事矣.

● 고징考徵

산조인탕증酸棗仁湯證[147]에서 "허번虛煩해서 잠들지 못한다."라고 했다. 自註 나는 '허번'을 '번조'로 고쳐야 한다고 생각한다.

이상 1개 처방에는 산조인이 2되[升] 들어간다.

● 변오辨誤

이시진李時珍은 "익힌 것은 불면증을 치료하고 날것은 잠이 많은 것을 치료한다."라고 했다. 잠을 잘 자고 못 자고는 (산조인을) 날것으로 쓰느냐 익혀서 쓰느냐에 달려있는 것이 아니다. 흉격이 번조한 경우에는 잠을 잘 자든 못 자든 산조인을 먹으면 정상적인 몸 상태를 회복할 수 있다. 산조인의 주치主治는 잠을 잘 자느냐 못 자느냐에 달려있지 않은데도, 역대 여러 의사들은 '잠[眠]'으로 산조인을 설명했으니 잘못이다. 인도人道를 알지 못했기 때문이다. 인도는 사람이 할 수 있는 일이다. 사람이 할 수 있는 일이 아니면 인도가 아니다. 성인聖人의 도道를 공부한 다음에야 비로소 이것을 알게 되었다. 잠들고 깨는 것은 하늘이 하는 일이지 사람이 하는 일이 아니다. 번조는 독毒이 하는 일이므로 사람이 어찌해 볼 수 있다. 산조인이 번조를 치료할 수 있기 때문에 흉격이 번조한 경우에는 잠이 너무 적으냐 많으냐에 관계없이 날 산조인이든 익힌 산조인이든 써서 치료하기만 하면 번조가 사라지고 정상 수면을 회복했다. 아 슬프구나! 성인(이 살던) 세상이 너무 오래전에 있었고 성인의 도를 전해주는 사람들이 없었으므로 역대 학자들이 성경聖經[148]을 해석할 때 종종 하늘이 하는 일[天事]을 사람이 하는 일[人事]과 혼동했다. 그러므로 말이 그럴듯하게 들리더라도 실제로 해보면 그렇게 되지 않는 경우가 많았다. 사람인데 사람이 할 수 없는 일을 한다고 하고[人而不人], 의사인데 의사가 할 수 없는 일을 한다고 하는 것[醫而不醫], 우리의 학문을 공부하는 제자들은 이것을

---

147 | **酸棗仁湯** : 酸棗仁二升. 甘草一兩. 知母二兩. 茯苓二兩. 芎藭二兩. (類聚方, 前揭書, pp.62~63)
148 | **성경(聖經)** : 여기서는 장중경의 《상한론》과 《금궤요략》을 뜻한다.

주의하여 하늘이 하는 일과 사람이 하는 일을 혼동하지 말라.

● 品考

酸棗仁 和漢共有焉. 漢産
爲良也.

● **품고**品考

산조인酸棗仁은 일본과 중국에 모두 있다. 중국산이 양품良品이다.

 茯苓

복령茯苓

主治悸及肉瞤筋惕也. 旁
治小便不利. 頭眩煩躁.

복령은 계悸와 근육이 부들부들 떨리는 증상을 주로 치료한다. 부수
적으로 소변불리小便不利, 머리의 어지럼증, 번조煩躁를 치료한다.

● 考徵

苓桂甘棗湯證曰. 臍下悸.

茯苓戎鹽湯證不具也. (說
在互考中)

茯苓澤瀉湯證不具也. (說
在互考中)

以上三方. 茯苓皆半斤.

防己茯苓湯證曰. 四肢聶
聶動.

茯苓四逆湯證曰. 煩躁.

● **고징**考徵

영계감조탕증苓桂甘棗湯證[149]에서 "배꼽 아래[臍下]가 계하다."라고
했다.

복령융염탕茯苓戎鹽湯[150]에는 해당 증상이 보이지 않는다.
自註 호고互考에 해설이 있다.

복령택사탕茯苓澤瀉湯[151]에는 해당 증상이 보이지 않는다.
自註 호고에 해설이 있다.

이상 3개 처방에는 복령이 각각 반 근半斤씩 들어간다.

방기복령탕증防己茯苓湯證[152]에서 "사지四肢가 부들부들 떨린다."라고
했다.

복령사역탕증茯苓四逆湯證[153]에서 "번조"라고 했다.

149 | **苓桂甘棗湯** : 茯苓半斤. 甘草三兩. 大棗十五枚. 桂枝四兩. (類聚方, 前揭書, p.13)

150 | **茯苓戎鹽湯** : 茯苓半斤. 朮二兩. 戎鹽彈丸大一枚. (類聚方, 前揭書, p.12)

151 | **茯苓澤瀉湯** : 茯苓半斤. 澤瀉四兩. 甘草二兩. 桂枝二兩. 朮三兩. 生薑四兩. (類聚方, 前揭書, p.15)

152 | **防己茯苓湯** : 防己三兩. 黃耆三兩. 桂枝三兩. 茯苓六兩. 甘草二兩. (類聚方, 前揭書, p.58)

以上二方. 茯苓皆六兩.	이상 2개 처방에는 복령이 각각 6냥兩씩 들어간다.
茯苓杏仁甘草湯證不具也. (說在互考中)	복령행인감초탕茯苓杏仁甘草湯[154]에는 해당 증상이 보이지 않는다. 自註 호고에 해설이 있다.
以上一方. 茯苓三兩而亦六兩之例.	이상 1개 처방에는 복령이 3냥 들어가는데, 6냥이 들어가는 예도 있다.
苓桂朮甘湯證曰. 身爲振振搖. 又云. 頭眩.	영계출감탕증苓桂朮甘湯證[155]에서 "몸이 부들부들 떨린다.", "머리가 어지럽다."라고 했다.
苓桂五味甘草湯證曰. 小便難.	영계오미감초탕증苓桂五味甘草湯證[156]에서 "소변보기가 어렵다."라고 했다.
苓薑朮甘湯證不具也. (說在互考中)	영강출감탕苓薑朮甘湯[157]에는 해당 증상이 보이지 않는다. 自註 호고에 해설이 있다.
木防己去石膏加茯苓芒消湯證. 不具也. (說同上)	목방기거석고가복령망초탕木防己去石膏加茯苓芒硝湯[158]에는 해당 증상이 보이지 않는다. 自註 호고에 해설이 있다.
小半夏加茯苓湯證曰. 眩悸.	소반하가복령탕증小半夏加茯苓湯證[159]에서 "어지럽고 계하다."라고 했다.
半夏厚朴湯證不具也. (說在互考中)	반하후박탕半夏厚朴湯[160]에는 해당 증상이 보이지 않는다. 自註 호고에 해설이 있다.
以上六方. 茯苓皆四兩. 此外苓桂劑頗多. 今不枚擧焉.	이상 6개 처방에는 복령이 각각 4냥씩 들어간다. 이 외에도 복령과 계지가 들어간 처방이 상당히 많지만 여기서 일일이 거론하지는 않겠다.

153│ 茯苓四逆湯：茯苓六兩. 人蔘一兩. 甘草二兩. 乾薑一兩半. 附子一枚. (類聚方, 前揭書, p.43)
154│ 茯苓杏仁甘草湯：茯苓三兩. 杏仁五十個. 甘草一兩. (類聚方, 前揭書, p.12)
155│ 苓桂朮甘湯：茯苓四兩. 桂枝三兩. 朮二兩. 甘草二兩. (類聚方, 前揭書, p.13)
156│ 苓桂五味甘草湯：茯苓四兩. 桂枝四兩. 甘草三兩. 五味子半升. (類聚方, 前揭書, p.13)
157│ 苓薑朮甘湯：甘草. 朮各二兩. 乾薑. 茯苓各四兩. (類聚方, 前揭書, p.12)
158│ 木防己去石膏加茯苓芒硝湯：木防己湯方内去石膏加茯苓四兩芒硝三合. (類聚方, 前揭書, p.58)
159│ 小半夏加茯苓湯：半夏一升. 生薑半斤. 茯苓三兩. (類聚方, 前揭書, p.52)
160│ 半夏厚朴湯：半夏一升. 厚朴三兩. 茯苓四兩. 生薑五兩. 乾蘇葉二兩. (類聚方, 前揭書, p.53)

茯苓甘草湯證曰. 心下悸.

복령감초탕증茯苓甘草湯證[161]에서 "심하心下가 계하다."라고 했다.

以上一方. 茯苓二兩而亦四兩之例.

이상 1개 처방에는 복령이 2냥 들어가는데, 4냥이 들어가는 경우도 있다.

茯苓飲證不具也. (說在互考中)

복령음茯苓飲[162]에는 해당 증상이 보이지 않는다.
自註 호고에 해설이 있다.

括蔞瞿麥丸證曰. 小便不利.

괄루구맥환증括蔞瞿麥丸證[163]에서 "소변小便이 불리不利하다."라고 했다.

葵子茯苓散證曰. 頭眩.

규자복령산증葵子茯苓散證[164]에서 "머리가 어지럽다."라고 했다.

眞武湯證曰. 心下悸. 頭眩. 身瞤動.

진무탕증眞武湯證[165]에서 "심하가 계하고, 머리가 어지러우며[眩], 몸이 떨린다."라고 했다.

附子湯證不具也. (說在互考中)

부자탕附子湯[166]에는 해당 증상이 보이지 않는다.
自註 호고에 해설이 있다.

桂枝去桂加苓朮湯證曰. 小便不利.

계지거계가영출탕증桂枝去桂加苓朮湯證[167]에서 "소변이 불리하다."라고 했다.

以上六方. 茯苓皆三兩.

이상 6개 처방에는 복령이 모두 3냥 들어간다.

五苓散證曰. 臍下有悸吐涎沫而癲眩.

오령산증五苓散證[168]에서 "배꼽 아래가 계하다. 거품이 섞인 침을 토하면서 어지럽다.[169]"라고 했다.

---

161 | 茯苓甘草湯 : 茯苓二兩. 桂枝二兩. 生薑三兩. 甘草一兩. (類聚方, 前揭書, p.11)

162 | 茯苓飲 : 茯苓. 人蔘. 朮各三兩. 枳實二兩. 橘皮二兩半. 生薑四兩. (類聚方, 前揭書, p.60)

163 | 括蔞瞿麥丸 : 括蔞根二兩. 茯苓. 薯蕷(山藥)各三兩. 附子一枚. 瞿麥一兩. (類聚方, 前揭書, p.17)

164 | 葵子茯苓散 : 葵子一斤. 茯苓三兩. (類聚方, 前揭書, p.12)

165 | 眞武湯 : 茯苓三兩. 芍藥三兩. 生薑三兩. 朮二兩. 附子一枚. (類聚方, 前揭書, p.46)

166 | 附子湯 : 附子二枚. 茯苓三兩. 人蔘二兩. 朮四兩. 芍藥三兩. (類聚方, 前揭書, p.46)

167 | 桂枝去桂加苓朮湯 : 芍藥三兩. 甘草二兩. 生薑三兩. 大棗十二枚. 加苓朮各三兩. (類聚方, 前揭書, p.6)

168 | 五苓散 : 猪苓十八銖. 澤瀉一兩六銖半. 茯苓十八銖. 桂枝半兩. 朮十八銖. (類聚方, 前揭書, p.15)

169 | 전현(癲眩) : 어지럼증. 《의종금감(醫宗金鑑)》 제21권에는 "전현(癲眩)의 전(癲)자는 전(巔)이어야 마땅한데, 전(巔)이란 머리이다. 의미 상으로 서로 닿아 있긴 하지만 이는 옮겨 쓰기를 잘못한 것이다[癲眩之癲字. 當是巔字. 巔者. 頭也. 文義相屬. 此傳寫之訛]."라고 했다. (동양의학대사전, 경희대학교출판국)

以上一方. 茯苓十八銖.

이상 1개 처방에는 복령이 18수銖 들어간다.

猪苓湯證曰. 小便不利. 心煩.

저령탕증猪苓湯證[170]에서 "소변이 불리하고 심心이 번煩하다."라고 했다.

桂枝茯苓丸證曰. 胎動. (說在互考中)

계지복령환증桂枝茯苓丸證[171]에서 "태동胎動"이라고 했다.
自註 호고에 해설이 있다.

以上二方. 茯苓諸藥等分.

이상 2개 처방에는 복령이 다른 약과 같은 양으로 들어간다.

右歷觀此諸方. 曰心下悸. 曰臍下悸. 曰四肢聶聶動. 曰身瞤動. 曰頭眩. 曰煩躁. 一是皆悸之類也.

위의 여러 처방을 일일이 살펴보면 "심하가 계하다.", "배꼽 아래가 계하다.", "사지가 부들부들 떨린다.", "몸이 떨린다.", "머리가 어지럽다.", "번조하다."라고 했다. 하나같이 모두 계증悸證을 수반한 증상들이다.

小便不利而悸者. 用茯苓則治. 其無悸證者而用之. 則未見其效. 然則悸者. 茯苓所主治. 而小便不利者. 則其旁治也. 頭眩煩躁亦然.

소변이 불리한 경우에 계증이 있을 때는 복령을 쓰면 바로 치료되었지만, 계증이 없을 때는 써도 효과를 볼 수 없었다. 그러므로 계증은 복령의 주치主治이고 소변불리는 부수적으로 치료하는 증상이다. 머리의 어지럼증과 번조도 마찬가지다.

● 互考

茯苓戎鹽湯. 茯苓澤瀉湯. 各用茯苓半斤. 以爲主藥. 而不擧茯苓之證. 苓桂甘棗湯. 亦用茯苓半斤. 而有臍下悸之證. 其他用茯苓爲主藥者. 各有悸眩瞤動之證. 況於二方多用茯苓. 而可無若證乎. 其證脫也必矣.
茯苓杏仁甘草湯方. 是苓桂朮甘湯. 去桂朮加杏仁者也. 然則其脫茯苓之證也明矣.

● 호고互考

복령융염탕, 복령택사탕은 각각 복령을 반 근씩 주약主藥으로 쓰고도 복령이 치료하는 증상을 거론하지 않았다. 영계감조탕에도 복령이 반 근 들어가는데 배꼽 아래에 계증이 있다. 그 밖에 복령을 주약主藥으로 쓰는 처방에는 각각 계증, 어지럼증, 떨리는 증상이 있다. 복령융염탕과 복령택사탕도 복령을 많이 쓰는데 이런 증상들이 없겠는가? 복령증茯苓證이 빠져 있음이 확실하다.

복령행인감초탕은 영계출감탕에서 계지와 출朮을 빼고 행인杏仁을 더한 것이다. 그렇다면 복령증이 빠진 것이 명백하다.

---

170 | 猪苓湯 : 猪苓. 茯苓. 阿膠. 滑石. 澤瀉各一兩. (類聚方, 前揭書, p.16)
171 | 桂枝茯苓丸 : 桂枝. 茯苓. 牡丹. 桃仁. 芍藥各等分. (類聚方, 前揭書, p.60)

苓薑朮甘湯方. 是苓桂朮甘湯. 以薑代桂者也. 而苓桂朮甘湯. 有身爲振振搖證. 此非桂之主證. 而苓之所能治也. 然則苓薑朮甘湯條. 脫此證也明矣.

木防己去石膏加茯苓芒消湯方. 是防己茯苓湯. 以黃耆甘草代人蔘芒消者. 而防己茯苓湯有四肢聶聶動之證. 是非黃耆甘草之主證. 而茯苓之所主治也. 由是觀之. 此湯脫四肢瞤動之證也明矣.
半夏厚朴湯. 是小半夏加茯苓湯. 更加厚朴蘇葉者也. 然則其脫眩悸之證也明矣.

茯苓甘草湯方. 是苓桂朮甘湯. 去朮加薑者也. 可以前例而推之.

茯苓飮以苓爲主. 而不擧其證. 以他例推之. 心下悸而痞鞕. 小便不利. 自吐宿水者. 此湯所主治也.

附子湯方. 是眞武湯. 去薑加蔘者也. 眞武湯條. 有心下悸頭眩身瞤動之證. 然則此湯之條. 脫若證也明矣.
桂枝茯苓丸證曰. 胎動在臍上. 爲則按蓋所謂奔豚也. 而不可臆測焉. 以旁例推之. 上衝心下悸. 經水有變或胎動者此丸所主也.

人蔘茯苓黃連. 其功大同而小異. 說在人蔘部中.

영강출감탕은 영계출감탕에서 계지桂枝를 빼고 건강乾薑을 넣은 것인데, 영계출감탕에는 몸[身]이 부들부들 떨리는 증상이 있다. 이는 계지가 아니라 복령이 치료하는 증상이다. 그렇다면 영강출감탕 조문에 이 증상이 빠져 있음이 명백하다.

목방기거석고가복령망초탕은 방기복령탕에서 황기와 감초를 빼고 인삼과 망초를 더한 것인데, 방기복령탕에는 사지가 부들부들 떨리는 증상이 있다. 이는 황기와 감초의 주치가 아니라 복령의 주치다. 이를 근거로 보면 이 탕의 조문에 사지가 떨리는 증상이 빠진 게 명백하다.

반하후박탕은 소반하가복령탕에 다시 후박厚朴, 소엽蘇葉을 더한 것이다. 그렇다면 반하후박탕 조문에 어지럼증과 계증이 빠진 것이 명백하다.

복령감초탕은 영계출감탕에서 출朮을 빼고 강薑을 더한 것이다. 앞의 예[172]처럼 추론해 볼 수 있다.

복령음은 복령이 주약인데도 복령증을 거론하지 않았다. 다른 예로 미루어 보자면, 심하가 계하면서 비경痞硬하고 소변이 불리하면서 오래된 물을 토하는 경우가 복령음의 주치다.

부자탕은 진무탕에서 생강生薑을 빼고 인삼人蔘을 더한 것이다. 진무탕 조문에 심하의 계증, 머리의 어지럼증, 몸이 떨리는 증상이 있으니, 부자탕 조문에서 이러한 증상이 빠져 있음이 명백하다.

계지복령환증에서 "태동이 배꼽 위에 있다."라고 했다. 내가 생각하기에, 이 증상은 아마도 '분돈奔豚'일 것이다. 다른 억측臆測을 하지 않아도 된다. 다른 예로 추론해 보자면, 상충上衝, 심하계, 월경병 또는 태동이 있는 경우에 계지복령환으로 치료한다.

인삼, 복령, 황련黃連은 각각의 공功이 대동소이하다. 해설이 인삼부人蔘部에 있다.

---

172 | 앞에 나오는 복령행인감초탕 또는 영강출감탕의 해설을 말한다. 두 처방 모두 영계출감탕에서 가감된 처방이므로 몸이 부들부들 떨리는 증상이 있을 것으로 추론된다.

● 品考

茯苓 和漢無異也. 陶弘景
曰. 仙方止云茯苓. 而無茯
神. 爲療旣同. 用之應無嫌.
斯言得之. 赤白補瀉之說.
此臆之所斷也. 不可從矣.

● 품고品考

복령茯苓은 일본산과 중국산에 차이가 없다. 도홍경陶弘景은 "선방仙方에서는 복령만을 말했지 복신茯神[173]이라는 말은 없다. 치료 효과가 같기 때문에 복령과 복신을 가릴 필요는 없다."라고 했다. 이 말이 옳다. 적복령, 백복령으로 나누어 보補한다느니 사瀉한다느니 하는 말도 근거 없이 단정한 것이니 따를 것이 못 된다.

猪苓

저령猪苓

主治渴而小便不利也.

저령은 갈증이 있으면서 소변이 불리不利한 증상을 주로 치료한다.

● 考徵

猪苓湯證曰. 渴欲飮水. 小
便不利.

猪苓散證曰. 思水者.

以上二方. 猪苓諸藥等分.

五苓散證曰. 小便不利. 微
熱消渴.

以上一方. 猪苓十八銖.

右歷觀此三方. 猪苓所主
治. 渴而小便不利也明矣.

● 고징考徵

저령탕증猪苓湯證[174]에서 "갈증이 나서 물을 마시고 싶어하며 소변이 불리하다."라고 했다.

저령산증猪苓散證[175]에서 "물을 마시고 싶은 경우"라고 했다.

이상 2개 처방에는 저령이 다른 약과 같은 분량으로 들어간다.

오령산증五苓散證[176]에서 "소변불리小便不利, 미열微熱, 소갈消渴"이라고 했다.

이상 1개 처방에는 저령이 18수銖 들어간다.

위의 3개 처방을 일일이 살펴보면 저령의 주치主治는 갈증이 있으면서 소변이 불리한 증상임이 명백하다.

---

173 | 복신(茯神) : 가운데로 소나무 뿌리를 감싸고 있는 복령.
174 | 猪苓湯 : 猪苓. 茯苓. 阿膠. 滑石. 澤瀉各一兩. (類聚方, 前揭書, p.16)
175 | 猪苓散 : 猪苓. 茯苓. 朮各等分. (類聚方, 前揭書, p.16)
176 | 五苓散 : 猪苓十八銖. 澤瀉一兩六銖半. 茯苓十八銖. 桂枝半兩. 朮十八銖. (類聚方, 前揭書, p.15)

品考

猪苓 和漢共有焉. 漢産實
者爲良也.

 水蛭

主治血證也.

考徵

抵當湯證曰. 少腹鞕滿(云
云). 又曰. 經水不利下.

抵當丸證曰. 少腹滿. 應小
便不利. 今反利者. 爲有血
也.

以上二方. 水蛭或三十箇.
或二十箇.
右觀此二方. 則水蛭之所
主治也明矣.
爲則按診血證也. 其法有
三焉. 一曰. 少腹鞕滿. 而
小便利者. 此爲有血. 而不
利者. 爲無血也. 二曰. 病
人不腹滿. 而自言腹滿也.
三曰. 病人喜忘. 屎雖鞕.
大便反易. 其色必黑. 此爲
有血也. 仲景氏診血證之
法. 不外於玆矣.

품고品考

일본과 중국에서 모두 난다. 중국산으로 실實한 것이 양품良品이다.

수질水蛭

수질은 혈증血證을 주로 치료한다.

고징考徵

저당탕증抵當湯證[177]에서 "아랫배가 경만鞕滿하다…….", "월경이 나오지 않는다."라고 했다.

저당환증抵當丸證[178]에서 "아랫배가 만滿하면 마땅히 소변小便이 불리不利해야 하는데, 소변이 시원하게 잘 나온다면 어혈이 있기 때문이다."라고 했다.

이상 2개 처방에는 수질이 30개 또는 20개가 들어간다.

위의 2개 처방을 살펴보면 수질의 주치主治가 명백하다.

내가 생각하기에, 혈증을 진단하는 방법에는 3가지가 있다. 첫째, "아랫배가 경만한 경우에 소변이 잘 통하는 것은 혈증이 있기 때문이고, 잘 통하지 않는 것은 혈증이 없기 때문이다." 둘째, "환자의 복부가 만하지 않은데도 환자 본인은 '복부가 만하다'라고 말한다." 셋째, "환자가 건망증이 심하다. 똥[屎]이 비록 딱딱하지만 대변을 보기는 의외로 쉬운데, 대변색은 반드시 검다. 이는 혈증이 있기 때문이다." 장중경이 혈증을 진단했던 방법이 여기에서 벗어나지 않는다.

---

177 | 抵當湯 : 水蛭三十個. 䗝蟲三十個. 桃仁二十個. 大黃三兩. (類聚方, 前揭書, p.35)
178 | 抵當丸 : 水蛭二十個. 䗝蟲二十五個. 桃仁二十個. 大黃三兩. (類聚方, 前揭書, p.36)

● 품고品考

水蛭 蘇恭曰. 有水蛭草蛭.
大者長尺計. 竝能咂牛馬
人血. 今俗多取水中小者.
用之大效.

소공蘇恭이 말했다. "수질水蛭과 초질草蛭이 있다. 큰 것은 길이가 1척尺정도 된다. 소, 말, 사람의 피를 모두 다 빨아먹을 수 있다. 요즈음 세간에서 물속에 사는 작은 것들을 잡아서 쓰는 경우가 많은데, 그것을 쓰면 효과가 아주 좋다."

龍骨

용골龍骨

主治臍下動也. 旁治煩驚.
失精.

용골은 배꼽 아래[臍下]의 동기動氣를 주로 치료한다. 부수적으로 번경煩驚, 실정失精을 치료한다.

● 考徵

● 고징考徵

桂枝去芍藥加蜀漆龍骨牡
蠣湯證曰. 驚狂起臥不安.

계지거작약가촉칠용골모려탕증桂枝去芍藥加蜀漆龍骨牡蠣湯證[179]에서 "깜짝 놀라 미쳐 날뛰며 자나깨나 불안해한다."라고 했다.

以上一方. 龍骨四兩.

이상 1개 처방에는 용골이 4냥兩 들어간다.

桂枝加龍骨牡蠣湯證曰.
失精. 少腹弦急.

계지가용골모려탕증桂枝加龍骨牡蠣湯證[180]에서 "실정한다. 아랫배가 팽팽하게 당긴다."라고 했다.

天雄散證闕. (說在朮部中)

천웅산天雄散[181]에는 해당 증상이 보이지 않는다.
自註 출부朮部에 해설이 있다.

蜀漆散證不具也. (說在互
考中)

촉칠산蜀漆散[182]에는 해당 증상이 보이지 않는다.
自註 호고互考에 해설이 있다.

179 | 桂枝去芍藥加蜀漆龍骨牡蠣湯：桂枝三兩. 甘草二兩. 生薑三兩. 牡蠣五兩. 大棗十二枚. 蜀漆三兩. 龍骨四兩. (類聚方, 前揭書, p.7)
180 | 桂枝加龍骨牡蠣湯：桂枝三兩. 芍藥三兩. 甘草二兩. 生薑三兩. 大棗十二枚. 加龍骨牡蠣各三兩. (類聚方, 前揭書, p.46)
181 | 天雄散：天雄三兩(當作三枚) 朮八兩. 桂枝六兩. 龍骨三兩. (類聚方, 前揭書, p.46)
182 | 蜀漆散：蜀漆. 雲母. 龍骨各等分. (類聚方, 前揭書, p.63)

以上三方. 龍骨三兩. 或諸
藥等分.

시호가용골모려탕증柴胡加龍骨牡蠣湯證[183]에서 "번경煩驚"이라고 했다.

柴胡加龍骨牡蠣湯證曰.
煩驚.
以上一方. 龍骨一兩. (說在
外傳中)

이상 1개 처방에는 용골이 1냥 들어간다.

自註《외전外傳》에 해설이 있다.

桂枝甘草龍骨牡蠣湯證曰.
煩躁.

계지감초용골모려탕증桂枝甘草龍骨牡蠣湯證[184]에서 "번조煩躁"라고 했다.

以上一方. 龍骨二兩而亦
四兩之例.

이상 1개 처방에는 용골이 2냥 들어가는데, 4냥이 들어가는 경우도 있다.

右歷觀此諸方. 龍骨所治
驚狂煩躁失精也. 無容疑
者. 爲則每値有其證者. 輒
用之而間有無效者. 於是
乎中心疑之. 居數歲始得
焉. 其人臍下有動. 而驚狂.
或失精. 或煩躁者. 用龍骨
劑. 則是影響. 其無臍下動
者而用之. 則未見其效. 由
是觀之. 龍骨之所主治者.
臍下之動也. 而驚狂失精
煩躁. 其所旁治也. 學者審
諸.

위의 여러 처방을 일일이 살펴보면 용골이 치료하는 증상은 경광驚狂, 번조, 실정임을 의심할 수 없다. 나는 매번 이런 증상이 있는 경우에 바로 용골을 썼다. 그런데 간혹 효과가 없는 경우가 있었다. 이에 마음속으로 의심하면서 몇 해를 보내다가 비로소 알게 되었다. 환자한테 배꼽 아래에 동기動氣가 있으면서 경광 또는 번조, 실정의 증상이 같이 있을 때 용골이 들어간 처방을 쓰면 바로 효과가 나지만, 배꼽 아래에 동기가 없는 경우에는 용골을 써도 효과를 볼 수 없었다. 이를 근거로 보면 용골의 주치主治는 배꼽 아래의 동기이고 경광, 실정, 번조는 부수적으로 치료하는 증상이다. 학자들은 이 점을 살펴라.

● 互考

● 호고互考

蜀漆散條. 所謂瘧者. 是寒
熱發作有時也. 而其有臍
下動者. 此散所主治也. 無
臍下動者而用之. 則未見
其效也.

촉칠산蜀漆散 조문의 "학瘧"은 한열寒熱의 발작發作에 시기가 있는 것이다. 배꼽 아래에 동기가 있다면 촉칠산으로 치료되지만, 배꼽 아래에 동기가 없다면 써도 효과를 볼 수 없다.

---

183 | 柴胡加龍骨牡蠣湯 : 半夏二合. 大棗六枚. 柴胡四兩. 生薑. 人蔘. 龍骨. 鉛丹. 桂枝. 茯苓各一兩半. 大黃二兩. 牡蠣一兩半. (類聚方, 前揭書, p.28)

184 | 桂枝甘草龍骨牡蠣湯證 : 桂枝一兩. 甘草二兩. 牡蠣二兩. 龍骨二兩. (類聚方, 前揭書, p.10)

● 辨誤

龍骨之說. 或曰斃也. 或曰石也. 諸說終無有一定也. 爲則按譬如人物乎. 父精母血. 相因爲體. 人人而所知也. 雖然. 果然之與不. 孰究論之. 龍骨亦然. 究論何益之有. 至知其效用. 則此可論也可擇也. 不可不知矣.

● 변오辨誤

용골에 대해서 어떤 사람은 "죽은 동물의 뼈다[斃]."라 하고, 어떤 사람은 "돌[石]이다."라고 하는 등 여러 학설이 분분하여 결국은 한 가지 결론을 얻지 못했다. 내가 생각하기에 사람에 비유해 볼 수 있을 것 같은데, 아버지의 정[父精]과 어머니의 혈[母血]이 서로 만나서 인체[體]가 되는 것은 모든 사람이 알고 있는 사실이지만 정말로 아버지의 정과 어머니의 혈이 만나는지 아닌지를 누가 끝까지 파헤쳐서 결론을 낼 수 있겠는가? 용골 또한 그러하다. 끝까지 따져서 결론을 내리는 것이 무슨 이익이 되겠는가? (그러나) 용골의 효능에 대해서는 결론을 낼 수도 있고 시비是非를 가려볼 수도 있으므로 반드시 알아야 한다.

● 品考

龍骨 以能化者爲上品也. 有半骨半石之狀者. 是未化也. 取龍骨法. 如取石膏法也. 打碎用之.

● 품고品考

용골龍骨은 완전히 돌같이 변한 것이 상품上品이다. 반은 뼈고 반은 돌인 상태인 것은 아직 완전히 변하지 않은 것이다. 용골을 채취하는 법은 석고를 채취하는 법과 같다. 두드려 깨서 사용한다.

牡蠣

主治胸腹之動也. 旁治驚狂. 煩躁.

모려牡蠣

모려는 흉부와 복부의 동기動氣[185]를 주로 치료한다. 부수적으로 경광驚狂, 번조煩躁를 치료한다.

---

185 | 동기(動氣) : 이 책에서는 동(動)을 동기(動氣)로 번역한 경우가 많다. 이렇게 번역하게 된 이유는 《藥徵》 마황부(麻黃部)에 "모려는 동기를 치료한다[牡蠣治動氣]."는 말이 보이기 때문이다.

● 考徵

桂枝去芍藥加蜀漆龍骨牡
蠣湯證曰. 驚狂起臥不安.

以上一方. 牡蠣五兩.

牡蠣湯證不具也. (說在互
考中)

以上一方. 牡蠣四兩.

牡蠣澤瀉散證不具也. (說
在互考中)

以上一方. 牡蠣諸藥等分.

柴胡薑桂湯證曰. 微煩.

以上一方. 牡蠣三兩.

桂枝甘草龍骨牡蠣湯證曰.
煩躁.
以上一方. 牡蠣二兩而亦
四兩之例.

柴胡加龍骨牡蠣湯證曰.
煩驚.
以上一方. 牡蠣一兩半. (說
在外傳中)

右歷觀此諸方. 牡蠣所治.
驚狂煩躁. 似與龍骨無復
差別. 爲則從事於此也. 久

● 고징考徵

계지거작약가촉칠용골모려탕桂枝去芍藥加蜀漆龍骨牡蠣湯證[186]에서 "놀라서 미쳐 날뛰며 자나깨나 불안해한다."라고 했다.

이상 1개 처방에는 모려가 5냥兩 들어간다.

모려탕牡蠣湯[187]에는 해당 증상이 보이지 않는다.
自註 호고互考에 해설이 있다.

이상 1개 처방에는 모려가 4냥 들어간다.

모려택사산牡蠣澤瀉散[188]에는 해당 증상이 보이지 않는다.
自註 호고에 해설이 있다.

이상 1개 처방에는 모려가 다른 약과 같은 분량으로 들어간다.

시호강계탕증柴胡薑桂湯證[189]에서 "미번微煩"이라고 했다.

이상 1개 처방에는 모려가 3냥 들어간다.

계지감초용골모려탕증桂枝甘草龍骨牡蠣湯證[190]에서 "번조"라고 했다.

이상 1개 처방에는 모려가 2냥 들어가는데, 4냥이 들어가는 경우도 있다.

시호가용골모려탕증柴胡加龍骨牡蠣湯證[191]에서 "번경煩驚"이라고 했다.

이상 1개 처방에는 모려가 1냥 반兩半이 들어간다.
自註 《외전外傳》에 해설이 있다.

위의 여러 처방을 일일이 살펴보면 모려가 치료하는 증상은 경광, 번조다. 용골龍骨과 차이점이 없는 것 같다. 내가 약물 연구에 종사한

---

186 | 桂枝去芍藥加蜀漆龍骨牡蠣湯: 桂枝三兩. 甘草二兩. 生薑三兩. 牡蠣五兩. 大棗十二枚. 蜀漆三兩. 龍骨四兩. (類聚方, 前揭書, p.7)

187 | 牡蠣湯: 牡蠣四兩. 麻黃四兩. 甘草二兩. 蜀漆三兩. (類聚方, 前揭書, p.20)

188 | 牡蠣澤瀉散: 牡蠣. 澤瀉. 括蔞根. 蜀漆. 葶藶. 商陸根. 海藻. 各等分. (類聚方, 前揭書, p.17)

189 | 柴胡薑桂湯: 柴胡半斤. 桂枝三兩. 乾薑三兩. 括蔞根四兩. 黃芩三兩. 牡蠣三兩. 甘草二兩. (類聚方, 前揭書, p.27)

190 | 桂枝甘草龍骨牡蠣湯證: 桂枝一兩. 甘草二兩. 牡蠣二兩. 龍骨二兩. (類聚方, 前揭書, p.10)

191 | 柴胡加龍骨牡蠣湯: 半夏二合. 大棗六枚. 柴胡四兩. 生薑. 人蔘. 龍骨. 鉛丹. 桂枝. 茯苓各一兩半. 大黃二兩. 牡蠣一兩半. (類聚方, 前揭書, p.28)

之始知牡蠣治胸腹之動矣.
學者亦審諸.

● 互考

牡蠣黃連龍骨. 同治煩躁.
而各有所主治也. 膻中黃
連所主也. 臍下龍骨所主
也. 而部位不定. 胸腹煩躁
者. 牡蠣所主也.

牡蠣湯條曰. 癧. 牡蠣澤瀉
散條曰. 有水氣. 其所舉之
證. 蓋不具也. 以他例推之.
喘急息迫. 而胸中有動者.
牡蠣湯主之也. 身體水腫.
腹中有動. 渴而小便不利
者. 牡蠣澤瀉散主之也. 學
者審諸.

● 品考

牡蠣 殼之陳久者爲良也.
余家今用出于藝州者也.
坊間所鬻者. 不堪用也.

藥徵卷之下終

지 오래되어서야 비로소 모려가 '흉부와 복부의 동기'를 치료한다는
것을 알게 되었다. 학자들은 이 점을 잘 살펴라.

● 호고互考

모려, 황련黃連, 용골龍骨은 모두 번조를 치료하지만 각각 주치主治하
는 부위部位가 다르다. 가슴 중간[192]은 황련이 주치하는 부위이고, 배
꼽 아래는 용골이 주치하는 부위이며, 부위가 정해지지 않은 흉부와
복부의 번조는 모려가 주치한다.

모려탕 조문에서 "학癧"이라 했고, 모려택사산 조문에서 "수기水氣
가 있다."라고 했으나 거론한 증상에 빠뜨린 게 있는 것 같다. 다른 예
를 근거로 추론해 보자면, 천식喘息이 급박急迫하면서 가슴속에 동기
가 있는 경우는 모려탕으로 치료하고, 신체身體가 수종水腫한데 뱃속
에 동기가 있고 갈증이 나면서 소변이 불리不利한 경우는 모려택사산
으로 치료한다. 학자들은 이 점을 잘 살펴라.

● 품고品考

모려牡蠣는 껍질이 오래된 것이 좋다. 우리 가문에서는 요즈음 예주
藝州[193]에서 산출된 것을 쓴다. 길거리에서 파는 것은 쓸 만하지 않다.

---

192 | 《藥徵》 황련부(黃連部)에서 황련이 주치하는 부위는 심중(心中)으로 되어 있으므로 전중(膻中)을 가슴 중간으로 해석했다.
193 | 예주(藝州, げいしゅう): 안예국(安藝國, あきのくに)의 다른 이름이다.

藥徵 跋

약징藥徵 발跋

蓋古書之貴於世. 以施諸今. 而有徵也. 其古雖迨於詩書. 言之與實背馳. 則不足貴矣.

고서古書가 세상에서 귀하게 여겨지는 이유는 지금 시행해도 그대로 들어맞기 때문이다. 《시경詩經》, 《서경書經》만큼 오래된 책일지라도 그 내용이 실제와 부합되지 않는다면 귀하게 여겨지지 않을 것이다.

本草之書. 傳於世也雖邈焉. 鑿說之甚. 辨折以胸臆. 引據以神仙. 其言巧而似於是. 其理違而遠乎實. 游斷謀謀. 不異趙括之論兵也.

본초서本草書가 세상에 전해진 지 오래되었지만 이치에 맞지 않는 말들이 너무 많다. 근거 없이 판단하여 결론내리고, 신선神仙을 인용하여 근거로 삼았다. 그 말이 교묘하여 진실과 비슷해 보이지만, 이치에 어긋나서 실제와 거리가 멀다. 근거 없이 단정하는 말이 끝없이 이어지는 게 조괄이 전술을 논하는 것[194]과 다르지 않다.

先考東洞翁. 於是作藥徵. 孜孜效驗. 訂繩謬誤. 揣權宜. 精異同. 雖頗窮經旨. 未嘗有如本草說多能者. 然循其運用之變. 奏異功. 則殆如天出. 而俏性多能. 是方之功. 而非一物之能也.

선고先考 吉益東洞 옹께서 이 때문에 《藥徵》을 지으셨다. 약의 효험效驗을 살펴서 검증하고, 오류를 바로 잡고, 중도中道에 맞는지 헤아려, 무엇이 다르고 무엇이 같은지를 정밀히 연구하셨다. 경經[195]의 뜻을 열심히 연구하셨으나 다른 본초 서적들처럼 하나의 약물이 여러 가지 능력을 가진다고 말하는 경우는 없었다. 그러나 약물의 운용運用에 변화를 주면 다른 효과를 드러내게 되나니, 약이 원래 그런 효과를 가진 것처럼 보이고, 하나의 약물이 여러 가지 능력을 갖는 것처럼 보이기도 한다. (그러나) 이것은 처방의 효능이지 한 가지 약물의 능력이 아니다.

夫陽燧取火於日. 方諸取

양수陽燧[196]는 해[日]에서 불을 얻고, 방저方諸[197]는 달[月]에서 물[露]

---

194 | 조괄이 전술을 논함[趙括之論兵] : 탁상공론을 뜻한다. 위(魏)나라 장군(將軍) 조사(趙奢)는 전투에 능한 사람이었지만, 그의 아들 조괄(趙括)과 병법에 관한 논쟁을 할 때는 언제나 아들이 이겼다. 아버지는 탁상에서 논하는 것과 실제 전투는 다르다고 말하며 걱정했었는데, 결국 조괄(趙括)은 위나라의 대장(大將)이 되어 진(秦)나라와 싸움을 벌이다가 대패(大敗)하여 자살했다. 이는 《사기(史記)》〈염파인상여열전(廉頗藺相如列傳)〉에 나오는 내용이다. (大塚敬節 校注, 藥徵, 前揭書, p.294)

195 | 경(經) : 장중경의 《상한론》과 《금궤요략》을 뜻한다.

196 | 양수(陽燧) : 태양에서 불을 얻던 동으로 만든 거울. 《회남자(淮南子)》〈천문훈(天文訓)〉에 "양수가 태양을 보면 타올라 불이 되고, 방저가 달을 보면 이슬이 맺혀 물이 된다[陽燧見日. 則燃而爲火. 方諸見月. 則津而爲水]."라고 했다. (大塚敬節 校注, 藥徵, 前揭書, p.295)

露於月. 而浮雲蓋其光. 則水火忽不可致也. 而終日握陽燧. 不得溫手. 終夜 方諸. 不能止渴. 方諸陽燧. 雖致水火. 責之以其能而不獲者. 非自然之能也. 自然之能出乎天. 而不假他力. 法用之功成乎人. 而不能獨立. 不可苟混焉.

을 얻지만, 구름이 달빛과 햇빛을 가리면 갑자기 물[水]과 불[火]을 얻을 수 없게 된다. 하루 종일 양수를 잡고 있어도 손을 따뜻하게 할 수 없고, 밤새도록 방저를 핥아도 갈증을 멎게 할 수 없다. 방저와 양수가 물과 불이 생기도록 하는 물건이지만, 그것으로 물과 불을 만들어 보려고 애를 써도 물과 불을 얻을 수 없는 것은 원래 자기가 가진 능력이 아니기 때문이다. 원래 자기가 가진 능력은 하늘에서 나온 것이기 때문에 다른 힘을 빌리지 않는다. 약재를 법에 맞게 운용하여 생긴 효능은 잘 운용한 사람 덕분에 생긴 것이지 약재가 원래 가지고 있던 능력이 아니므로 혼동하면 안 된다.

本草辨其所以. 而不識其實. 主治混淆. 的證難分. 莫法之可以據. 載籍雖古. 豈足尊信哉.

본초서들은 약의 원리를 탐구했으나 약의 실질을 알지 못했고, 주치主治가 어지럽게 섞여 있어서 적증的證을 잡아내기가 어렵기 때문에 믿고 의지할 만한 법이 되지 못한다. 책이 나온 지가 아주 오래되었다고 하더라도 어찌 떠받들고 믿을 수 있겠는가?

先考之於藥徵也. 主治頗詳明. 不道陰陽. 不拘五材. 以顯然之證. 徵於長沙之法. 推功之實. 審事之狀. 闡衆之所未發. 以燭乎冥行之徒. 誠扁鵲之遺範也. 其書之已成. 受業者奉之. 屢請刊行. 翁喟然歎曰. 過矣. 刊行何急. 世所刊之書. 後欲廢者. 往往有之. 皆卒然之過也. 藥論者. 醫之大本. 究其精良. 終身之業也. 今刊未校之書. 傳乎不朽. 爲人戮笑. 寧蠹滅於匱中. 終不許焉.

선고先考께서는 《藥徵》에서 약의 주치를 상당히 상세히 밝히셨는데, 음양陰陽을 말하지 않으셨고, 오행[五材]에 구애되지 않으셨으며, 명백히 드러나는 증상[證]으로 장중경張仲景의 법도에서 증거를 찾으셨다. 약의 실제 효능으로 추론하여 실제 병의 상태를 살피셨다. 여러 사람이 밝히지 못한 것을 밝혀서 어두운 길을 가는 사람들에게 등불이 되어 주셨으니, 진실로 편작扁鵲이 남긴 법이다. 책이 완성되었을 때 가르침을 받은 사람들이 책을 칭송하면서 간행刊行하기를 여러 번 청했는데, 선고先考께서 탄식하시며 "(급한 마음이) 지나치구나! 간행을 어찌 서두를 것인가? 세상에 간행된 책들 가운데 뒷날 없애고 싶은 것이 종종 있었던 것은 모두 갑작스럽게 간행하려 했던 마음이 지나쳤기 때문이다. 약藥을 논하는 일은 의학의 큰 근본이니, 정밀하고 진실함을 끝까지 추구하는 것은 죽을 때까지 해야 할 일이다. 지금 교정도 제대로 되지 않은 책을 간행하여 후세에 전하여 사람들에게 멸시당하고 웃음거리가 되느니 차라리 상자 안에서 좀이 슬어 사라지는 편이 낫다."라고 하시고는 끝까지 허락하지 않으셨다.

---

197 | 방저(方諸) : 달에서 물을 얻는 거울. 방(方)은 사각(四角)을 뜻하고, 저(諸)는 거울을 뜻한다. 옛날에는 달밤에 거울을 내어놓아 이슬을 맺히게 하여, 그것을 명수(明水)라 하고 신성한 물이라 생각했다. (大塚敬節 校注, 藥徵, 前揭書, p.295)

翁卒. 曁于今十有二年. 遂
命劂剞之師. 刊行之于世
矣.

天明甲辰之冬十一月朔
男 猷 謹題

선고先考께서 돌아가신 지 이미 12년이 지난 지금에야 마침내 책을 출판하는 사람에게 부탁하여 세상에 간행하노라.

천명天明[198] 갑진년甲辰年[199] 겨울 11월 초하루에

아들[男] 유猷가 삼가 제題합니다[200].

198 │ 천명(天明) : 1781~1789
199 │ 1784년
200 │ 유(猷) : 吉益南涯(よしますなんがい)의 시호(諡號).

후기後記

吉益東洞(1702~1773)은 일본 강호시대江戶時代(에도시대)에 경도京都(교토)를 중심으로 활약했던 고방파古方派 의학자다. 후세방後世方을 철저하게 비난하며 고의방古醫方을 주창主昌했고, 《방극方極》, 《유취방類聚方》, 《약징藥徵》 등 다수의 한의학 관련 저서를 남겼다.

일본의학사日本醫學史에서 吉益東洞이 담당했던 역할은 일본의 복진腹診을 확립시키면서 복잡한 중국의학을 일본식 의학으로 간략화시킨 것이었다.

《藥徵》은 吉益東洞이 마지막으로 저술한 서적으로서 기존 본초서의 틀을 완전히 탈피한 본초서이며, 吉益東洞의 저술 중 후대에 가장 강력한 영향을 미친 것으로 평가되고 있다. 《藥徵》을 통해 본 吉益東洞의 의학사상은 크게 질병관, 치료관, 약물관, 의사관, 의학관으로 나누어 볼 수 있다.

병病이란 체내에 독毒이 발생한 상태이다. 독은 원기元氣의 흐름을 억눌러 막는다. 체내에 독이 새로 생긴 '사기성즉실邪氣盛則實' 상태는 병이기 때문에 약을 써야 치료가 되지만, 독이 없이 정精만 허한 '정기탈즉허精氣奪則虛' 상태는 병이 아니기 때문에 음식만으로도 낫는다. 이것이 吉益東洞의 질병관이다.

치료治療란 약으로 병독을 공격해서 체외로 몰아내는 것이다. 약이 병독에 적중하면 명현瞑眩 반응이 일어난다. 명현이란 병독이 체외로 배출될 때 일어나는 인체의 반응이다. 약을 병독에 제대로 적중시키기 위해서는 병인病因이나 병명病名이 아니라 증상[證]에 따라서 치료해야 한다. 이것이 吉益東洞의 치료관이다.

약은 독이다. 독약에는 보補하는 능력이 없다. 독이 바로 약효이므로 법제法製는 해독이 아니라 독을 배가시킬 때만 하는 것이다. 하나의 약물에는 하나의 주치主治가 있다. 주치만 맞으면 독한 약도 인체를 손상시키지 않는다. 약의 온열량한溫熱凉寒은 알 수 있는 것이 아니므로 약을 쓰는 기준이 될 수 없다. 이것이 吉益東洞의 약물관이다.

질의疾醫는 질병을 치료하는 의사다. 질의가 하는 일은 약독藥毒으로 병독을 푸는 일밖에 없다. 질의는 하늘이 하는 일을 자신의 공功으로 돌리지 않는다. 이것이 吉益東洞의 의사관醫師觀이다.

의학은 공리空理가 아니라 실사實事를 행하는 것이다. 아는 것을 안다 하고 보이는 것을 보인다고 하는 것이다. 의학의 진리는 옛말[古語], 옛 가르침[古訓], 옛 법도[古之道] 속에 있다. 《상한론》, 《금궤요략》, 《소문》, 《영추》 등 고전 의서醫書를 통해 의학을 공부한다는 것은 고전 의서의 내용을 맹목적으로 믿고 따르는 것이 아니다. 고전 의서 안에 남아있는 옛 법도를 찾아내서 따르고 옛 법도가 아닌 것은 버리고 따르지 않는 것이다. 음양오행陰陽五行, 오운육기五運六氣 등은 근거 없는 이론이므로 의학에 도움이 되지 않는다. 이것이 吉益東洞의 의학관이다.

다음은 《藥徵》 이외의 저술에서 보이는 의학사상이다.

'만병유일독萬病唯一毒'은 '모든 병은 하나의 독이 만든다.'라는 뜻으로서 吉益東洞의 의학사상을 대표하는 말이다. 吉益東洞 스스로 '만병유일독'을 알게 되고 체득하게 되는 과정을 득도得道의 과정으로 생각했다. 《藥徵》 서문에 보이는 "병은 독이다."라는 말은 '만병유일독'을 의미하는 것으로 사료된다.

독의 움직임과 고요함은 吉益東洞의 질병관과 치료관을 이해하는 데 있어서 중요한 개념이다. 吉益東洞은 발병할 때도 독이 움직이지만 명현하면서 나으려고 할 때도 독이 움직이며, 독이 강하게 움직이면 위급한 증상이 발생하고, 독이 미약하게 움직이면 완만한 증상이 발생하며, 몸 안에 독이 있더라도 움직이지 않고 고요하면 증상이 발생하지 않는다고 했다.

吉益東洞은 독을 병인이라고 직접적으로 말한 적이 없지만 그의 대표 이론인 '만병유일독'은 바로 독이 모든 병의 원인이라고 말한 것이다. 질병을 치료할 때 "병인에 구애되지 마라."라고 했던 말의 실질적인 의미는 '독 이외의 다른 병인에 구애되지 마라.' 또는 '고려해야 할 병인은 독밖에 없다.'는 말이라고 사료된다.

吉益東洞은 질병을 치료할 때 병독의 위치를 파악하는 것을 중시했다. 증상 가운데 병독의 위치를 알려주는 증상을 주증主證 또는 본증本證이라고 하는데 이것은 《藥徵》의 주치主治에 해당한다. 병독의 위치와 무관한 증상을 표증標證 또는 객증客證이라고 하는데 이것은 《藥徵》의 방치旁治에 해당한다.

吉益東洞은 처방을 결정할 때 흉·복부의 증상인 복증腹證과 흉·복부 이외의 증상인 외증外證을 중시했는데 둘 가운데 복증을 더욱 중시했다. 복증을 통해서 독의 위치를 알아내고 독의 위치에 따라 처방했기 때문이었다. 맥증脈證에는 비중을 거의 두지 않았다. 복증을 중시하는 진료 경향은 실제 임상기록인 《건수록建殊錄》에서도 확연히 드러난다.

吉益東洞은 독이 발생하지 않으면 몸이 병들지 않는다고 보았다. 그러므로 질병을 예방하는 방법은 당연히 몸속에 독이 생기지 않도록 하는 것이었다. 성인聖人이 만든 예절에 따라서 음식飮食과 정욕情欲을 절제하는 삶을 살면 몸 안에 독이 발생하지 않기 때문에 병에 걸리지 않는다고 했다.

이상은 《藥徵》 이외의 책册에 보이는 吉益東洞의 의학사상이다.

吉益東洞은 고방파 의학 이전에 존재하던 이주의학李朱醫學, 즉 금원의학金元醫學의 이론적 틀인 음양오행과 오운육기를 부정하면서 독과 독이 만드는 증상, 증상에 맞으면 독을 내보내는 약물이라는 간단한 의학이론으로 1700년대 중·후반에서 1800년대 전반까지 일본의 한의학계를 주름잡았다. 《藥徵》을 독해하는 것은 吉益東洞 의학사상의 이해를 넘어 중국 한의학의 일본화日本化와 근세 일본 한의학의 특징을 이해하는 지름길이 될 수 있을 것이다.

吉益東洞은 한의학을 연구하면서 당시 일본 한의학계를 지배하던 음양오행, 오운육기 등의 추상적인 이론을 배제하고 약과 증상을 직접적으로 연결시키기 위해 노력했으며, 그러한 과정을 통해 하나의 약물은 단 하나의 증상만을 치료하는 것으로 결론지었다. 이러한 의학사상은 구체적이고 경험적인 사물事物의 나열보다는 사물의 이면을 관통하는 주상적인 이론을 선호하는 한국 한의학의 전통 속에서는 찾아보기 힘들다. 한국 한의학의 전통에서 탄생한 사상의학四象醫學이 중국 한의학의 오장육부五臟六腑라는 틀에서 벗어나서 인체를 설명했지만 사장사부四臟四腑라는 또 하나의 추상적인 이론을 제시했던 것과는 대조적으로 吉益東洞의 고방파 의학은 오장육부라는 이론적인 틀에서 벗어나면서 한의학을 추상적인 이론으로 설명하려는 시도 자체를 원천적으로 거부했다.

"눈에 보이지 않는 것은 말하지 않는다."라고 주장하면서 한의학 연구에서 극단적인 구체성을 추구했던 것이다.

현시점에서 한의학에 추상적인 이론을 도입하는 것을 극단적으로 거부했던 吉益東洞의 의학사상을 살펴보는 것은 사상의학四象醫學, 팔체질의학八體質醫學, 형상의학形象醫學, 삼극의학三極醫學 등 많은 추상적인 한의학 이론들이 계속해서 등장하는 현대 한국 한의학의 좌표를 가늠하는 잣대가 될 것이고, 한국의 한의학에 조금 더 구체적이고 실증적인 방향을 모색할 수 있게 하는 실마리를 제공할 것이라고 생각한다.

참고문헌

1. 원전류

吉益東洞 著, 醫事或問, 日本哲學思想全書 第七卷 學問篇, 東京, 平凡社, 1956.

吉益東洞 著, 類聚方, 皇漢醫學叢書12, 臺北, 平凡出版社, 1960.

吉益東洞 著, 村井杶 校定, 東洞先生家塾方, 皇漢醫學叢書12, 臺北, 平凡出版社, 1960.

吉益東洞 著, 大塚敬節 校注, 醫事或問, 近世科學思想下, 東京, 岩波書店, 1971.

吉益東洞 著, 大塚敬節 校注, 藥徵, 近世科學思想下, 東京, 岩波書店, 1971.

吉益東洞 著, 大塚敬節·矢數道明 共編, 藥徵, 近世漢方醫學書集成10, 東京, 名著出版, 1979.

吉益東洞 著, 吳秀三 選集校定, 古書醫言, 東洞全集, 京都, 思文閣出版, 1980.

吉益東洞 著, 角田睦子 譯注, 藥徵, 東京, 三煌社, 2003.

吉益猷·吉益清·吉益辰 同輯, 吳秀三 選集校定, 東洞先生遺稿, 東洞全集, 京都, 思文閣出版, 1980.

尾臺榕堂 校訂, 吳秀三 選集校定, 東洞先生答問書, 東洞全集, 京都, 思文閣出版, 1980.

小川新 校閱, 橫田觀風 監修, 吉益東洞大全集, 東京, たにぐち書店, 2001.

巖恭敬 錄, 田榮信 校閱, 大塚敬節·矢數道明 共編, 建殊錄, 近世漢方醫學書集成11, 東京, 名著出版, 1979.

楊宏仁 編, 金匱要略重編, 台南, 世一書局, 1983.

吳秀三 選集校定, 東洞全集, 京都, 思文閣出版, 1980.

栗島行春 譯註, 建殊錄(東洞醫學の成果), 東京, 東洋醫學藥學古典研究會, 1997.

鶴元逸 著, 大塚敬節·矢數道明 共編, 醫斷, 近世漢方醫學書集成12, 東京, 名著出版, 1979.

洪元植 校合編纂, 精校黃帝內經素問, 서울, 東洋醫學硏究院出版部, 1985.

和久田寅叔虎 著, 李載熙 譯編, 腹證奇覽翼, 서울, 翰成社, 1991.

2. 저술류

大塚敬節, 大塚敬節著作集 別册, 東京, 春陽堂書店, 1982.

大塚敬節, 漢方醫學, 大阪, 創元社, 2004.

富士川游, 日本醫學史, 東京, 形成社, 1979.

富士川游 著, 小川鼎三 校注, 日本醫學史綱要1, 東京, 平凡社, 2003.

富士川游 著, 小川鼎三 校注, 日本醫學史綱要2, 東京, 平凡社, 2003.

石原保秀, 東洋醫學通史, 東京, 自然社, 1979.

小曾戶洋, 漢方の歷史 - 中國·日本の傳統醫學, 東京, 大修館書店, 2002.

酒井シヅ, 日本の醫療史, 東京, 東京書籍, 1982.

洪元植, 中國醫學史, 서울, 東洋醫學硏究院, 1987.

3. 자료 및 사선류

과학백과사전종합출판사, 재편집 동의학사전, 서울, 까치, 1990.

동아출판사 편집국, 동아 새漢韓辭典, 서울, 동아출판사, 1991.

商務印書館 編輯部, 辭源, 香港, 商務印書館香港分館, 1987.

小曾戶洋, 日本漢方典籍辞典, 東京, 大修館書店, 1999.

朴贊國 主編, 東洋醫學大事典, 서울, 慶熙大學敎出版局, 1998.

安田吉實외 4인 編, 엣센스일한사전, 서울, 민중서림, 2004.

윤현중 편저, 일본어 한자 읽기 사전, 서울, 진명출판사, 2003.

(주)두산 출판 BG, 동아 漢韓大辭典, 서울, (주)두산, 1999.

4. 논문류

大塚敬節, 吉益東洞の功績について, 廣島醫學, 28(1), 1975.

大塚敬節 著, 大塚敬節・矢數道明 共編, <復古の旗幟をひるがえして 醫學を革新せんと した 吉益東洞>, 近世漢方醫學書集成10, 東京, 名著出版, 1979.

大塚敬節, 腹診考, 大塚敬節著作集 第8卷, 東京, 春陽堂書店, 1982.

愼賢揆・尹暢烈, 日本醫學에서 古方波에 대한 考察, 대전대학교 한의학연구소 논문집, 5(2), 1997.

이금준・홍원식, 일본한의학의 변천사에 관한 연구, 한국의학사 논문집, 서울, 경희대학교 한의과대학 원전학교실, 1995.

荒井保男, その百二十五 醫のことば, 新藥と治療, 52(4), 2002.

5. 인터넷 자료

http://100.naver.com/100.php?id=50539

http://100.naver.com/100.php?id=148676

http://100.naver.com/100.php?id=109443

http://100.naver.com/100.php?id=88938

http://100.naver.com/100.php?id=69477

http://100.naver.com/100.php?id=174107

http://buddhism-orc.ryukoku.ac.jp/japanese/padma/1_01.html

http://ja.wikipedia.org/wiki/%E4%BB%99%E5%8F%B0%E5%B8%82

http://ja.wikipedia.org/wiki/%E6%AF%94%E5%8F%A1%E5%B1%B1

http://ja.wikipedia.org/wiki/%E8%B6%8A%E4%B8%AD

http://www.shibunkaku.co.jp/biography/search_biography_ aiu.php?key=ni&s=600

http://www.sol.dti.ne.jp/~hiromi/kansei/r_kuni.html#Kuni

http://www.shtvu.edu.cn/ccwindows/page/zhexur-5.htm

http://www.phil.pku.edu.cn/phres.php?aid=40000000055

http://www.gxnews.com.cn/news/20040701/bgwhcl/153422.htm

http://www.czkp.org.cn/nbeml/swnp-1.htm

http://www6.plala.or.jp/guti/cemetery/PERSON/A/ootsuka_yo.html

처방 색인

250

만화로 읽는 중국전통문화총서 시리즈

만화로 읽는 중국전통문화총서 시리즈는 중국의 천재작가 주춘재가 동양의 고전의학을 현대에 맞게 알짜만을 뽑아 만화로 만들었다.
이 책은 중국에서 베스트셀러가 되었으며 일본, 싱가포르, 대만 등에서도 번역 출간되어 큰 인기를 얻고 있다.

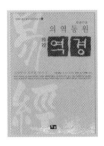

만화로 읽는 중국전통문화총서①

의역동원 역경

■ 주춘재 지음 | 김남일 강태의 옮김 | 값22,000원

역경은 중국에서 가장 오래된 철학서로 동양문화의 모든 영역에 걸쳐 커다란 영향을 끼쳤으며
지금도 자연과학이나 인문과학에 미치는 계시와 충격은 수많은 사람들의 주목을 끈다.

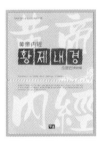

만화로 읽는 중국전통문화총서②

황제내경 소문편

■ 주춘재 지음
정창현 백유상 옮김
값16,000원

황제내경은 현존하는 가장 오래된 한의학 이론서이자 한
의학의 뿌리가 되는 책으로 총론에 해당하는 소문편은
인간생활의 기본적인 문답과 근원을 음양오행설에 입각
해 설명하고 있다.

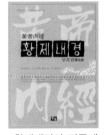

만화로 읽는 중국전통문화총서③

황제내경 영추편

■ 주춘재 지음
성창현 백유상 옮김
값16,000원

황제내경의 각론에 해당하는 영추편은 질병에 대한 설명
과 진단방법, 치료원칙 등이 담겨 있으며 특히 임상에 바
로 응용할 수 있는 자법 및 기, 혈, 영, 위에 대해 자세히
나와 있다.

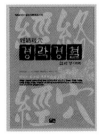

만화로 읽는 중국전통문화총서④

경락경혈 십사경

■ 주춘재 지음
정창현 백유상 옮김
값22,000원

우리 몸을 거미줄처럼 연결하여 기혈의 흐름을 조절하는
경락은 우주 변화의 신비가 축약되어 있고 실제적이면서
도 철학적 체계를 갖추고 있어 일반인들의 치료수단으로
사용되어 왔다.

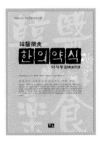

만화로 읽는 중국전통문화총서⑤

한의약식 약식동원

■ 주춘재 지음
정창현 백유상 김혜일 옮김
값22,000원

한의학에서 약물이나 음식을 활용하는 기본 이론을 쉽고
충실하게 서술하고 있으며 일상생활에서 접하는 여러 음
식물들의 효능과 사용방법을 이용하여 건강한 삶을 살게
끔 도와준다.

청홍/지상사   Tel 02)3453-6111   Fax 02)3452-1440

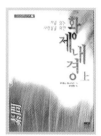
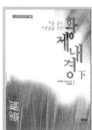
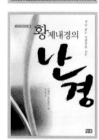
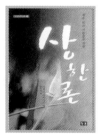
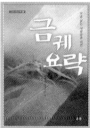

일반인뿐 아니라 한의대 학생들과 동양철학과 학생들을 염두에 두고

임상학적 측면에서 접근한 책

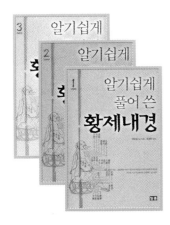

알기쉽게 풀어 쓴 황제내경(전3권)

마오싱 니 지음 | 조성만 옮김 | 각권 8,900원

이 책은 전통중국의학에서 최고의 권위를 자랑하는 《황제내경》의 소문편을
아주 쉽게 풀어쓴 책으로 입문서 중의 입문서로 손꼽힌다.
저자 마오싱 니 박사는 미국 캘리포니아 샌타모니카에 있는
요산중의대학교의 공동 설립자로 오랜 기간 미국과 중국에서 선진의술을 익혔으며
중국전통의학 시술자로 활동하고 있다.
마오싱 니 박사는 이 책에서 《황제내경》과 현대의학을 미묘하게 절충시킴으로써
동서양 의학자들의 박수갈채를 받을 수 있었다.
《알기쉽게 풀이 쓴 황제내경》은 원본의 광범위한 개념을 담고 있으면서도
자세하게 해설하고 있어 어떻게 하면 우리가 오랫동안 행복하고
건강하게 살 수 있는가에 대한 매우 실용적인 가르침을 얻을 수 있다.

본문 중에서…

오운(五運)이란 '목, 화, 토, 금, 수'의 오행이 지상에 끼치는 영향력을 말하며 하늘의 기운인
운기(運氣)와 결합하여 날씨, 기상, 인간생활, 농사, 건강, 질병의 발생과 치료 등에 영향
을 주고 있다.

육기(六氣)란 '바람, 불, 더위, 습기, 건조함, 추위'를 가리키는 말로서 우리 생활에 밀접히 관
련이 있고 영향을 끼치는 우주의 기운이다. 육기가 우주에서 그리고 지구에서 어떤 작용
을 하는지에 대한 내용을 다루고 있다.

달이 안 뜨는 날에는 침을 이전보다 덜 놔야 한다. 만약에 초승달이 뜰 때 사법을 쓰면
장부의 기능이 떨어진다. 또한 보름달이 뜰 때 보법을 쓰게 되면 기혈이 지나치게 넘쳐
몸에 장애를 일으키게 된다.

봄에 침으로 환자를 치료하고자 할 때는, 12경맥에 연결된 낙맥에 침을 놓아야 하고 여름
에는 유혈을 사용한다. 또 가을에는 육합혈을 사용하고 겨울에는 몸의 혈이 막히므로 침
을 덜 놓고 탕약이나 음식으로 치료해야 한다.

청홍/지상사 Tel 02)3453-6111   Fax 02)3452-1440

藥徵 약징

초판 1쇄 발행 | 2006년 10월 20일
초판 5쇄 발행 | 2010년 4월 10일

原著 | 吉益東洞 藥徵
共譯者 | 李政桓 · 丁彰炫
發行者 | 崔烽圭

책임편집 | 김종석
편집 | 문현묵
마케팅총괄 | 김낙현
경영지원 | 고은미

펴낸곳 | 청홍(지상사)
출판등록 | 제2001-000155호(1999. 1. 27)
주소 | 서울특별시 강남구 역삼동 730-1 모두빌 502호
전화 | 02)3453-6111
팩스 | 02)3452-1440
이메일 | jhj-9020@hanmail.net
홈페이지 | www.cheonghomg.com

ISBN 89-90116-25-2 93510